Imaging of Cranial Combat Trauma

颅脑战创伤影像学

Imaging of Cranial Combat Trauma

颅脑战创伤影像学

主　编　娄　昕

主　审　马　林

副主编　王　岩　赵　静　李世俊

　　　　李金锋　王玉林　盛复庚

北京大学医学出版社

LUNAO ZHANCHUANGSHANG YINGXIANGXUE
图书在版编目（CIP）数据

颅脑战创伤影像学 / 娄昕主编 . —北京：
北京大学医学出版社，2020.1
ISBN 978-7-5659-2138-4

Ⅰ. ①颅…　Ⅱ. ①娄…　Ⅲ. ①颅脑损伤－军事医学－影像诊断
Ⅳ. ①R816.1

中国版本图书馆 CIP 数据核字（2019）第 276710 号

颅脑战创伤影像学

主　　编： 娄　昕
出版发行： 北京大学医学出版社（电话：010-82802495）
地　　址：（100191）北京市海淀区学院路 38 号　北京大学医学部院内
电　　话： 发行部 010-82802230；图书邮购 010-82802495
网　　址： http://www.pumpress.com.cn
E-mail： booksale@bjmu.edu.cn
印　　刷： 北京信彩瑞禾印刷厂
经　　销： 新华书店
责任编辑： 畅晓燕　　**责任校对：** 靳新强　　**责任印制：** 李　啸
开　　本： 787 mm×1092 mm　1/16　　**印张：** 14.5　　**字数：** 310 千字
版　　次： 2020 年 1 月第 1 版　2020 年 1 月第 1 次印刷
书　　号： ISBN 978-7-5659-2138-4
定　　价： 118.00 元

编者名单

主　审　马　林

主　编　娄　昕

副主编　王　岩　赵　静　李世俊　李金锋　王玉林　盛复庚

编　者（按姓名汉语拼音排序）

陈新静（解放军总医院第一医学中心）
官建武（解放军总医院第一医学中心）
韩东山（解放军总医院第一医学中心）
何建风（解放军总医院第一医学中心）
胡坚兴（解放军总医院第一医学中心）
兰怡娜（解放军总医院第一医学中心）
李金锋（解放军总医院第一医学中心）
李　萌（解放军总医院第一医学中心）
李世俊（解放军总医院第一医学中心）
林　澜（解放军总医院第一医学中心）
娄　昕（解放军总医院第一医学中心）
吕晋浩（解放军总医院第一医学中心）
罗春才（解放军总医院第一医学中心）
马　林（解放军总医院第一医学中心）
马笑笑（解放军总医院第一医学中心）
盛复庚（解放军总医院第五医学中心）
孙　屹（解放军总医院第一医学中心）
王柳仙（解放军总医院第一医学中心）
王　婷（解放军总医院第一医学中心）
王馨蕊（解放军总医院第一医学中心）
王　岩（解放军总医院第一医学中心）
王玉林（解放军总医院第一医学中心）
吴　珂（解放军总医院第一医学中心）
肖华锋（解放军总医院第一医学中心）
刑新博（解放军总医院第四医学中心）
熊永琴（解放军总医院第一医学中心）
徐正杨（解放军总医院第一医学中心）

许　洋（陆军第 82 集团军医院）
印　弘（空军军医大学西京医院）
臧　晓（解放军总医院第一医学中心）
张洪涛（解放军总医院第五医学中心）
张森皓（解放军总医院第一医学中心）
张　伟（湖南省脑科医院）
赵　静（解放军总医院第一医学中心）
周　娟（解放军总医院第五医学中心）

序

战创伤救治既是现代军事医学的重要内容，也是我军卫勤保障能力紧抓不放、持续攻关的核心要素。尤其是新时代下，武器的种类和性能已发生巨大变化，从而导致战时伤病的发生机制更加复杂、救治难度更大；与此同时，和平时期各种频发灾难事件对军事医学技术应用于灾难救援也提出了更高的要求。

颅脑战创伤作为战创伤的重要组成部分，由于其病情重、进展快，救治难度大，致死率居首位，对个人、家庭、社会和国家都会造成巨大负担。因此，如何提高颅脑战创伤救治水平极其关键。“精准治疗，诊断先行；精准诊断，影像先行”的理念彰显了影像学是颅脑战创伤精准救治的基石。出版一部与现代化战争颅脑战创伤相关的影像学学术专著，对提高我军战创伤救治成功率，提升我军卫勤保障能力，实现我军“能打仗、打胜仗”的战略目标具有重要意义。

本书主编中国人民解放军总医院娄昕教授是国家杰出青年基金获得者，长期从事医学影像诊断和研究工作，具有扎实的理论基础和丰富的临床实践经验。参与本书编写的作者都是军内外长期在临床一线从事医疗、科研的专家和中青年技术骨干，他们熟悉本专业的新进展，积累了丰富的颅脑战创伤资料，这些珍贵的原始资料为本书的撰写奠定了坚实的基础。本书描述了颅脑不同解剖部位的战创伤，每种战创伤按照发生机制、病理基础、临床表现、影像特征、鉴别诊断和治疗方案进行编写，融入了颅脑战创伤最新研究进展，兼具传承与创新，可以说是一部理论性与实用性相统一的精品力作。

《颅脑战创伤影像学》一书在战创伤领域具有重要的理论价值和实践指导意义，对于它的出版，我由衷地感到高兴，并推荐给广大相关临床医学工作者。我相信本书的出版能有效提高我军颅脑战创伤诊治水平，有效促进我军卫勤保障能力的提升，为实现强军目标做出有益贡献。

中国工程院院士
全军战创伤专业委员会主任委员
中国人民解放军总医院生命科学院院长、基础医学研究所所长

前　言

颅脑战创伤无论战时、平时，一直是我国各类创伤中排名第一位的致死原因。由于现代战争中大规模新型杀伤性武器的使用和地震、交通事故等灾难事件频发，近年来颅脑战创伤发生率显著提高，同时其致伤机制和伤情更加复杂，导致救治难度增大。随着医学影像和计算机技术的迅猛发展，神经影像在颅脑战创伤诊疗过程中的作用愈加突出。鉴于此，我们编写了《颅脑战创伤影像学》一书，期望能在救治过程中指导临床快速精准地选择治疗方案，从而有效降低颅脑战创伤的致死、致残率，进一步提升我军卫勤保障能力。

全书本着“立足平时、着眼战时”的思路，总结了我军颅脑战创伤领域神经影像的研究成果和宝贵经验，同时融入了最新研究进展和临床实践。本书共分七章，内容包括颅脑战创伤概论和流行病学、影像检查技术进展及方法选择、正常颅脑解剖、头皮及颅骨战创伤、原发性和继发性颅脑战创伤以及颅脑战创伤并发症和后遗症。本书特点为影像学重点突出，配有大量清晰、精美的原始图片和后处理影像，同时做到示意图与影像图并举，更有助于读者理解和记忆。

本书由军内外30余位专家教授、医师精诚合作完成。在编写过程中，编委会先后组织了多次研讨会，对本书的体系结构、章节内容等进行了科学规划、认真研讨，特别注重内容的系统性、科学性、先进性和实用性，最终确定了本书的编写指导思想和编写内容。另外，本书的编写和出版得到了国内多位著名医学专家、特别是付小兵院士的帮助和指导，在此致以深深的谢意和感激！同时感谢本书编写团队的辛勤付出！

由于本书编者水平有限，且在繁忙的临床工作之余执笔完成，书中难免有疏漏或不足之处，敬请广大同道和读者批评、指正。

娄　昕

目　录

第一章 颅脑战创伤概论

一、颅脑战创伤流行病学

颅脑战创伤广义上指平时和战争环境下发生的颅脑损伤。颅脑创伤是指人体受外界物理性、化学性、生物性致伤因素作用后引起的组织结构完整性破坏和（或）功能障碍。颅脑战伤特指军事冲突中武器及战争环境直接或间接造成的颅脑损伤。颅脑战创伤有较高的致残率和致死率，因此有必要了解颅脑战创伤的流行病学。我们将从平时和战争环境两个方面对颅脑损伤的流行病学进行分析，进而可根据其流行病学特点，制订有效的预防及救治措施，从而降低颅脑战创伤的发生率、致死率和致残率。

（一）我国平时颅脑损伤的流行病学特点

在我国，平时颅脑损伤占创伤人数的 10% ～ 20%，并且致死率和致残率居世界首位。1983 年，中国神经疾病流行病学调查协作组，对来自长沙、成都、广州、哈尔滨、上海、银川六个城市的 63 195 人进行调查分析，其中颅脑损伤患者 495 例，患病率为 783.3/10 万。1982 年发病人数 35 例，发病率为每年 55.4/10 万，据此推算每年全国城区人口中将有数万人发生程度不同的颅脑损伤。1982 年内共有 4 人死于脑外伤，死亡率为每年 6.3/10 万，据此推算我国城区人口每年将有约 1 万人死于颅脑损伤[1]。可见，颅脑损伤的城区人口发病率及死亡率较高。城区人口的性别构成和发病年龄也有一定的特点，男性明显多于女性，约为女性的 1.7 倍；发病年龄呈三个高峰，分别为 5 岁、15 ～ 25 岁、35 ～ 45 岁。5 岁左右儿童多因坠落所致，15 ～ 45 岁多因交通事故所致。城区人口的致伤原因中，主要为道路交通伤（31.7%），其次为外力打击伤（23.8%），再次为坠落伤（21.3%）。在颅脑损伤类型中，脑震荡最多见（78.2%），其次为挫裂伤（19.6%），再次为颅内血肿（2.2%）[1]。

此外还对 1992—2001 年间沿海开放县级卫星城市 6496 例颅脑损伤的流行病学特征进行了调查，研究表明颅脑损伤的高危年龄段为 15 ～ 44 岁，交通事故为颅脑损伤的主要类型（60.31%），其中摩托车是交通伤的主要车型（53.32%），其次为坠落伤（17.31%）、打击伤（9.33%）。发病时间分布特点为：下半年明显高于上半年，月份高峰为 5、6、10、11 月份，时间点为 9、10、18、20、21 点。颅脑损伤的严重程度以中型最多见（38.47%），然后是轻型（30.70%）、重型（24.6%）、特重型（6.23%）[2]。但受伤类型以脑挫裂伤最多见，其次为颅骨骨折、脑震荡等。

2001—2007年，中华创伤数据库统计结果表明，在338 083例颅脑损伤患者中，男性颅脑损伤是女性颅脑损伤的3.07倍。7年间，住院患者呈逐年上升趋势，并且具有一定的时间分布特点，10月份住院人数最多，2月份住院人数最少。致伤因素主要为道路交通伤（47.1%），其次为施加伤（17.1%），火器伤所占比例最小（0.26%）。年龄主要集中于11～60岁人群，其中31～40岁最多（24.28%），90岁以上人数最少（0.10%）[3]。2016年6月至2017年6月，对新形势下渝东南地区颅脑损伤患者进行分析，结果发现在648例颅脑损伤患者中，交通事故（43.20%）是首要致病原因，其次为跌伤（27.31%）；高发人群主要为农民346例（53.40%）、学生及儿童136例（20.99%）、工人107例（16.51%）[4]。

综上可知，在我国平时颅脑损伤主要由交通事故所致，受伤人群以青中年多见，受伤类型以脑震荡、脑挫裂伤多见，受伤程度以轻、中型多见。并且男性颅脑损伤人数明显多于女性。但是不同地区受伤程度分布及受伤类型稍有区别。城区人口脑震荡多于脑挫裂伤，而沿海开放县级卫星城市以脑挫裂伤最多见，高于脑震荡。城区人口外力打击伤高于坠落伤，而沿海开放县级卫星城市坠落伤明显高于打击伤。可见我们应该根据不同地区的流行病学来制订相应的防范措施，提高颅脑损伤的预防和护理。

（二）国外平时颅脑损伤的流行病学特点

McNair在1999年统计，全球颅脑损伤的发生人数占所有创伤人数的1/6，每年车祸、坠落、袭击、运动造成的颅脑损伤约700万人[5-6]。在美国，每年约有170万人发生头部损伤，75%为脑震荡或其他轻度颅脑损伤，主要原因有跌落、交通事故、攻击和运动相关的颅脑损伤，每年因颅脑损伤造成的经济损失约数十亿美元。据统计，美国1966年、1976年、1988年颅脑损伤的发病率分别为160/10万、190/10万和180/10万，每年新发病例105万～200万。其中15%需要住院治疗，20%需要进行康复治疗[7-8]。在北美，调查了1988—1998年所有颅脑损伤的患者资料，得出颅脑损伤发病率为每年100/10万，平均每年死亡人数是52 000人，发病率最高的年龄段是15～24岁和75岁以后[9]。在南美，颅脑损伤发病率是每年67/10万～317/10万，依据病情程度分为轻、中、重三种类型，其中重型颅脑损伤的死亡率最高（48%），其次为中型（18%）、轻型（1%）。可见重型颅脑损伤是导致颅脑损伤较高死亡率的主要原因[10]。同时，Gabella等[11]研究发现美国科罗拉多州的颅脑损伤住院率城市人口是97.8/10万，而乡村人口是172.1/10万；与此同时，总死亡率城市人口是18.1/10万，而乡村人口是33.8/10万。美国城市和乡村人口颅脑损伤的分布特点不同，城市人口的死亡率及住院率均低于乡村人口，可能原因是乡村人口救治和预防体系不完善。发达国家和发展中国家，颅脑损伤的发病率和死亡率也存在明显不同。在瑞典西部地区，急性颅脑损伤发病率是每年546/10万，病死率是0.9%。在欧洲的罗马格纳地区，急性颅脑损伤的发病率为每年250/10万，病死率是2.8%。在丹麦，1979—1993急性或者亚急性颅脑损伤的病死率是27%，颅骨骨折的病死率是4%。在印度每年有200万人发生脑外伤，其中100万人死亡，病死率约50%[5]。可见，颅脑损伤发病率和病死率与经济发展水平有关，在经济发达、医疗设备完善的地区，颅脑损伤的发病率和病死率相对较低。

在回顾性分析美国急诊科 2007—2011 年的颅脑创伤患者中，每年诊断出颅脑创伤的数量从 2007 年的 1 662 593 增加到 2011 年的 2 659 942，增幅为 60%。每年颅脑创伤的发病率从 2007 年的 55.2/10 000 增加到 2011 年的 85.4/10 000，增加的年龄范围为 11 岁以下儿童和 65 岁以上成年人。因交通事故导致的颅脑创伤增加了 17.3%，打击伤导致的颅脑创伤增加了 38.1%，运动相关的颅脑创伤增加了 54.1%。据统计，交通事故导致的住院率是非交通事故住院率的 1.74 倍。交通事故导致的颅脑创伤，主要年龄分布特点为，25 ～ 44 岁（31.2%）多见，其次为 18 ～ 24 岁（23.8%）。交通事故导致的颅脑创伤主要为男性（55.6%），并且司机的受伤率（42.8%）高于乘客（23.9%）[12]。此外，新加坡国家神经科学研究会对 1999—2003 年的 509 例颅脑创伤患者进行回顾性调查分析，发现机动车事故引起的颅脑创伤占 46%，高处坠落伤占 43%，运动、搏击伤等其他原因占颅脑创伤的 11%[13]。可见在其他国家，交通事故也是造成平时颅脑创伤的主要原因。

（三）战争环境下颅脑损伤的流行病学特点

战争环境下，颅脑损伤的流行病学也有其特点。据统计，颅脑战伤发生率为 7% ～ 25%，仅次于四肢伤，占阵亡原因的首位，伤死率为 10% ～ 20%。第一次世界大战期间，未用钢盔时颅脑损伤的发生率约为 25%，使用钢盔后下降至 9% ～ 15%。我军在 1979 年中越边境对越自卫反击战中，因没有佩戴钢盔所致的颅脑损伤发生率和死亡率较高，分别为 33.2% 和 22.4%[13]。可见颅脑保护装置的使用对于降低颅脑损伤的发生率起了重要作用。我军在抗美援朝战争中，颅脑损伤的发生率为 15% ～ 20%。美军在越南战争以前的多次战争中，颅脑损伤的发生率为 7.0% ～ 13.0%。中越边境对越自卫反击战中，颅脑战伤发生率为 9.30%。但是，在现代战争持久自由行动（operation enduring freedom, OEF）和伊拉克自由行动（operation Iraqi freedom, OIF）中，颅脑损伤的发生率明显升高，为 21.0% ～ 28.0%[14]。虽然美军在科索沃、阿富汗和伊拉克战争中配备了防弹头盔，减少了穿透性火器伤，但由于简易爆炸装置使用的增加，使闭合性颅脑损伤的发生率成倍增加。第二次世界大战，因简易爆炸装置引起的颅脑损伤约占 73%，越南战争因爆炸装置引起的颅脑损伤约占 65%，OEF 和 OIF 战争中因简易爆炸装置引起的颅脑损伤约占 81%[15]。同时，因枪伤所引起的颅脑损伤比例逐渐下降，例如，OEF 和 OIF 战争中枪伤（19%）所占的比例和越南战争（35%）以及第二次世界大战（27%）相比明显下降[16-17]。现代战争中，颅脑损伤的受伤程度所占比例也有很大差异，OIF 和 OEF 战争中美军的 307 283 例颅脑损伤伤员中，82.4% 为轻型脑损伤，8.3% 为中型脑损伤，只有 1% 为重型脑损伤[15]。和既往战争相比，中、重型颅脑损伤所占比例明显下降，而轻型颅脑损伤所占比例明显升高。可能的原因是由于在二战和越南战争中没有建立完善的战伤数据库，缺乏轻型颅脑损伤的诊断依据，所以其纳入的伤员主要为中、重型，而随着医疗设施的完善，对于轻型颅脑损伤的诊断率越来越高。

战争中，颅脑损伤后的后遗症越来越引起关注，据报道在伊朗和伊拉克战争，颅脑开放性损伤的军人中，有 32% 在平均 39.4 个月的随访中发生癫痫。在越南战争中，长达 15 年的随访发现 53% 的患者发生癫痫。与一般人相比，轻型颅脑损伤后发生癫痫的风险增加 1.5 倍，重型颅脑损伤后癫痫风险增加 17 倍，轻型颅脑损伤发生创伤后癫痫的 30 年累积风险为 2.1%，重型癫痫为 16.7%。此外，颅脑损伤约占普通人群中癫痫病例的 5%[17-18]。值得注意的是，颅脑损伤后的慢性效应越来越多见，例如阿尔茨海默病、帕金森病、肌萎缩侧索硬化症、慢性创伤性脑病、创伤后应激障碍综合征。在 2525 例参加伊拉克战争的士兵中，4.9% 表现为意识丧失，10.3% 有心理状态的改变。在意识丧失的患者中，43.9% 满足创伤后应激障碍的诊断标准[17]。这些后遗症严重影响患者后期的生活质量，影响战斗力的恢复。研究表明 55 岁以上发生颅脑损伤的患者，其在接下来的 5 ～ 7 年内发生帕金森病的风险会增加 44%；基于颅脑损伤患病率和颅脑损伤幸存者痴呆相对风险的人群归因风险的初步估计表明，高达 5% ～ 15% 的痴呆患者可能是脑外伤引起的；重复经历轻微颅脑损伤可导致慢性创伤性脑病。在苏格兰格拉斯哥进行的一项长达 13 年的纵向研究报道，高达 50% 的颅脑损伤患者出现这种迟发性脑病结局，这种改变可通过先进的神经影像学观察到。此外，最近一项报道显示，50 名曾遭受爆炸冲击波的颅脑损伤美国军人中，有 36 人（72%）伤后 1 ～ 5 年预后不良[18-19]。另外，研究证明，颅脑损伤是脑卒中的一个独立危险因素，颅脑损伤后脑卒中的死亡率和住院率明显增加，其机制可能和颅脑损伤后血脑屏障破坏以及内皮细胞损伤有关。

第二次世界大战，因颅脑损伤导致的死亡率约占 30%，越南战争中为 24%。随着保护装置的提高以及救治措施的改善，OIF 和 OEF 中颅脑损伤导致的死亡率下降至 10% 左右[13]。

基于以上颅脑损伤的流行病学特点，我们应该制订减轻颅脑损伤的相关政策，改进预防措施，增加伤员救治机会。

二、颅脑战创伤分类

（一）根据颅脑损伤方式分类

颅脑损伤根据损伤方式，通常分为直接损伤、间接损伤和旋转损伤。

1. 直接损伤包括加速性损伤、减速性损伤、挤压性损伤。值得注意的是，减速性损伤对侧往往较受力侧严重。

2. 间接损伤包括传递性损伤、挥鞭式损伤、胸腹挤压伤、爆炸气浪伤。近年来，由于战争中简易爆炸装置的使用越来越多，爆炸气浪造成的损伤成为颅脑战创伤的主要原因。

（二）根据颅脑损伤解剖部位分类

颅脑损伤按解剖部位分类，主要分为头皮损伤、颅骨骨折和脑损伤。

1. 头皮损伤分为头皮异物、头皮裂伤、头皮撕脱伤、头皮血肿。头皮血肿又可进一步分为皮下血肿、帽状腱膜下血肿、骨膜下血肿。

2. 颅骨骨折可分为颅缝分离、线性骨折、凹陷性骨折、粉碎性骨折；按部位可分为颅盖骨折、颅底骨折。颅底骨折可进一步分为颅前窝骨折、颅中窝骨折、颅后窝骨折。

3. 脑损伤分为原发性脑损伤和继发性脑损伤。

（1）原发性脑损伤分为开放性颅脑损伤、闭合性颅脑损伤和特殊类型脑损伤。开放性颅脑损伤进一步分为火器性颅脑损伤和非火器性颅脑损伤。闭合性颅脑损伤分为脑震荡、脑挫裂伤、弥漫性轴索损伤。特殊类型脑损伤分为颅内静脉窦损伤、颅底动脉损伤、脑室损伤、颅脑爆震伤和高原颅脑损伤。

（2）继发性脑损伤主要分为硬膜外血肿、硬膜下血肿、脑内血肿、创伤性蛛网膜下腔出血、创伤性硬膜下积液、创伤性脑水肿和创伤性脑出血。

（三）根据颅脑损伤原因分类

根据颅脑损伤的原因主要分为高处坠落伤、挤压伤、刀刃伤、拳击伤、火气伤、爆炸伤、烧伤、毒剂伤、核放射伤、冻伤等。在现代战争中，火气伤以及爆炸性武器引起的颅脑损伤所占比例增高，致伤原因及致伤物种类更加复杂，由此引起的复合伤及后遗症越来越引起重视。

（四）颅脑损伤根据 Glasgow 昏迷量表评分分类

颅脑损伤的严重程度根据颅脑损伤昏迷时间和格拉斯哥昏迷量表（Glasgow Coma Scale，GCS）评分分为轻、中、重、特重型。①轻型：GCS 13 ～ 15 分，伤后昏迷在 30 min 以内；②中型：GCS 9 ～ 12 分，伤后昏迷时间为 30 min 至 6 h；③重型：GCS 6 ～ 8 分，伤后昏迷时间 6 h 以上；④特重型：GCS 3 ～ 5 分，伤后持续昏迷。

轻型的临床表现主要指单纯的脑震荡，没有颅骨骨折，有轻度头痛、头晕等自觉症状，神经系统和脑脊液检查无明显改变。中型主要指轻度脑挫裂伤或颅内小血肿，有或无颅骨骨折及蛛网膜下腔出血，无脑受压，有轻度神经系统阳性体征，有轻度生命体征改变。重型主要指有广泛颅骨骨折、广泛脑挫裂伤、脑干损伤或颅内血肿，有明显的神经系统阳性体征，有明显的生命体征改变。特重型主要指脑原发伤，有去大脑强直或伴有其他部位的脏器损伤、休克，已有晚期脑疝，包括双瞳散大、生命体征紊乱或呼吸停止。这种简单有效的评估方法有利于对伤者进行及时救治，降低死亡率。

参考文献

[1] 杨遇春 . 中国六城市颅脑损伤的流行病学调查 . 哈尔滨医科大学学报，1987，3（1）：45.

[2] 李冰，李宗敏，郭建欣，等 . 6496 例颅脑损伤的流行病学特征 . 中华神经外科杂志，2005，21（4）：197-199.

[3] 张溢华，邱俊，王昊，等 . 338 083 例颅脑损伤流行病学特点分析 . 创伤外科杂志，2016，18（6）：328-330.

[4] 何洪波 . 新形势下渝东南地区颅脑创伤的流行病学调查研究 . 系统医学，2017，2（19）：22-24.

[5] 赵成之，陈建良 . 急性颅脑损伤的流行病学研究进展 . 中华神经医学杂志，2006，5（3）：319-321.

[6] McNair ND. Traumatic brain injury. Nurs Clin North Am，1999，34（3）：637-659.

[7] Kraus JF，McArthur DL，Silverman TA，et al. Epidemiology of brain injury//Narayan RK，Wilberg JE，Povlishock JT. Neurotrauma. New York：McGraw-Hill，1996.

[8] Jallo JI，Narayan RK. Craniocerebral trauma//Bradley WG，Daroff RB，Fenichel GM，et al. Neurology

in Clinical Practice. Boston：Butterworth-Heinemann，2000：1055-1087.
[9] Consensus conference. Rehabilitation of persons with traumatic brain injury. NIH consensus development panel on rehabilitation of persons with traumatic brain injury. JAMA，1999，282（10）：974-983.
[10] Basso A，Previgliano I，Duarte JM，et al. Advances in management of neurosurgical trauma in different continents. World J Surg，2001，25（9）：1174-1178.
[11] Gabella B，Hoffman RE，Marine WW，et al. Urban and rural traumatic brain injuries in Colorado. Ann Epidemiol，1997，7（3）：207-212.
[12] Gaw CE，Zonfrillo MR. Emergency department visits for headtrauma in the United States. BMC Emergency Medicine，2016，16（1）：5.
[13] 费舟，冯华，江基尧，等 . 中华战创伤学 . 第 2 卷，颅脑战创伤 . 郑州：郑州大学出版社，2016.
[14] Gubata ME，Packnett ER，Blandford CD，et al. Trends in the epidemiology of disability related to traumatic brain injury in the US army and marine corps：2005 to 2010. J Head Trauma Rehabil，2014，29（1）：65-75.
[15] Helmick KM，Spells CA，Malik SZ，et al. Traumatic brain injury in the US military：epidemiology and key clinical and research programs. Brain Imaging and Behavior，2015，9（3）：358-366.
[16] Orman JA，Geyer D，Jones J，et al. Epidemiology of moderate-to-severe penetrating versus closed traumatic brain injury in the Iraq and Afghanistan wars. Journal of Trauma and Acute Care Surgery，2012，73（Suppl. 5）：S496-S502.
[17] Hoge CW，Mcgurk D，Thomas JL，et al. Mild traumatic brain injury in U.S. soldiers returning from Iraq. New England Journal of Medicine，2008，358（5）：453-463.
[18] Andersson EH，Bjorklund R，Emanuelson I，et al. Epidemiology of traumatic brain injury：a population based study in western Sweden. Acta Neurol Scand，2003，107（4）：256-259.
[19] Cancelliere C，Coronado VG，Taylor CA，et al. Epidemiology of isolated versus nonisolated mild traumatic brain injury treated in emergency departments in the United States，2006-2012：sociodemographic characteristics. Journal of Head Trauma Rehabilitation，2016，32（4）：1.

第二章

DR、CT 和 MR 技术进展

一、概述

德国物理学家伦琴于 1895 年发现 X 线后不久，X 线即被用于人体疾病的检查，经过近百年的发展与应用又相继出现了计算机断层成像（computed tomography，CT）和磁共振成像（magnetic resonance imaging，MRI）等新的影像学检查技术。这些检查技术的应用极大拓宽了检查所获取的影像信息，已从早期单纯的形态学检查发展成为目前集形态、功能和代谢为一体的综合影像检查技术。数字 X 线成像（digital radiography，DR）技术的发展主要体现在探测器技术的进步、更高的空间分辨力和更快的时间响应，从而显示人体组织的结构层次和更小病灶的能力。CT 技术的进步主要朝着更快的扫描时间、更低的辐射剂量、定量 CT 和功能 CT 的方向上不断进步。MR 临床的应用重点在于更快的扫描速度和更高的图像分辨率，比如多通道多采集单元的相控阵线圈、并行采集技术、螺旋桨技术、三段移床步进式扫描等技术以及多种功能磁共振检查技术。功能磁共振技术包括磁共振波谱成像、扩散加权、灌注加权、扩散张量、扩散峰度等成像技术，这些技术使得组织器官的功能和代谢分析成为现实，从而可以在细胞水平、分子水平，甚至基因水平反映靶器官的功能，最终实现早期诊断，协助制订治疗方案以及评估治疗效果。

现代战争中，颅脑战创伤的发生率高，且患者病情较为危急，部分常出现昏迷、意识障碍等，治疗不及时或治疗不当均易导致患者脑部缺氧、缺血等，引起患者昏迷、休克甚至死亡。一般认为，不同性质及能量的致伤飞射物对不同组织损伤区域的大小与结果可不同[1]；对同一组织而言，其速度、大小、尺寸及能量越大，致伤性也越强。高速投射物射入机体软组织时，因空腔效应，会将气体或者周围环境中的异物、细菌带入伤道。颅脑战创伤清创目的在于清除致伤区颅内血肿及碎化脑组织，取出手术区和伤道内易于取出的骨片和金属碎片，做彻底清创，去除坏死组织，清除大量滋生的细菌和炎症介质，降低创口感染的风险。在救治过程中，如何准确、有效、便捷地判断致伤区或其中伤道的走行，以及损伤组织的范围大小，以减少不必要的医源性损伤、提高手术疗效，是极为重要的。因此，对颅脑战创伤患者早期诊断，及时、有效地观察脑组织的损伤区以及伤道，判断伤情程度、评估手术区清创和切除的范围，是颅脑战创伤救治的关键。就目前而言，影像学检查是唯一能及时诊断、全面系统评估颅脑战创伤的手段。

二、DR 技术进展

数字 X 线成像（DR），即直接数字化 X 线摄影，是直接将 X 线光子通过电子暗盒转换为数字化图像，是一种广义上的直接数字化 X 线摄影，其实现了 X 线影像的数字化采集、处理、传输、显示和存储的一体化[2]。在经过电荷耦合器（charge-coupled device，CCD）、多丝正比室，以及薄膜晶体管（thin-film transistor，TFT）阵列和固态一体化平板探测器（flat panel detector，FPD）等技术投入临床应用后，改变了图像信息形成的基础，X 线信号的载体由 X 线探测器取代，采用数字化模式将获得的 X 线衰减后，不同组织密度信息进行采集、转换、处理、显示和储存。DR 系统具有较大的图像动态范围、较宽广的曝光条件选择、较先进的医学影像传输性能、灵活的图像后处理技术等优点。

（一）图像拼接技术

图像拼接技术是 DR 在自动控制程序模式下，一次性采集不同位置的多幅图像，然后由计算机进行全景拼接，形成一幅四肢骨关节的整体图像。图像采集过程中，X 线管组件固定于一个位置做旋转运动，探测器沿被检体长轴移动，或探测器跟随 X 线管组件实现同步移动，分 2 ～ 4 次曝光采集。成像过程中为减小 X 线锥形光束产生的图像畸变，一种方法是采用非平行摄影技术和精确配准技术使图像在拼合过程中有效地去除图像失真以及错位匹配现象；另一种方法是 X 线管组件采用长条形视野以及组织均衡处理等技术，最终实现了一次检查能完成大幅面、无重叠、无拼缝，以及最小几何变形和密度均匀的数字化 X 线图像，从而满足临床科室如骨科、整形外科等需要，对人体的大范围结构进行整体件结构显示，精确测量全脊柱、全肢体的解剖结构改变。

（二）融合断层技术

融合断层技术（tomosynthesis）也称为三维断层容积成像技术，是基于 DR 动态平板与图像后处理软件相结合的一种新的 DR 成像技术，可通过一次扫描获得检查区域内任意深度层面的断层图像[3]。整个曝光过程只需在 10 s 内即可完成，可选择站立位或卧位的两种检查模式，曝光过程中 X 线管组件与探测器在一定成角范围内做同步反向运动，并采用自动跟踪技术使 X 线管组件的中心线始终指向探测器中心，通过对多幅图像采用位移叠加的算法，从而获得多幅不同角度、连续独立的图像数据。图像重建过程中可根据需要，人为调整检查层面的厚度，同时还可以调整层间距，比如选择不同起始层和终末层，调整层厚和重叠百分比，最终重建出任意深度层面图像，从而满足临床从前至后、层层清晰地观察椎体、椎间隙、椎弓根、上下小关节间隙，以及棘突等解剖结构，有利于脊柱病变的检出；骨关节系统检查中，融合断层图像不受金属植入物以及石膏绷带的影响，能避免体外异物和重叠干扰，观察到骨小梁、骨皮质和骨髓腔的情况，大大提高骨折或骨质破坏的鉴别诊断。

（三）高千伏摄影

高千伏摄影即管电压在 120 kV 及以上进行 X 线摄影检查，此时人体组织对 X 线的吸收以康普效应为主，采用厚滤过板和高比值滤线栅等技术，大大减少了各组织器官由于原子序数和身体厚度对影像密度产生的影响，比如骨骼、肌肉组织、体液以及空气等组织的密度差异减少。这样就可以更好地显示有各种组织重叠的影像，最终产生组织层次丰富和细节显示清晰的 X 线影像。

（四）双能量减影技术

双能量减影技术（dual energy subtraction，DES）即采用不同的 X 线管输出能量（低能 60 ～ 80 kVp，高能 110 ～ 150 kVp），在很短的间隔时间内对被检者进行独立曝光，最终重建出软组织密度影、骨密度影和常规密度影 3 幅图像。此方法能很好地解决常规单次曝光时能量分离不理想和重影图像信噪比低的缺点，同时采用的高速平板探测器可使两次间隔的曝光时间缩短至 200 ms 以内。此外，由于其量子检测效率高、宽容度大和较高的能量分离效率，在不影响影像图像的质量下，X 线管输出能量可相应降低，相应地降低被检者的辐射剂量。

总之，DR 简化了工作流程，具有更高的量子检测效率、图像动态范围、空间分辨力和更短的响应时间，降低了被检体的辐射剂量，组织层次结构显示丰富且对微小病灶的鉴别能力强。近年来，X 线平片检查是诊断四肢骨关节创伤最有效、简单的影像检查方法。针对颅脑战创伤，X 线平片作用有限，但对于颅骨骨折和颅缝分离的诊断可靠而有效；另外，可判断有无金属异物及进行初步定位，了解软组织肿胀情况与组织周围间隙的变化。

三、CT 技术进展

计算机断层成像（CT）技术应用至今，随着硬件和软件的发展，扫描时间越来越短，辐射剂量越来越少，功能成像逐渐丰富。

（一）CT 设备发展概述

CT 设备的发展，大致分为两个阶段：第一阶段，从 CT 发明到螺旋 CT 出现的非螺旋 CT 阶段，共出现了五代 CT 机，目前基本已经淘汰；第二阶段，从单层螺旋 CT 投入临床使用到目前的多层螺旋 CT 的普遍使用。与非螺旋 CT 相比，螺旋 CT 设备结构主要使用了滑环技术[4]。1998 年推出 4 层螺旋 CT，2002 年北美放射年会上推出 16 层螺旋 CT，2004 年推出 64 层螺旋 CT，2005 年西门子（Siemens）公司推出双源 CT，2007 年北美放射学年会上 Siemens 公司推出 128 层的 Definition AS、飞利浦（Philips）公司推出 256 层的 Brilliance iCT，以及东芝（Toshiba）公司推出 320 层的螺旋 CT，该公司在 2010 年将 320 层 CT 升级为 640 层的 Aquilion One。2008 年通用电气（GE）公司推出 Discovery CT 750 HD。2014 年北美放射年会上 GE 公司推出了 Revolution CT，Siemens 公司推出 SOMATOM Force 开源 CT。随着 CT 设备的发展，CT 扫描速度越来越快，目前，GE Revolution CT（图 2-1）的转速为 0.28 秒 / 圈，SOMATOM Force 开源 CT 的转速为 0.25 秒 / 圈，各品牌 CT 的扫描速度都非常快，为成功进行儿童 CT 成像（非镇静状态）和不能配合患者（如躁动等）的 CT 扫描成像提供了强有力的硬件支持。

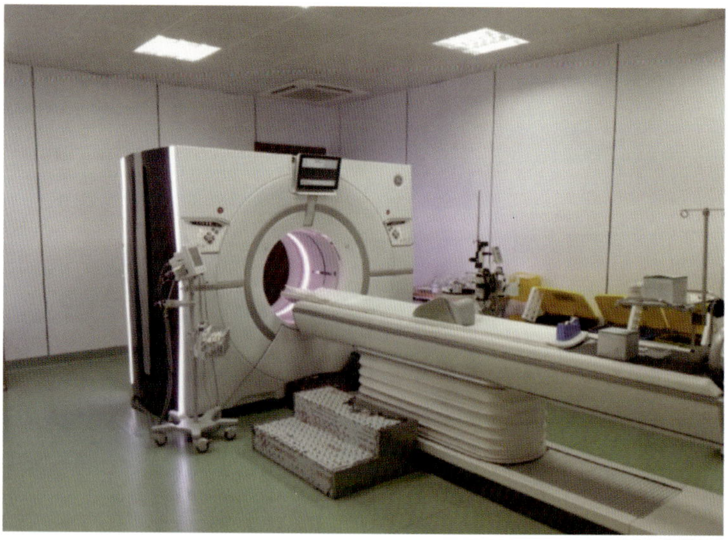

图 2-1 CT 扫描仪

（二）普通扫描（CT 平扫）

CT 平扫的含义是不注射造影剂的普通 CT 扫描。对于颅脑 CT 平扫，常规采用逐层扫描（sequential scan），又称序列扫描或非螺旋式扫描。定位像的扫描基线有听眉线（EML）、听眦线（OML）、听眶线（RBL），采用不同的扫描基线扫描获得的断面解剖显示的结构有所不同，常规轴位扫描采用听眦线，在扫描时需注意根据实际需要，选择合适的扫描基线。CT 平扫常应用于颅脑外伤、急性脑出血、颅脑肿瘤等疾病的发现，多采用横断面非螺旋扫描。常规用脑组织窗显示，战创伤颅骨嵌有金属碎片等异物、外伤骨折等怀疑颅骨病变时必须加用骨窗显示，这种情况最佳的检查方法是选择 CT 扫描，而禁止 MRI 检查（图 2-2）。必要时，可以采用 1 mm 薄层螺旋 CT 扫描，做颅骨的三维后处理重建，多方位显示（图 2-3）。

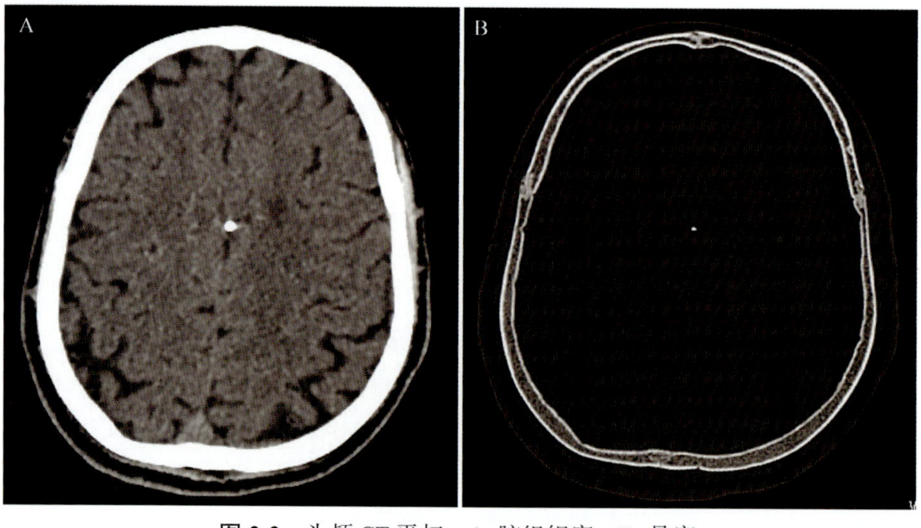

图 2-2 头颅 CT 平扫。**A.** 脑组织窗；**B.** 骨窗

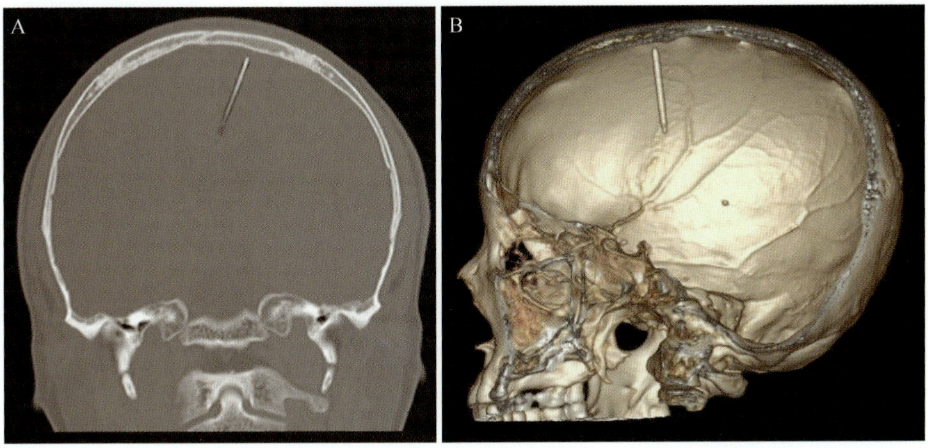

图 2-3 头颅 CT 平扫。**A.** 冠状位骨窗；**B.** VR 剖面

（三）CT 增强扫描

CT 增强扫描的含义是静脉内注射造影剂后的 CT 扫描。增强扫描可增加组织与病变间密度的差别，有利于发现平扫未显示或显示不清楚的病变，以及观察血管结构和血管性病变，有助于病变的定位、定性。常规颅脑 CT 增强，多采用静脉团注法经肘静脉由高压注射器设定好注射流速（常规 2 ～ 4 ml/s）和注射总量（常规 60 ～ 100 ml，实际用量可根据身高和体重计算而定）注入造影剂。从注射造影剂开始计算，55 s 后扫描出增强期相（图 2-4）。因为增强期相只有一期，所能提供的信息有限，需结合临床实际情况慎重选择此项检查。

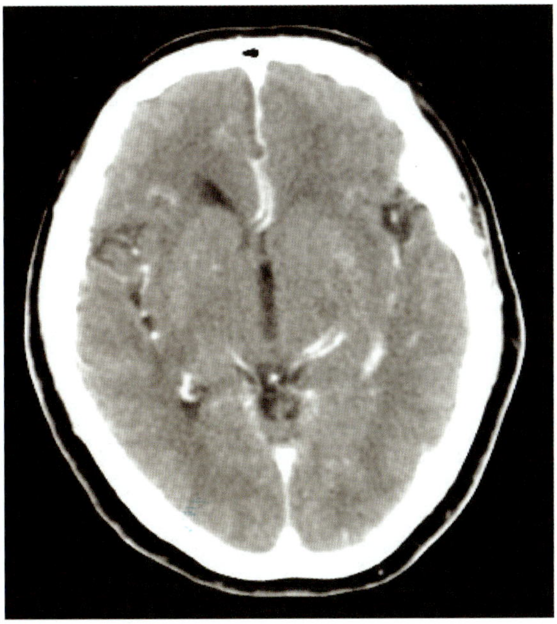

图 2-4 轴位颅脑 CT 增强扫描

（四）CT 血管成像

CT 血管成像（CT angiography，CTA）是指静脉内注入造影剂后，在靶血管内的造影剂浓度快速达到峰值时，进行螺旋 CT 薄层扫描（常规为 1.25 mm 以下的层厚），获得的数据经过工作站后处理，重组出靶血管的多维 CT 图像。通常情况下，头颈部 CTA 扫描，是由手背静脉或者肘静脉经高压注射器注射非离子型碘造影剂（浓度 270 ～ 400 mg/ml，注射速率 4 ～ 6 ml/s，注射总量 35 ～ 60 ml，具体用量依据患者的身高和体重计算而定），最常采用造影剂智能追踪技术，也可用时间-密度曲线（又称小剂量造影剂团注测试到达时间法），或者经验延迟法。CT 血管成像可以清楚显示血管腔内、管壁和腔外病变。可以对大范围解剖血管成像，也可对小范围小血管高分辨精细显像。CTA 应用于头颈部时，常见于如脑出血、颅脑部血管畸形、颅内动脉瘤、颈动脉和椎动脉狭窄等（图 2-5）。

（五）能量成像

能量成像（spectral CT imaging）是利用物质在不同 X 线能量下产生不同的吸收来提供影像信息，获得时空上完全匹配（理论上）的双能量数据，在原始数据空间实现能谱分析，可以提供双能量减影、物质分离、物质定量分析、单能量成像和能谱曲线分析等功能[4]。

双能量 CT 的优点包括虚拟平扫、减轻图像金属伪影等等。实际扫描时，选择双能量扫描模式即可实现。能量成像比较具有代表性的是 GE 公司的能谱成像技术和 Siemens 公司的双能量（dual energy，DE）成像技术。

在临床应用方面，GE 公司的 Discovery CT 750 HD 和 Revolution CT 的高压发生器可在瞬时变换两种高（140 kVp）、低（80 kVp）不同的能量，变换周期为 0.5 ms，其能谱成像（gemstone spectral imaging，GSI）可在 40 ～ 140 keV 的范围内，生成 101 种单能谱辐射，并形成两种基物质图像（水基图像和碘基图像），在基物质图像的基础上，可对人体多种组织进行分析。基于 GSI 的技术，还可用于体内金属植入物伪影的有效去除，如

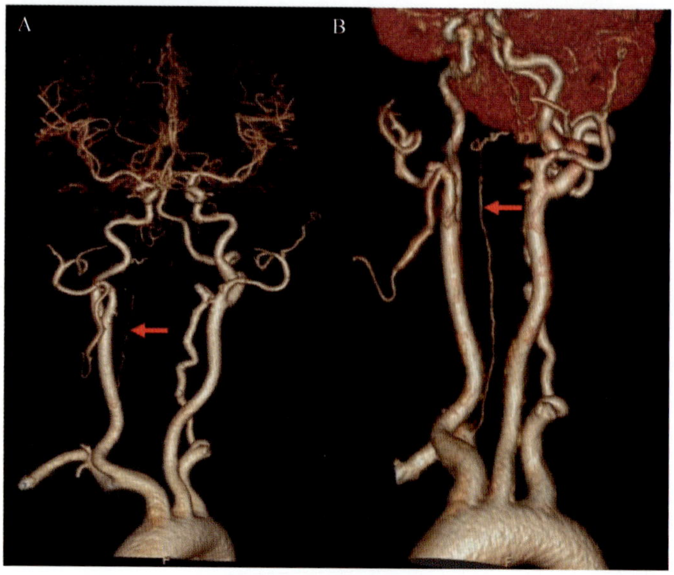

图 2-5 头颈部 CTA 显示右侧椎动脉发育纤细

颅内的金属夹固定物和金属材质的义齿等产生的伪影，用于去除金属伪影的软件被称为"MARS"（multi artifacts removal system）。Siemens公司的双能量CT是利用两个X线管发射不同的能量（即设置不同的千伏值，如140 kV和80 kV，对于SOMATOM Force CT可以设置150 kV和90 kV等多种组合的双能量模式）[4]。两种不同的射线对不同的物质其衰减不相同，利用两种不同的能量，在临床上可以识别某些物质，如钙、碘等。可在CT血管成像中自动去骨，去除血管壁上的钙化，显示血管的真实管径。可在使用造影剂的情况下，调整keV使某些组织的显示效果提高。亦可去除金属伪影。在Siemens公司的新一代双源CT（Somatom Definition Flash）的能谱成像中，对高能X线束使用锡滤过，使两个能谱分离度提高，可以提高物质的检出效率。在Siemens公司的单球管的黄金Edge CT中，利用一半黄金一半锡过滤出两种能量的X射线，从而实现能谱成像。双能量CT在出血、碘造影剂和钙化的鉴别中起到重要作用（图2-6）。

（六）CT灌注成像

CT灌注成像（CT perfusion imaging，CTPI）是静脉快速团注造影剂的同时，对选定的感兴趣区进行快速连续扫描，得到一组动态图像，然后在工作站上利用CTPI软件分析每个像素对应的密度变化，获得每一像素的时间-密度曲线，利用不同的数学模型，计算出反映组织血流灌注状态的多个参数，最终得到灰度或伪彩色显示的灌注图像[4]。CTPI可分析脏器局部血流量的动态变化情况并以图像的形式显示，能反映组织的血管化程度（通透性）及血流灌注情况，提供常规CT增强扫描不能获得的血流动力学信息及生理功能变化，属于功能成像的范畴。灌注组织的强化程度与其血管化程度、血管壁的通透性和细胞外液量有关，组织的血管化程度与早期强化有关，而血管壁的通透性和细胞外液量则与后期强化相关。

CTPI最早开展的检查项目是脑灌注成像，用于诊断平扫无法显示的超早期脑梗死及脑部肿瘤的鉴别诊断。扫描时，一般先平扫，选定感兴趣区进行灌注扫描，快速团注造影剂的同时启动灌注扫描程序，造影剂用量50 ml，注射速度5 ml/s。灌注的目的在于了解

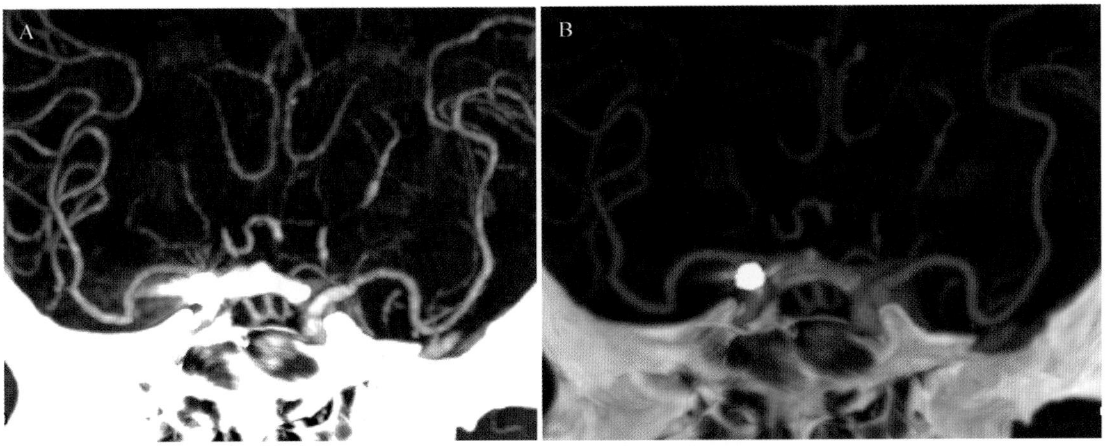

图2-6 **A.** 混合能量图像；**B.** 能谱去除金属伪影图。由于金属伪影的影响，混合能量图像无法清楚看清金属植入物周围的血管等解剖结构，诊断困难。利用能谱CTA去除金属伪影后，可以清晰地看到血管走行，若有新发病灶亦可被发现

缺血的程度，量化分析单位组织内的血流动力学变化，从而对缺血组织进行评价，挽救尚能恢复的缺血区域，使其恢复正常血供，改善患者预后。

容积CT灌注成像对于256排的GE Revolution CT等高端CT设备，已经实现单次16 cm轴扫覆盖全脑扫描，较64排等采用“摇篮床”技术的CT可实现以更低的辐射剂量获取高质量的CT灌注图像，为急性脑卒中更好地提供预后和治疗的相关信息。脑血流量（cerebral blood flow，CBF）、脑血容量（cerebral blood volume，CBV）、达峰时间（time to peak，TTP）、平均通过时间（mean transit time，MTT）、血流峰值时间（time to maximum，Tmax）、血脑屏障表面渗透性（permeability surface，PS）等灌注参数图像目前已经广泛应用于临床[5]（图2-7）。脑血流量（CBF）定义为单位脑组织在特定时间内通过的血量，单位为ml/（100 g · min）。CBF直接反映了营养物质及氧气到达微循环的情况，侧面反映了脑组织的生物活性。脑血容量（CBV）定义为单位脑组织（100 g）内脑血容量，单位ml/100 g。灰质脑血容量为4%～6%，白质脑血容量为1%～3%。达峰时间（TTP）定义为造影剂达到最高点需要的时间（浓度-时间曲线）。平均通过时间（MTT）= CBV/CBF，定义为在大脑特定部位血管内血液通过的平均时间，其优点是避免CBV和CBF图像在灰、白质上的不均一性，使病灶更容易发现。

（七）迭代算法

2009年北美放射学年会上，各厂商相继推出新的图像重建方法——迭代重建。迭

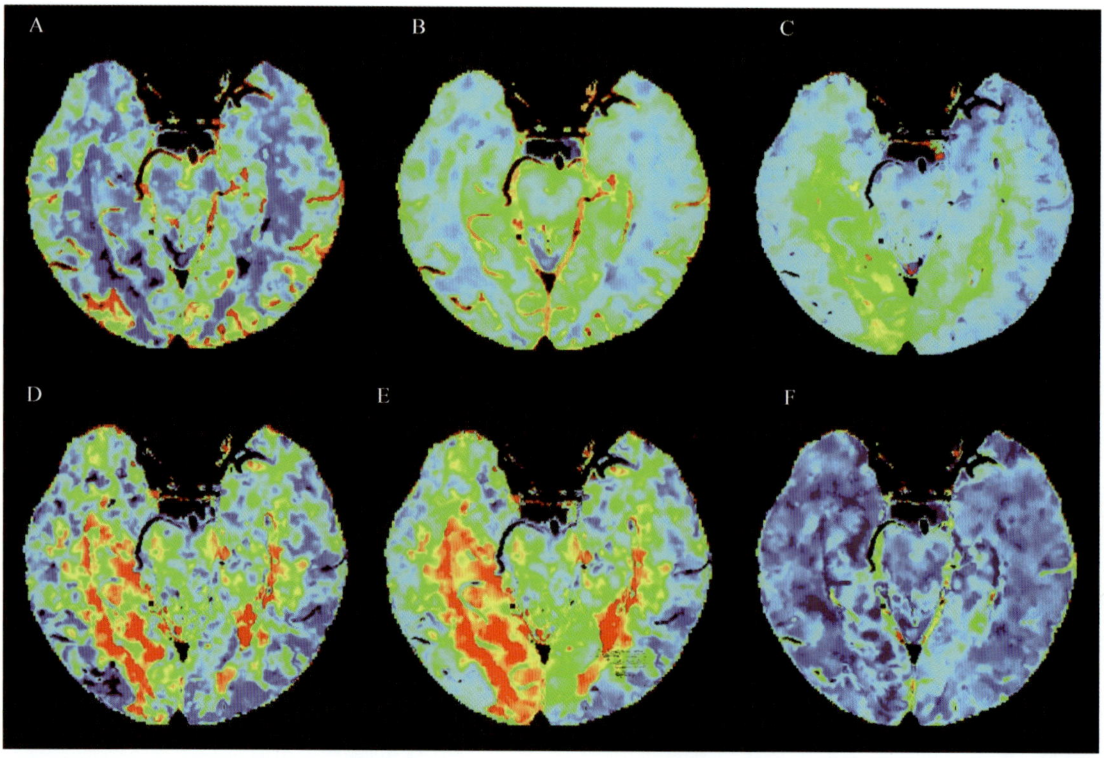

图2-7 **A.** 脑血流量（CBF）；**B.** 脑血容量（CBV）；**C.** 达峰时间（TTP）；**D.** 平均通过时间（MTT）；**D.** 血流峰值时间（Tmax）；**E.** 表面渗透性（PS）

代重建的发展得益于计算机技术的迅速发展、运算速度的快速提升。其最大优点是通过反复多次的迭代可降低辐射剂量并可相应减少伪影，根据不同的应用一般可降低辐射剂量 30% ～ 70%[4]。各公司的迭代名称分别是：GE 公司，自适应统计迭代重建（adaptive statistical iterative reconstruction，ASIR），以及基于模型的迭代重建（MBIR），目前已经推出最新版的 ASIR-V；Siemens 公司，图像空间迭代重建（iterative reconstruction in image space，IRIS），以及正弦图确定迭代重建（sinogram affirmed iterative reconstruction，SAFIRE）；Toshiba 公司，自适应低剂量迭代（adaptive dose reduction iterative，ADIR）；Philips 公司，iDose，目前已经推出最新版的迭代模型重建（iterative model reconstruction，IMR）。

迭代重建算法能通过计算机运算，来减少图像噪声。迭代重建算法已经在临床上逐步取代了传统的滤波反投影法（filter back projection，FBP）。和 FBP 比较，迭代算法在图像校正过程中，采用了系统光学模型和系统统计模型，该模型分析每一个独立光子的统计波动特征，并与正确的统计分布进行比较，通过重复容积迭代重建，循环有效地降低了统计波动引起的图像噪声，并在低剂量的情况下通过多次的迭代和校正重建出高质量和低噪声的图像（图 2-8）。

（八）低辐射剂量扫描

辐射剂量一直是公众关心的问题。如何在获取满足临床诊断图像的前提下，尽可能地降低辐射剂量，一直是研究的关注点和热点。现今，提倡个性化扫描，针对每个人的体重指数（BMI）来设定相适应的 CT 扫描方案。对于能使用 100 kV 扫描的患者较 120 kV 降低 30% ～ 35% 的辐射剂量。对于颅脑 CT 平扫的扫描方案，一直提倡采用轴扫方式，由于 X 线要穿透颅骨的骨质，需要一定的射线能量才能获得高对比的灰白质，因此较难降低辐射剂量。对于高端 CT 设备，可以采用螺旋扫描模式。对于头颈 CTA，因为观察的是血管的形态、走行、变异等，对软组织对比度要求较低，故常规使用 100 kV 即可满足临床诊断，甚至更低的千伏也可，如 80 kV、70 kV 等。对于颅脑 CT 灌注而言，主要观察脑组织的血流灌注信息和功能信息，因此常规使用 80 kV 即能满足临床实际，依据患者实际情况，亦可使用 70 kV。2015 年北美放射学会上 Siemens 公司展示了 SOMATOM Force

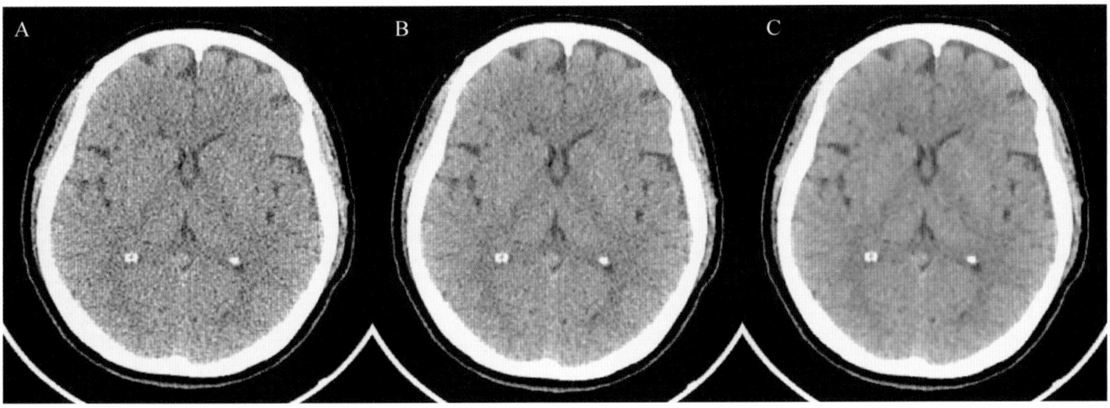

图 2-8 ASIR-V。**A.** 0%（噪声最大，组织对比强烈）；**B.** 50%；**C.** 100%（噪声最小，组织对比不强）。临床常规使用 50%

CT 的 0.995 mSv 的急性脑梗死的五维（5D）神经灌注成像，以及 0.63 mSv 的头颈部 CTA 成像，辐射剂量非常低。

（九）CT 图像后处理

CT 三维图像重组（reformation）一般是利用横断面图像数据重新构建图像，不涉及原始数据处理的一种处理方法，如多平面图像重组、三维图像处理等，扫描和重建的横断面层厚越薄、图像数目越多，重组后的图像质量越高、三维显示的效果越好。

常规使用的 CT 图像后处理技术有容积再现法（volume rendering，VR）、最大密度投影（maximum intensity projection，MIP）、多平面重组（multi-planner reformatted，MPR）、曲面重组（curved-planner reformatted，CPR）等（图 2-9）。

当 CT 扫描质量非常高时，VR 可以真实地立体显示大范围复杂血管的完整形态、走行、分支和病变等，同时可观察血管壁及管腔内的情况，可以任意角度旋转，从多个角度直观地观察病变与血管之间、血管与周围其他器官之间的三维空间解剖关系。调节好阈值和窗技术，细小的血管分支可以清晰地显示出来。MIP 也可以真实地显示血管走行和分支、血管壁的钙化以及分布范围。通过工作站软件可从不同的角度以及不同的平面对病变进行观察和显示，可通过定位十字线，在冠、矢、轴三个面上对病变的部位进行准确定位观察。MPR 可真实反映所观察病变范围的空间立体结构，可重建显示出任意方向、任意角度的空间二维图像，特别有利于显示颅底、颈部等解剖结构复杂的部位和器官，对判断病变性质、侵犯范围、毗邻关系、细小骨折、动脉夹层破口等具有优势，但观察的图像细腻度和真实度与扫描的重建层厚相关。CPR 可反映弯曲器官、组织的全程状况，了解钙化或支架情况，但会产生很大的空间变形。实际应用时，几种图像后处理方法各有优劣势，应根据诊断需求合理综合使用，才能使病变部位、形状、范围、程度、侧支和闭塞远端动脉干得以准确显示，单独任何一种后处理方法都不能替代其他方法。当然，使用单独的 VR 技术用于诊断血管疾病是不充分的，也是不正确的；当扫描质量差时，对于细小的分支血管经常显示得比较差。任何后处理显示方法也无法最真实地反映所要观察的病变或组织的真实情况。

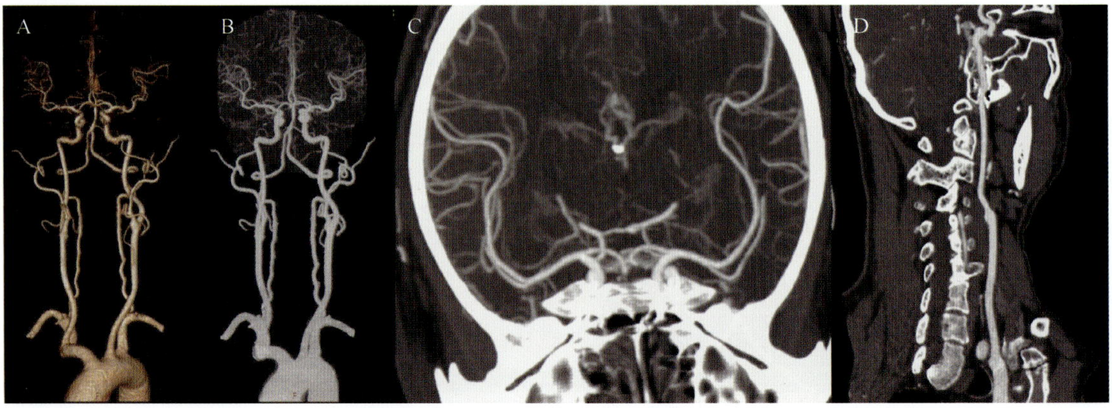

图 2-9 三维后处理技术展示。**A.** VR；**B.** 3D-MIP；**C.** MPR；**D.** CPR

对于获取的薄层 1.25 mm 以下的头颈 CT 图像，均可进行冠状位、矢状位、轴位、斜位等任意平面的重建，从而可以对病变部位进行多方位的观察。VR 可以使用彩色，从而更加立体、直观地呈现颅骨和血管。CT 一键去骨的自动化技术的应用，让图像后处理变得简易和易于掌握。然而，只有优质的图像扫描，计算机方可准确地识别和自动完成处理，否则，均需要进行人为的图像处理校准。

（十）新技术应用

1. 多期 CTA

对于 256 排的 GE Revolution CT，在扫描完常规一期头颈 CTA 后，间隔 8 s 扫描一期静脉期，再间隔 10 s 扫描一期延迟期。将获取的三期图像导入 GE 4.7 后处理工作站中的 FAST STROKE 模块中[5]，软件采用不同颜色编码，能直观地为临床医生提供脑组织的侧支循环情况（图 2-10），以及判断血流的方向（顺行或者逆行）。

2. 多模态 CT 检查技术

一站式多模态 CT 检查采用宽体探测器的高端 CT 设备（如 GE Revolution CT、SOMATOM Force CT 等），可一次扫描完成颅脑 CT 平扫、头颈部 CTA、颅脑 CTP 的检查[6]。其具有的优势是快速扫描，适用于重症患者。CT 的高空间分辨率能够显示细小血管分支，有助于评估侧支循环。CT 平扫可直接观察是否存在脑出血。CTA 有助于明确颅内动脉瘤破裂出血或者急性缺血性脑卒中的责任血管，显示血管的动脉瘤体位置、血管狭窄或闭塞的情况。CTP 能评估脑血流储备、梗死核心、缺血半暗带（可挽救的脑组织）、侧支循环等，为静脉溶栓或机械取栓、辅助支架等治疗手段提供循证依据。

3. 图像融合技术

该技术是用三维后处理工作站软件中的融合功能，将脑血管的动脉 VR 图像和平扫

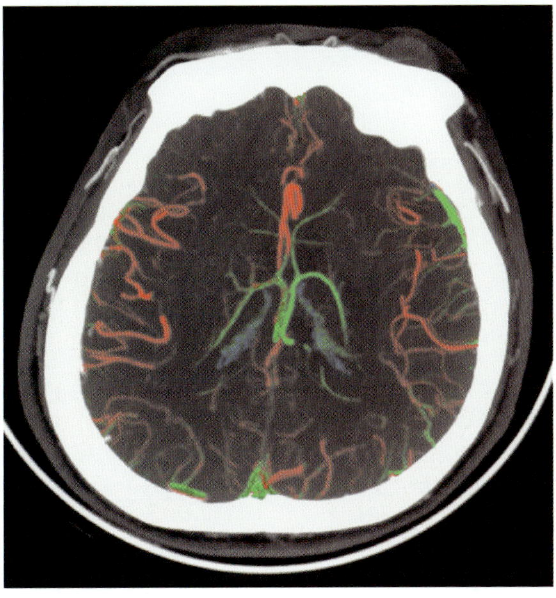

图 2-10　多期 CTA 图像彩色编码融合显示

VR 融合（图 2-11）、动脉与静脉图像融合、CT 与 MRI 图像进行融合等[7]。对图像进行调整，分析平扫和动静脉期不同图像的形态特征，以及病变与周围正常血管的关系。也有将动静脉期或者延迟期的横断面图像进行融合的。临床上最常见的 PET-CT 图像、PET-MRI 图像，都是融合技术的产物，目的均为更好地发现和观察病变。

4. 三维打印技术

三维（3D）打印是目前最先进的制造技术，可根据 CT、MRI 等影像学资料，利用计算机辅助设计建模，打印出 3D 实体模型。能直观立体地向医生展示病变，帮助临床医生制订手术方案等[8]。

四、MR 技术进展

近代放射学设备的快速发展带动了颅脑战创伤的诊治进步。磁共振成像（MRI）具有较高的组织分辨率，在进行多参数、多序列、任意方位成像的同时，还能进行多种功能成像，神经系统自然成为 MRI 应用最成熟和最广泛的领域。但因 MRI 扫描时间长，在一定程度上限制了其在颅脑战创伤领域的应用，特别是危重患者或无法配合检查的患者不适于 MR 长时间的扫描环境。然而随着生物医学工程及计算机技术的迅猛发展，MR 也能在短时间内对检查部位进行定位及定性显示，为颅脑战创伤的紧急处置，提供重要的影像学依据。另外，现代战争与以往战争有所不同，毒气战和生化战导致的神经变性疾病只有在 MRI 上才能显示清晰，更加体现出 MRI 独特的优势。

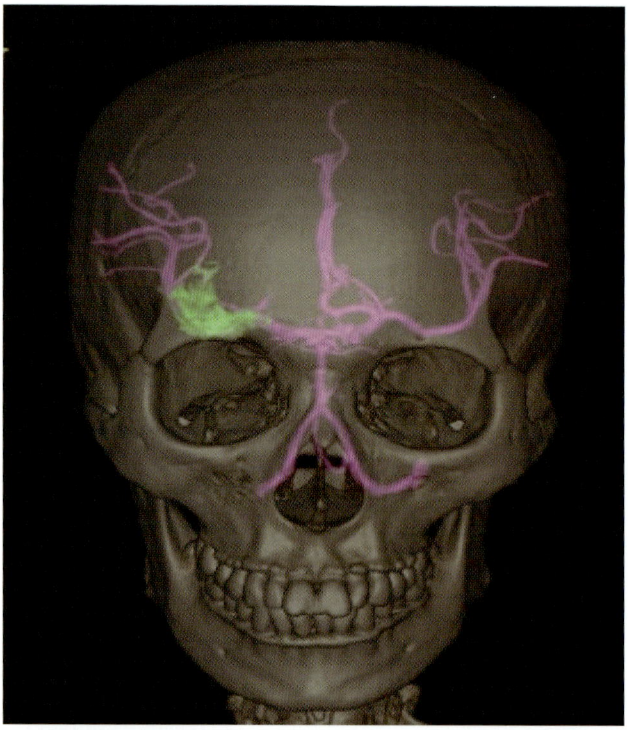

图 2-11 脑动脉 VR 图与平扫骨骼 VR 图融合图像

（一）缩短成像时间的技术进展

近年来，随着 MR 设备的快速发展与成像序列的不断优化，MR 的成像时间已极大缩短，各厂家均致力于快速成像技术的研究，力图解决 MR 检查的时间瓶颈。成像技术的发展既包括磁共振系统所有硬件（主磁体、射频场、梯度场等）在内的一系列技术革新，又涵盖了应用软件（数据采集、图像后处理等）的改进。

1. 并行采集技术（包括 SENSE 技术和 GRAPA 技术），通过增加 K 空间中采样的间隙，即减少相位编码的采样步数，使成像速度加快。

2. 部分 K 空间技术、矩形视野技术、匙孔技术等直接减少 K 空间相位编码步数的技术不断发展和完善，扫描时间也有明显下降。

3. 一次容积采集，可获得多对比度和进行任意平面重建成像。例如，IDEAL 一次扫描可得到 Water、Fat、In Phase、Out of Phase 四种不同对比度图像，缩短了扫描时间，提高了诊断的准确性；3D CUBE 技术，一次容积扫描，可以重建出任意方向的图像。

4. 提高硬件性能，不但本身加快了成像速度，而且为并行采集等缩短成像时间的技术保持良好的成像质量提供了保证。

5. HyperSence 加速技术，通过伪随机 K 空间数据采样，然后使用迭代重建技术来缩短扫描时间，使用时必须选择 ARC。HyperSence 系数太高，图像将出现精细的细节损失和模糊增加。

6. 阵列空间敏感编码技术（array spatial sensitivity encoding technique，ASSET），该加速技术需要校准，且不能有卷褶，优势是时间缩短 50%，但图像信噪比（signal-to-noise ratio，SNR）变为原来的 1/2[9]。如果已经使用其他降低扫描时间的技术［最小回波时间（Min TE），激励次数（NEX）＜ 1］，尽量不要使用 ASSET，因数据处理时可产生伪影、降低 SNR。

7. ARC（auto-calibrating reconstruction for Cartesian image）自校准技术，不需要单独校准，用 K 空间内相邻的数据合成目标数据；加速是否可用决定于所选线圈、扫描平面及频率编码方向；二维（2D）图像只支持相位编码方向上的加速，三维（3D）图像支持相位编码方向和层面选择方向上的加速。

（二）功能磁共振成像技术进展

1. 弥散加权成像

弥散加权成像（diffusion weighted imaging，DWI）是目前唯一观察活体组织内水分子扩散运动的成像方法，可间接了解细胞的密度、功能状态及微观结构的改变，进而反映细胞增殖等级、核质比等。DWI 通过表观扩散系数（apparent diffusion coefficient，ADC）的测量能够定量研究水分子扩散运动的程度。创伤后脑梗死作为常见并发症，发病超急性期常规 CT 和 MRI 往往无异常发现，此时 DWI 能早期发现，进行精准诊断。另外，部分研究表明，DWI 对胶质瘤的分级有一定价值，细胞密度与 ADC 值成反比，即胶质瘤恶性程度越高，细胞数目越多，细胞间隙越小，而且细胞异型性越高，核质比增大，导致水分子弥散更加受限，ADC 越低，DWI 信号越高[10]。此外，DWI 有助于对囊变、坏死脑肿瘤与脑脓肿进行鉴别。脑肿瘤内囊变或坏死区通常仅包含少许坏死细胞碎屑、少量炎性细胞及清亮的浆液成分，ADC 值及 DWI 信号与脑脊液相似；而脑脓肿内的脓液明显限制水分子的弥散速度，ADC 值明显下降，DWI 为高信号。也有研究表明，表皮样囊肿在 DWI 上表现为高信号，可以与蛛网膜囊肿相鉴别。DWI 技术还可用于脑肿瘤伽玛刀疗效的评价[11]。鉴于 DWI 对于脑肿瘤重要的诊断价值，目前已作为脑肿瘤诊断的常规序列（图 2-12）。更加重要的是，随着成像原理的进步，在 DWI 的基础上，发展了弥散张量成像（diffusion tensor imaging，DTI）和弥散峰度成像（diffusion kurtosis imaging，DKI），这两种成像相对 DWI 不仅能定量反映水分子的扩散，还能反映水分子的扩散方向和多种其他定量参数[12]，这对于多种神经系统疾病的研究意义重大。

2. 灌注加权成像

灌注加权成像（perfusion weighted imaging，PWI）是利用影像学手段反映组织血管化程度和血流灌注状况、提供组织器官血流动力学信息的功能性成像方法。目前 PWI 方法主要有两种：一种是使用外源性示踪剂，快速团注后采用快速成像序列对感兴趣区进行首过动态增强成像，常用的是动态磁敏感增强灌注加权成像（dynamic susceptibility contrast perfusion weighted imaging，DSC-PWI）；另一种是利用动脉血的水质子作为内源性示踪剂的动脉自旋标记（arterial spin labeling，ASL）技术。造影剂首过法是利用造影剂通过脑循环时获得的血流量–时间曲线关系来反映局部组织的微循环状况。可用于分析脑缺血区的血流变化，半定量提供脑组织血供的信号，为临床早期恢复有效血供及避免过度再灌注提供形态学依据。造影剂首过增强技术常用造影剂为 Gd-DTPA，检测组织在造影剂首过期间 T2* 值的下降。关于 DSC-PWI 的图像解读及参数，通过扫描获得目标组织器官的 MR 信号（浓度）与时间曲线，通过算法计算出反映组织器官微循环血流动力学状态的各种灌注参数。常用的参数包括平均通过时间（MTT）、达峰时间（TTP）、局部脑血流

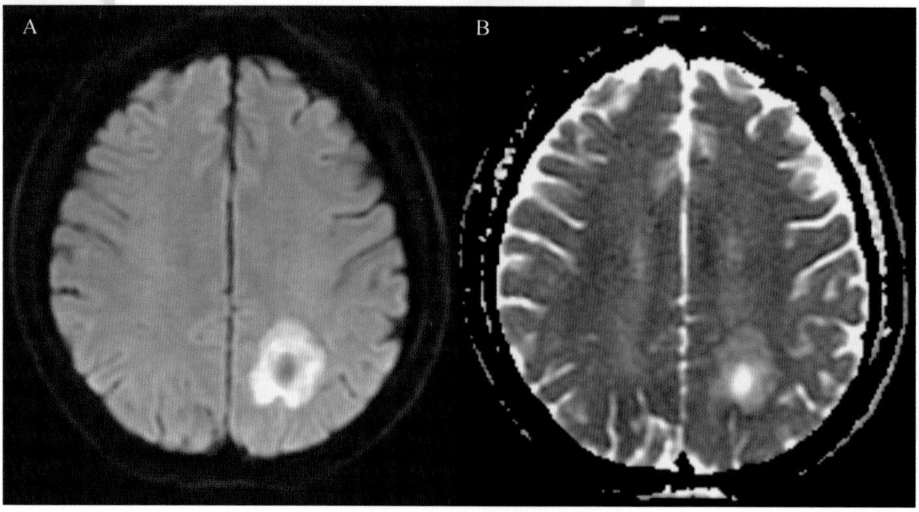

图 2-12　A. DWI 示病灶边缘高信号，中间低信号；**B.** ADC 图示病灶信号与图 A 相反，病灶边缘呈低信号，代表水分子扩散受限

量（regional cerebral blood flow，rCBF）、局部脑血容量（regional cerebral blood volume，rCBV）。rCBV 为局部脑组织血液的容积总量，单位以 ml/100 g 表示；rCBF 为单位时间内流经特定区域脑组织血管结构的血流量，代表组织中毛细血管的流量，单位以 ml/（100 g · min）表示；MTT 为血液经不同路径通过特定脑组织区域的平均时间，理论上 MTT 可被认为是血液自动脉端流至静脉端的循环时间，通常以 s 为单位；TTP 为造影剂首次通过脑组织观测区，对比从开始出现强化至强化达峰值的时间，以 s 为单位。根据中心容积定理，rMTT = rCBV/rCBF[13]。以上述各种参数值为对比，赋予不同的灰阶或伪彩色阶，即形成各个参数的参数图（图 2-13）。动脉自旋标记（ASL）无需外源性造影剂，其利用血液作为内源性示踪剂，该技术相对 DSC 灌注方法，只能得出 CBF 这一半定量参数，但其最大优势为无需造影剂[14]（图 2-14）。

动态对比增强灌注成像（dynamic contrast-enhanced perfusion，DCE）作为另一种灌注成像方法，主要用于测量微循环情况，同时为了区别其与 DSC 灌注成像，通常称 DCE 为渗透性成像。DCE-MRI 成像过程中，静脉注射造影剂以后，引起周围组织的 T1 值缩

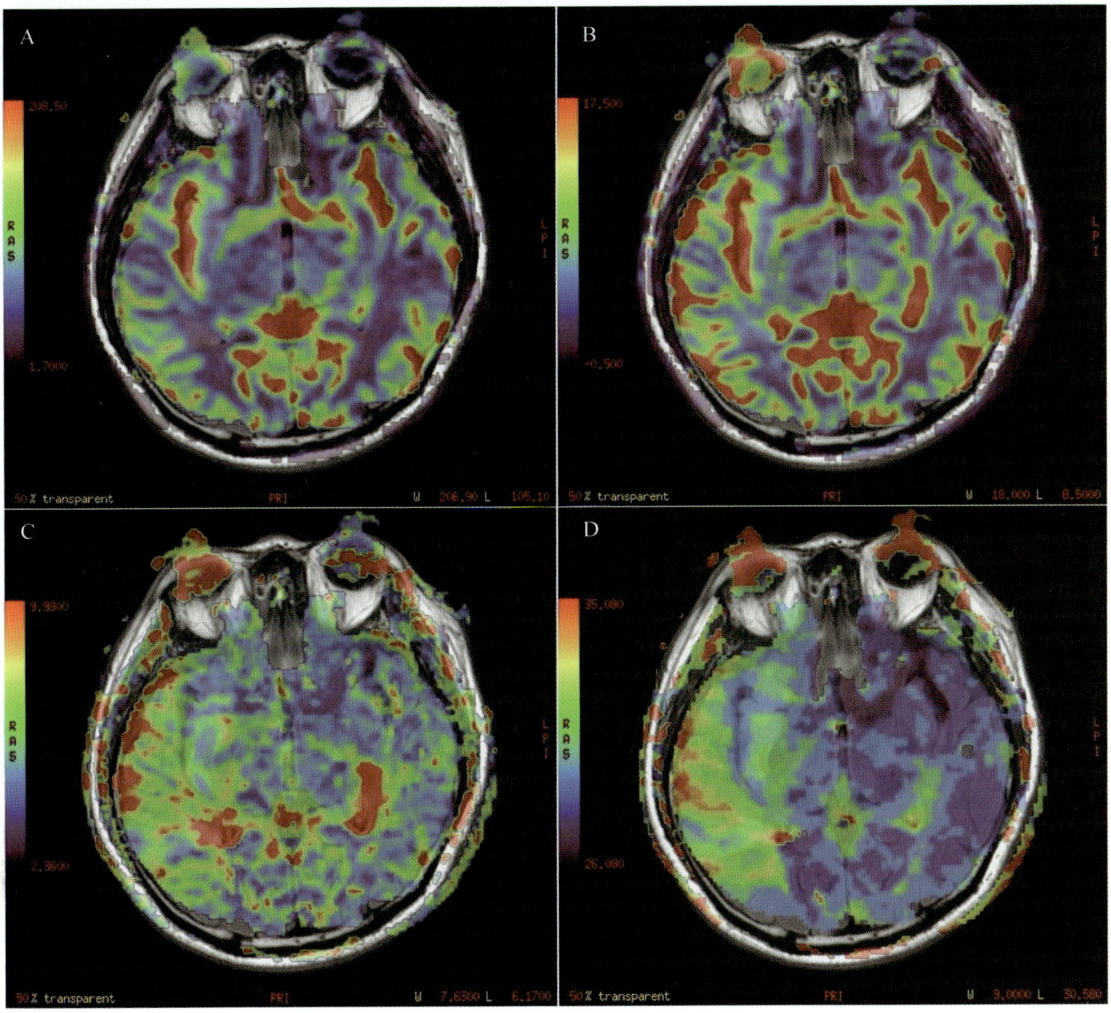

图 2-13　右侧大脑中动脉闭塞患者。**A.** CBF；**B.** CBV；**C.** MTT；**D.** TTP

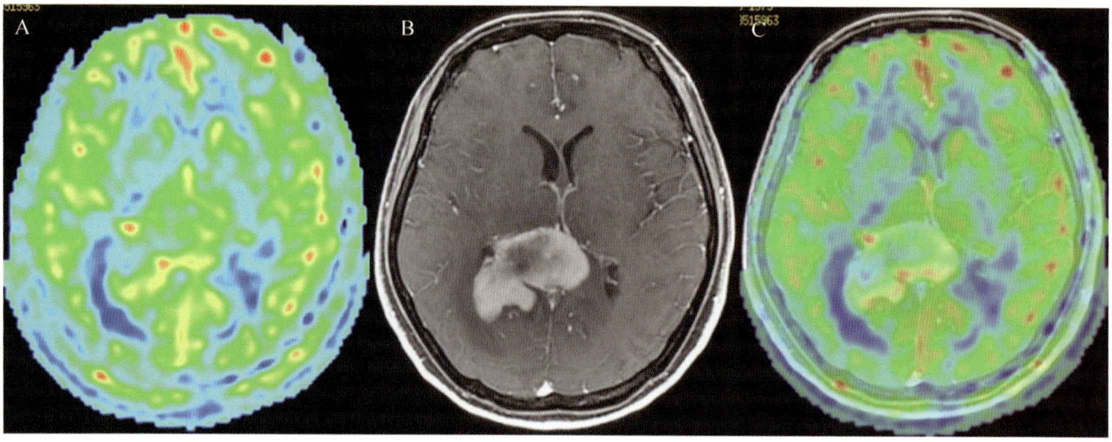

图 2-14 A. ASL-CBF 图；**B.** 快速扰相梯度回波（fast spoiled gradient echo，FSPGR）图，用于得到解剖图像；**C.** ASL 与 FSPGR 融合图，CBF 图以 50% 透明度叠加于解剖图上，这样有助于病变定位

短，从而导致 MR T1 信号强度的改变，采用快速 T1WI 序列对病变部位反复进行动态扫描，进而测量 T1 信号强度随时间的变化情况。通过引入已知的药物代谢动力学模型，定量分析造影剂的渗透与回流，以及其在血管内、外所占的比例，从而实现在细胞分子功能水平上反映病变组织内微血管灌注和渗透的情况。目前较为常用的药物代谢动力学模型为 Tofts 等提出的两室模型，即血管内为中央室，血管外为周围室[15]。该技术可得到绝对定量参数，常用的定量参数有：①容积转运常数（Ktrans），检测造影剂从血管内到血管外细胞外间隙的移动，表示造影剂的正向渗透速率；②细胞外间隙分数（Ve），表示渗透间隙；③速率常数（kep），检测渗透到血管外细胞外间隙的造影剂重新流回血管[13]（图 2-15）。

3. 磁共振波谱（magnetic resonance spectrum，MRS）成像

^{1}H-MRS 可提供组织生化代谢特征，是目前唯一能无创性探测活体组织化学特性的方法，广泛应用于肿瘤、脑白质病变、感染性疾病等疾病的临床应用和基础研究中。^{1}H-MRS 可以得到波谱代谢物的相对定量值，一般观察的指标包括：① N- 乙酰天冬氨酸（NAA），为神经元和轴索生存能力与密度的标志物，反映神经元的完整性；②肌酸

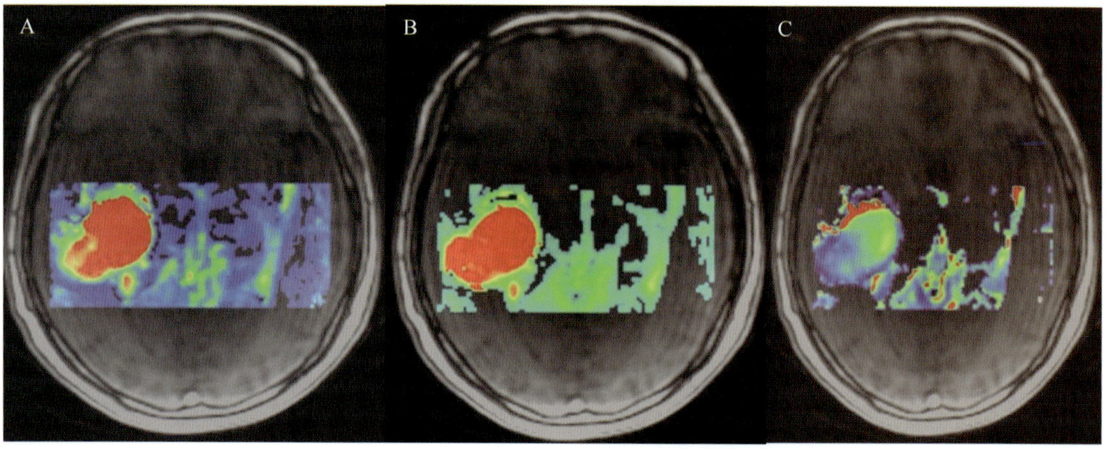

图 2-15 A. Ktrans 图；**B.** Ve 图；**C.** kep 图

（Cr），为脑代谢标志物；③胆碱（Cho），为磷脂代谢成分，细胞膜转换标志物，反映细胞增殖；④肌醇（mI），胶质细胞标志物，位于星形细胞中，髓鞘退变产物；⑤乳酸（Lac），提示厌氧性糖酵解，正常脑组织不可见；⑥脂质（Lip），提示髓鞘坏死或中断，正常脑组织不可见。通过与正常或相对正常脑组织比较，波谱分析能提示某种疾病和疾病严重程度[16]（图 2-16）。

4. 磁敏感加权成像

磁敏感加权成像（susceptibility weighted imaging，SWI）是利用组织磁敏感性不同而成像的技术。SWI 技术对于显示静脉结构、血液代谢产物、铁质沉积等具有高敏感性，在脑肿瘤、脑血管病、脑外伤、神经变性病等的诊断中，能有效地提高病变早期发现率。SWI 相对于传统意义上的 T1WI、CE-T1WI、T2W1、DWI、PWI 和血管造影成像来说，对小静脉、微出血和铁沉积更敏感。SWI 的发展提高了对比度，可以显示既往不能显示的肿瘤内静脉血管结构和出血。侵袭性肿瘤有血管增长迅速、多发微出血的倾向，充分的证据表明，实质性肿瘤（如胶质瘤）的生长依赖于病理性的血管增生，高级别肿瘤常含有出血成分，因而 SWI 对于肿瘤的分期有价值。研究发现，SWI 提供了比 CE-T1WI 更丰富的信息来显示肿瘤和评估其边缘、血液成分、静脉血管、结构及水肿[17]。很多肿瘤病变中的出血产物可以被 SWI 显示，并被病理活检证实。因此，基于 SWI 的影像表现就可区别肿瘤再发与术后创伤（图 2-17）。

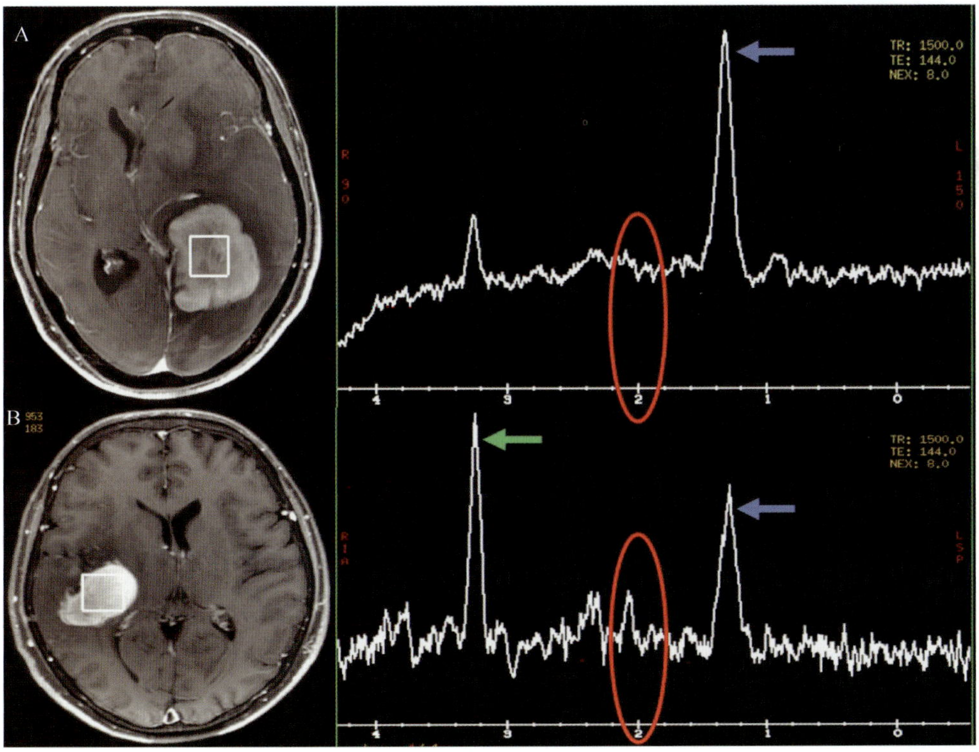

图 2-16　A. 淋巴瘤 ^{1}H-MRS，显示 NAA 峰明显降低，见高耸 Lip 峰；**B.** 胶质母细胞瘤 ^{1}H-MRS，显示 NAA 峰明显降低，Cho 峰明显升高，见 Lip 峰（红色圆圈代表 NAA 峰，蓝色箭头代表 Lip 峰，绿色箭头代表 Cho 峰）

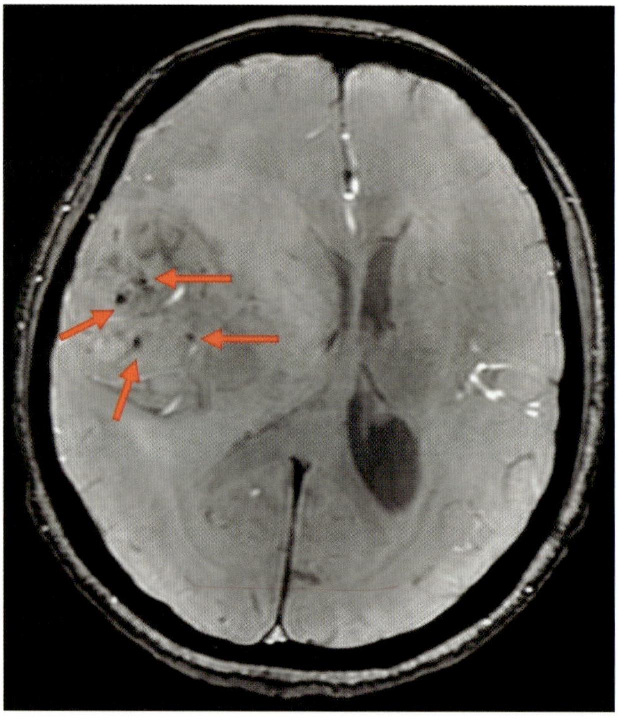

图 2-17 SWI 示病灶内多发点片状低信号（箭头示），提示肿瘤出血

（三）特殊的 MR 成像技术

1. GE 公司的 PROPELLER 技术

PROPELLER 即周期性旋转重叠平行线采集和增强后处理重建（periodically rotated overlapping parallel lines enhanced reconstruction，PROPELLER）[18]，也称为螺旋桨扫描技术，是专门用来解决和消除运动和流动伪影影响的技术。Siemens 公司也推出类似 PROPELLER 的技术——Syngo BLADE“刀锋”防躁动成像技术[19]。PROPELLER 技术（或叫刀锋技术）能消除如癫痫发作受检者、帕金森病受检者、神志不清的重症受检者、儿童固有的不合作等的运动伪影和义齿造成的金属伪影，以及减轻超高场强磁共振 DWI 常见的磁敏感伪影，提高了 MR 在颅脑战创伤中应用的可行性。另外，Philips 公司的风车技术（MultiVane）利用多次激发快速自旋回波（T1、T2、IR-real、FLAIR 等序列）及梯度回波技术在运动中采集放射状编码的数据线，用于不配合受检者头部及其他解剖部位的检查[20]。

2. Siemens 公司的一体化成像矩阵（total imaging matrix，TIM）

该技术对全身大范围、多系统进行 MR 检查时，能够不用更换线圈，缩短检查时间，在多发性病变（多节段脊柱骨折伴脊髓损伤）、复合性病变（胸腹部）等方面有利于快速检查，全面观察，减少漏诊[21]。Toshiba 公司也有类似技术 ATLAS[22]。Philips 公司的全身成像（MOBISCAN：Whole Body Imaging）将非常复杂的新的 MobiTrak、MobiFlex 以及 MobiView 成像和观察技术与 Exam Cards 结合，进行完全的多位置的从头到脚的覆盖成像。

3. MAGIC 技术

MAGIC 技术本质为 2D- 快速自旋回波（fast spin-echo，FSE）序列。该技术通过一次 MDME 序列扫描便可得到 10 种不同对比度图像，包括 T1WI、T2WI、PDWI、T1FLAIR、T2FLAIR、STIR、PSIR（相位敏感反转恢复成像）、PSIR Vessel（PSIR 亮血成像）、DIR GM（双翻转灰质成像）、DIR WM（双翻转白质成像），在和常规 MR 图像质量媲美的同时，提供了更多的对比图像信息[23]。同时，MAGIC 还是一个量化序列，它能够测定组织的绝对量值，如纵向弛豫时间 T1、横向弛豫时间 T2、相应的弛豫率 R1 和 R2 以及质子密度（proton density，PD）值。

五、检查方法的选择

近代各种大型影像设备所具有的快速成像和直观性，能准确地显示出人体解剖结构、功能状态等，能够在较短时间内对患者进行定位和定性诊断，为紧急处置提供重要的影像学依据。但不同的成像技术有不同的适用范围和特征优势，如何选择最恰当的成像技术，应以实际病情出发，以期将患者的病残率、伤残率及死亡率降到最低。

（一）检查方法选择原则

检查方法选择原则包括：①检查技术是否适应急诊需求；②检查技术是否解决了临床急需问题；③检查技术的速度是否符合急诊需求；④检查技术是否存在安全问题。

1. 检查技术是否适应急诊需求

颅脑战创伤影像学检查是颅脑战创伤患者诊断最可靠和最基本的手段。受检者往往处于机体功能受损等状态，其主诉不清，主动配合能力差，特别是急诊外伤多为复合性损伤，检查体位较多，危重病情还会出现各种特殊的、困难的状态，加大了检查技术的操作难度，需要医师和技师从客观实际情况出发，利用设备的便利性和灵活的技术手段进行检查。

2. 检查技术是否解决了临床急需问题

颅脑战创伤大多数为复合性损伤，多部位、多种伤情并存，因此所选检查技术必须能全面准确地判断伤情。

3. 检查技术的速度是否符合急诊需求

颅脑战创伤病情通常危急，且其急救的黄金时间为伤后 30 min，因此救治必须争分夺秒，这样留给影像检查技术的时间所剩无几，必须越短越好。

4. 检查技术是否存在安全问题

X 线和 CT 检查虽具有一定的辐射隐患，但均在安全范围内，研究统计表明急诊受检者在检查过程中受到意外伤害的可能性远远高于 X 线辐射隐患。因此，急诊岗位需要有一定的检查风险预见性，确定不同检查技术的危险性和准备相应的应急处置措施。MR 检查虽无辐射隐患，但检查禁忌较多，由于颅脑战创伤患者往往处于机体功能受损等状态，受检者主诉不清，主动配合能力差，因此其潜在风险较大。

X 线平片摄影操作简单、检查迅速，但是无法显示颅内情况；CT 的发展使其检查范围和检查能力不断扩大，且CT检查速度迅速，患者搬动较少，能提供更丰富、更准确的影像信息；MR的发展虽然已具备了快速成像速度，但是相对CT时间还是过长，且检查禁忌证较多。因此，综合上述检查原则，CT常作为颅脑战创伤的首选检查手段，当CT检查无阳性发现而患者病情较重时，可选用MR作为补充检查手段，而当急诊检查无CT设备时，X线平片可作为替代检查手段。

六、检查路径和流程

影像检查需要把握4个要点，这些要点能最大限度地保证影像学信息可靠无误：①运用适合的检查路径，主导选择最优检查技术；②提高操作台及时预读影像的能力，判断病变所在；③采用适当后处理技术，提取、显示出关键影像信息；④在传输和打印环节，对关键性图像进行专门处理和重点标记。

（一）检查路径

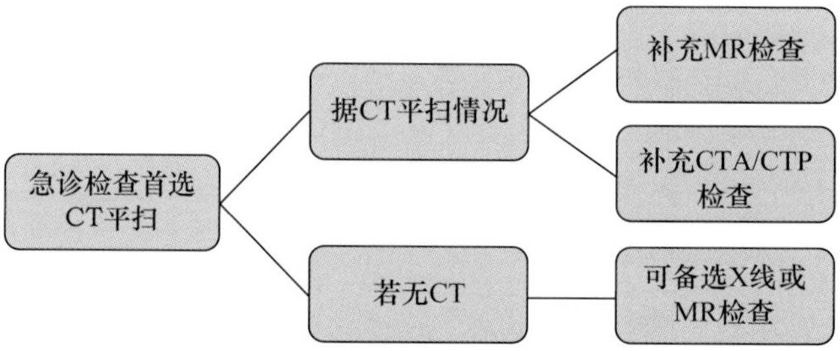

（二）检查流程

1. 颅脑战创伤急诊CT检查流程

（1）患者录入：录入受检者基本信息，明确检查部位与检查要求，核查医嘱与受检者情况的符合性。

（2）了解病情：询问病情，观察受检者基本状态，必要时阅读既往病史、过敏史，以备检查参考。对于急危重症情况，需要判断是否适合本次检查，确定是否需要相关医护人员监护和配合。

（3）受检者准备：与受检者沟通，简要说明检查过程及配合的重要性（特别是儿童的急诊CT检查，家属的配合很重要）。

（4）增强扫描安全性评估：需要作增强扫描的受检者应询问其过敏史，了解心、肾功能及禁忌证。

（5）制订扫描方案：包括①扫描前辅助设备的准备；②确定扫描体位、范围和X线曝光参数、视野、矩阵、重建函数、层厚、间隔等；③利用多层螺旋CT数据可以重复利用的优势，设计多模式重建方案。

（6）增强扫描：协调护士完成增强扫描前准备，增强扫描受检者预先在肘静脉保留留置针，设定好高压注射器，确定使用剂量、注射方式、注射速率等。检查造影剂过敏反应的应急处置准备。

（7）完成扫描及快速送返：检查完成后快速将患者送返至抢救室或相应病区。

急诊 X 线检查可参照 CT 检查流程。

2. 颅脑战创伤 MR 检查流程

MR 不属于常规急诊检查项目，选择 MR 作为急诊检查，要根据受检者的病情、设备许可和急诊 MR 检查预案。

（1）风险评估：病情危重的受检者，需要医师评估 MR 检查的风险和获取影像信息价值的效价比，决定是否采取该检查。对于需争分夺秒的危重受检者，建议最好待病情稳定后再考虑急诊 MR 检查；若受检者一般情况尚可，而其病变通过 MR 能够更早发现，或 MR 具有很大的诊断与鉴别诊断价值，选择急诊 MR 检查是可行的。

（2）急诊 MR 检查基本流程：了解受检者一般情况，确认无禁忌证→完成检查前准备→护送受检者进入检查床→根据临床需求制订检查方案→优化扫描，采用最具诊断与鉴别诊断价值的序列→本机对扫描图像进行预览和初步诊断→受检者情况许可，扫描完所有需要序列→对图像进行后处理，确认达到检查目的→图像储存、传输→受检者离开。

参考文献

[1] 余建鸣 . 中华医学影像技术学 . 数字 X 线成像技术卷 . 北京：人民卫生出版社，2017.

[2] 吴晓波，邓旦，廖明松，等 . 犬颅脑枪弹伤脑实质致伤区超声与 CT 显像比较实验研究 . 声学技术，2011，30（4）：430-432.

[3] 于兹喜 . 医学影像检查技术学 . 北京：人民卫生出版社，2010.

[4] 高剑波 . 中华医学影像技术学 . CT 成像技术卷 . 北京：人民卫生出版社，2017.

[5] Val M. Runge. 脑血管病影像学临床实践 . 娄昕，江桂华，方金，译 . 上海：上海科学技术出版社，2016.

[6] 田冰，王铁功，尹伟，等 . 多模态 CT 对急性大血管闭塞性缺血性脑卒中的评估 . 心脑血管病防治，2018，06：443-447.

[7] 任雅芳，张道培，张洪涛，等 . MSCT 联合图像融合技术对颅内血管畸形的诊断价值 . 中国 CT 和 MRI 杂志，2018，（06）：53-55.

[8] 刘宇清，何炳蔚，庄江惠，等 . 基于颅脑 CT 与 MRI 多模图像融合的 3D 打印模型制作及应用研究 . 中国实用神经疾病杂志，2018，（13）：1393-1400

[9] 史浩，丁红宇 . 磁共振成像中的 SENSE 技术 . 医学影像学杂志，2005，15（8）：708-710.

[10] Svolos P，Kousi E，Kapsalaki E，et al. The role of diffusion and perfusion weighted imaging in the differential diagnosis of cerebral tumors：a review and future perspectives. Cancer Imaging，2014，14（1）：20.

[11] 高晓，张雪宁 . 磁共振新技术评价脑肿瘤伽玛刀治疗效果的研究进展 . 国际医学放射学杂志，2010，33（1）：18-21.

[12] 何慧瑾，冯晓源 . 重视 MRI 新技术在脑肿瘤诊断中的合理应用 . 磁共振成像，2012，3（1）：4-7.

[13] 赵灿灿，翟建 . MR 灌注成像在脑胶质瘤中的研究进展 . 国际医学放射学杂志，2015，38（6）：523-526.

[14] 中华医学会放射学分会质量管理与安全管理学组，中华医学会放射学分会磁共振学组 . 动脉自旋标记脑灌注 MRI 技术规范化应用专家共识 . 中华放射学杂志，2016，50（11）：817-824.

[15] 张晖，王勇，张海龙，等 . MR 灌注动力学模型的研究进展 . 中华放射学杂志，2014，48（8）：702-704.

[16] Hyder F，Rothman DL. Advances in imaging brain metabolism. Annu Rev Biomed Eng，2017，19：485-515.

[17] 陈月洁，黄砚玲，王永峰，等 . 磁敏感加权成像显示出血对脑胶质瘤分级评估的价值 . 中国医学影像技术，2010，26（02）：53-55.

[18] Pipe JG. Motion correction with PROPELLER MRI：application to head motion and free-breathing cardiac imaging. Magn Reson Med，1999，42（5）：963-969.

[19] Lavdas E，Mavroidis P，Kostopoulos S，et al. Improvement of image quality using BLADE sequences in brain MR imaging. Magn Reson Imaging，2013，31（2）：189-200.

[20] Kang KA，Kim YK，Kim E，et al. T2-weighted liver MRI using the multivane technique at 3T：comparison with conventional T2-weighted MRI. Korean J Radiol，2015，16（5）：1038-1046.

[21] 赵海涛，齐顺，陆军，等 . Tim 技术优化磁共振成像工作流程 . 医疗卫生装备，2009，30（10）：105-107.

[22] Arabi H，Zaidi H. Comparison of atlas-based techniques for whole-body bone segmentation. Med Image Anal，2017，36：98-112.

[23] Tanenbaum LN，Tsiouris AJ，Johnson AN，et al. Synthetic MRI for clinical neuroimaging：results of the Magnetic Resonance Image Compilation（MAGiC）prospective，multicenter，multireader trial. AJNR Am J Neuroradiol，2017，38（6）：1103-1110.

第三章 颅脑解剖学

一、头皮

大部分颅脑损伤都会涉及头皮，头皮损伤的特点和程度对于推测颅内损伤有重要意义，了解正常头皮的解剖结构对于进一步理解头皮和颅内损伤有重要作用[1]。

（一）头皮分界及分区

头皮是覆盖于颅骨穹窿的软组织，它的解剖边界是眶上缘、颧骨额突、颧弓上缘、外耳孔、颧骨乳突和上项线的连线。

头皮可分为额顶枕区和颞区（图 3-1）。额顶枕区前界是眶上缘，后界是枕外隆突和上项线，两侧依颞上线与颞区分界。颞区位于颅骨穹窿两侧，介于颞上线和颧弓上缘之间，前方到颧骨的额突和额骨的颧突，后方到达乳突基部和外耳门。额顶枕区和颞区的头皮都是分层结构，但两者稍有不同[1]。

（二）额顶枕区头皮分层

额顶枕区头皮从外向内分层，分别为皮肤、皮下结缔组织层、帽状腱膜层、腱膜下结

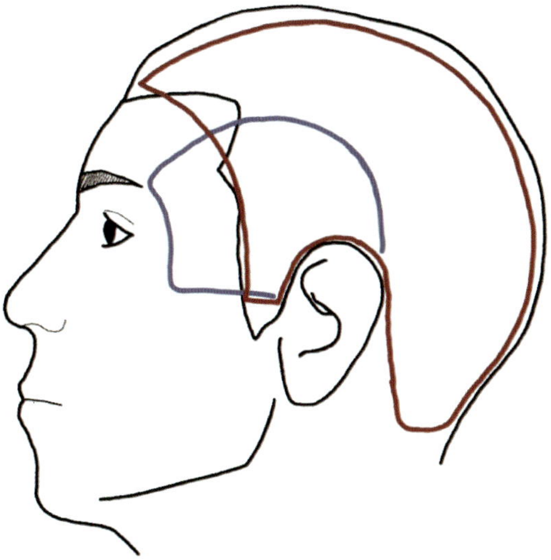

图 3-1 头皮分区示意图。红线范围为额顶枕区，蓝线范围为颞区

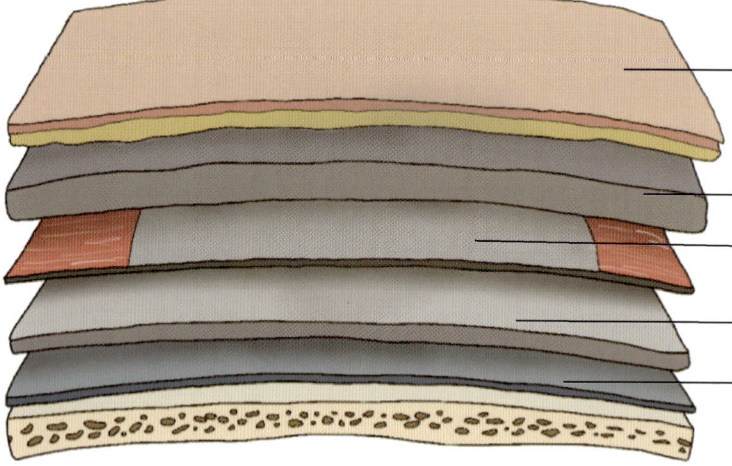

图 3-2 头皮分层示意图（额顶枕区）

缔组织层和颅骨外膜（图 3-2）。

1. 皮肤

头皮皮肤层和其他部位皮肤结构大致相似，但较其他部位皮肤更厚且致密、血管丰富，含有大量毛囊、汗腺和皮脂腺，是疖肿或皮脂腺囊肿的好发部位。由于血管丰富，该层外伤后出血多，但伤口愈合较快。头皮皮肤在枕区最厚，顶区最薄。

2. 皮下结缔组织层

由致密的结缔组织和团状的脂肪团块彼此交织网罗形成。这一层有许多致密结缔组织形成的结缔组织小梁，将脂肪组织分隔成许多脂肪小叶，并且将上方的皮肤和下方的帽状腱膜连接在一起，三者形成独特的整体结构。此层有许多向皮肤发出的穿支动静脉以及伴随的细小皮肤感觉神经，这些穿支动静脉源自帽状腱膜主要的血管网。该层感染时渗出物不易扩散，因而肿胀局限，早期压迫神经末梢可引起剧烈疼痛。此外由于该层内血管壁被结缔组织固定，损伤时不易自行收缩闭合，故出血较多，常需要压迫或缝合止血[1]。

3. 帽状腱膜层

帽状腱膜是覆盖于颅顶的大片腱膜结构，质地坚韧，厚而致密，属于枕额肌的中间腱膜，前连额肌，后连枕肌，两侧延续为颞浅筋膜。大体上，额肌呈外上至内下斜向分布，因此帽状腱膜向前延伸至额肌时，在前额的中央区形成 V 字形。枕肌起于枕骨最上项线，向上走行连于帽状腱膜。枕肌牵拉帽状腱膜形成头皮张力，使得帽状腱膜纵向张力较大而横向张力较小，在临床处理中应区分对待。帽状腱膜是头皮构成结构，也是运动、开大眼裂的主要动力层次结构。帽状腱膜及上方的皮肤和皮下结缔组织层共同被称为临床上的“头皮”。头皮的主要血管走行于帽状腱膜层，并向上发出许多分支，因此，在分离帽状腱膜和皮下结缔组织层时应注意出血。此外，头皮外伤时，若未伤及帽状腱膜，则伤口裂开不明显，若伤及帽状腱膜，由于枕额肌的收缩牵拉会使伤口加大，尤以横向伤口为著。

4. 腱膜下结缔组织层

该层又被称为帽状腱膜下间隙，位于帽状腱膜和颅骨外膜之间，是最薄弱的层次，由疏松结缔组织组成，移动性大，从而为头皮活动提供了可能，故头皮撕脱伤多沿此层分离。该层范围较广，前至眶上缘，后至上项线，两侧到达颧弓，厚度为 1 ～ 3 mm，由两层疏松网状结构和中间一层致密筋膜组成三层结构，即外层（疏松网状组织）、致密筋膜层和内层（疏松网状组织）。该层血供主要来自两系，一是源自帽状腱膜血管丛的穿支血流，二是源自头皮向疏松结缔组织的直接血流。该层范围广，易剥离，含有导血管，并且与颅顶骨内的板障静脉和颅内静脉窦相通，被称为“危险区”，因感染能够轻易通过这一层蔓延到导静脉，引发颅骨骨髓炎或向颅内扩散。此外，腱膜下间隙出血时，可迅速蔓延至整个颅顶，形成较大的血肿，瘀斑可出现在鼻根或上睑皮下。

5. 颅骨外膜

颅骨外膜是最薄的层次，致密坚韧，与骨质之间有少量结缔组织相连，结合较为疏松，易剥离，但在骨缝处结合较紧密。该层于颞区延续为颞筋膜。颅骨外膜可发出细小血管营养颅骨外板，但其成骨效应较弱，对于颅骨的生长发育影响不大。颅骨外膜主要由头皮主要血管的分支供血，这些血管穿过腱膜下结缔组织层到达颅骨外膜。

（三）颞区头皮分层

颞区头皮分层与额顶枕区稍有不同，在解剖分层、显微结构和机械特性方面存在区别。颞线以下头皮可分为皮肤、皮下组织、颞浅筋膜、帽状腱膜下筋膜层、颞深筋膜、颞肌和骨膜。其中颞浅筋膜延续自帽状腱膜，颞深筋膜在下方分为浅层和深层，延续自额部颅骨外膜。

颞浅筋膜也称为颞顶筋膜，较薄弱，与皮下脂肪层疏松附着，与面神经额颞支和颞浅血管关系密切。

帽状腱膜下筋膜层包括覆盖整个颅盖和颞区的疏松结缔组织，使头皮可移动。该层血供丰富，有来源于颞浅动脉的轴向血供。

颞深筋膜也称为颞肌筋膜，致密，是覆盖颞肌的筋膜层，向上附着于上颞线，向下在颧弓上分为深、浅两层附着于颧弓的内外侧面，两层之间存在血管和脂肪组织，颞中动脉及颞中静脉自此层经过。

颞肌呈扇形，是一种咀嚼肌，起自颞下窝，止于下颌骨的冠突。颞肌深部有颞深血管和神经。

颅骨骨膜层在颞区较薄，紧贴于颅骨表面，因此很少发生骨膜下血肿。骨膜和颞肌之间存在大量的脂肪组织，经颧弓深面与颞下间隙相通，向前与颊脂体相连续。因此，该区域有出血或感染时，可向下蔓延至面部，形成面深部脓肿或血肿，相应面部感染也可蔓延至该区域。

（四）头皮血供

头皮血液供应十分丰富，主要通过 5 个部分的动脉进行供血。其中 3 个部分来源于颈外动脉（颞浅动脉、耳后动脉、枕动脉），供给头皮外部和后部；2个部分来源于颈内动脉（眶上动脉、滑车上动脉），供给头皮前部。颞部主要由颞浅动脉、颞中动脉和颞深动脉供血。

1. 颈内动脉分支

滑车上动脉是眼动脉分支，走行至额头中线，其浅支在皮下水平行进。眶上动脉至额头两侧以及头皮之后最高点，也是起自眼动脉。这两只动脉共同参与额部头皮供血。

2. 颈外动脉分支

颞浅动脉是颈外动脉两终支之一，与耳颞神经伴行，在耳屏水平穿出腮腺上缘，向上行于耳前，可在耳屏前方触及其搏动。在颧弓上方该动脉分为额支和顶支，额支斜行向前上方至眶外上角或额结节附近，到达颅顶，在其走行中可发出若干支额顶分支。顶支向后上方走行至顶结节，分布于颅顶。颞浅动脉位置相对恒定，管径和可扩张程度较大，在颅外向颅内搭桥手术中常常作为供体血管。在颞区，颞浅动脉分为颞中支、颞眶动脉以及耳上动脉。

耳后动脉在二腹肌和茎突舌骨肌上方自颈外动脉发出，分为耳支和枕支。

枕动脉向上后走行于二腹肌深面，从颈内动静脉、迷走神经、舌下神经和副神经的前方穿过，继而在颞骨的枕沟中走行，通过乳突内侧到达枕区。枕动脉在走行过程中发出许多分支。该动脉在头皮的皮下致密结缔组织和枕肌、帽状腱膜之间迂曲上行，枕下终末支分布于后部头皮，许多与枕大神经的分支一起走行，供给后部头皮和颅骨膜。

这些血管在彼此相邻处相互吻合，并且左右两侧沟通，但在中线部位血管分布较为稀少。头皮的主要动脉在肌肉筋膜层内和表面走行，这些动脉在颅顶相互吻合，形成致密血管网，并向下发出分支向头皮更深层次结构供血，比如在帽状腱膜形成血管丛。此外，颈内、颈外动脉来源的头皮动脉也相互联系。颅顶血管自周围向中央辐射状集中，故一般做头皮切口时应呈放射状，以免伤及血管及神经。由于头皮血供丰富且相互吻合，故外伤后不易坏死，同理当头皮损伤出血后应做环形压迫止血。

3. 头皮静脉

头皮静脉位于皮下组织内，广泛吻合形成血管网。静脉基本上与动脉伴行，静脉血经由与动脉同名的静脉进行回流。额内外静脉向下汇入内眦，再进入面静脉，借眼上静脉与颅内海绵窦相交通。颞浅静脉向下与上颌静脉汇成面后静脉，通过上颌静脉经翼丛与颅内沟通，耳后静脉与枕静脉都回流到颈外浅静脉。枕部的枕静脉引流入颈外静脉。颈部和枕部静脉经板障静脉或颅盖部导血管引流入上矢状窦，经乳突部的导血管可以引流入横窦。一般来讲板障静脉和导血管内的血流不活跃，但在颅内压升高时颅内静脉血可经导血管流向颅外。此外，导静脉无瓣膜，在特定情况下可以逆流入颅内，故颅内外感染可以相互蔓延，头皮损伤处理不当时可引起颅内感染。

（五）头皮神经支配

颅顶部的神经可分为5对，包括1对运动神经和4对感觉神经，彼此吻合走行于皮下组织。

额部皮肤主要由三叉神经第一支眼神经发出的眶上神经和滑车上神经支配。眶上神经经眶上切迹到达前额和颅顶，滑车上神经分布于近中线处的皮肤。

颞部皮肤主要由三叉神经第三支下颌神经的耳颞神经支配，在腮腺上端穿出，靠近耳郭上行，分布于耳郭上部、外耳道、鼓膜前部、颞区及头侧部的皮肤。

枕部皮肤主要由第二颈神经的枕大神经和颈丛的枕小神经支配。枕大神经在枕外隆突外侧穿过斜方肌和深筋膜，分布于头后部。枕小神经沿胸锁乳突肌后缘上行，分布于颈上部以及邻近颅顶的皮肤。

（六）头部肌肉

头部肌肉可分为面肌和咀嚼肌两部分。面肌是面部扁薄的肌肉，位置比较浅表，大多起自颅骨的不同位置，止于面部皮肤，主要分布在面部口、眼、鼻等周围，分为环形肌和辐射肌两种，也称为表情肌，包括枕额肌、眼轮匝肌、口轮匝肌、提上唇肌、提口角肌、颧肌、降口角肌、降下唇肌、颊肌和鼻肌。枕额肌是颅顶部肌肉。枕额肌由前后两个肌腹和中间的帽状腱膜构成，前部的肌腹叫做额腹，位于额部皮下，后部的肌腹称为枕腹，位于枕部皮下。枕额肌与颅顶部的皮肤和皮下组织紧密结合共同组成头皮。眼轮匝肌位于眼裂周围，呈椭圆形，分为眶部、睑部和泪囊部。睑部肌纤维在收缩时可眨眼，与眶部肌纤维共同作用可使眼裂闭合，泪囊部肌纤维主管泪囊。口周围肌高度分化，形成复杂的肌群，共同支持口腔附近动作。鼻肌具有扩大和缩小鼻孔的作用。

咀嚼肌包括咬肌、颞肌、翼内肌和翼外肌，分布于颞下颌关节周围，参与咀嚼运动。咬肌起自颧弓下缘，向下止于咬肌粗隆。颞肌起自颞窝，肌束扇形向下，通过颧弓深面，止于下颌骨冠突。翼内肌起自翼突窝，止于下颌角内面的翼肌粗隆。翼外肌位于颞下窝内，起自蝶骨大翼下面和翼突外侧面，向后外止于下颌颈。

颅顶部浅筋膜由脂肪和纤维构成，坚韧且致密，与浅层皮肤和深层枕额肌紧密结合，向后与项部浅筋膜相连续，两侧延伸至颞区。绝大部分面肌和翼内、外肌表面没有深筋膜，头部筋膜仅在颞筋膜、腮腺咬肌筋膜和颊咽筋膜处较为明显。

二、颅骨

成人颅骨由 23 块颅骨组成，另有 6 块听小骨。除外下颌骨和舌骨，其余各骨彼此之间牢固连接。颅骨可分为脑颅骨和面颅骨两部分。脑颅骨位于颅后上部，近卵圆形，形成颅腔包裹脑组织。其结构较为简单，骨板光滑整齐，厚薄较为一致，由额骨、顶骨和枕骨构成。面颅骨位于颅下部，构成面部轮廓，并参与构成眼眶、鼻腔、口腔等，厚薄差异较大，有很多隆起或凹陷。颅腔的底由中部的蝶骨、后方的枕骨、两侧的颞骨、前方的额骨和筛骨组成。筛骨只有一小部分参与脑颅骨的构成，其余构成面颅骨。颅骨在 CT 上显示较为清晰，如图 3-3。

较厚的骨板由外板、板障和内板组成，能够减轻重量，并且增加坚硬度。较薄的骨板位于颅底，这种骨板没有板障，由致密的骨质形成。

颅骨血供大部分来源于颈外动脉，颅骨外膜和外板的血供主要来源于额、颞、枕部的

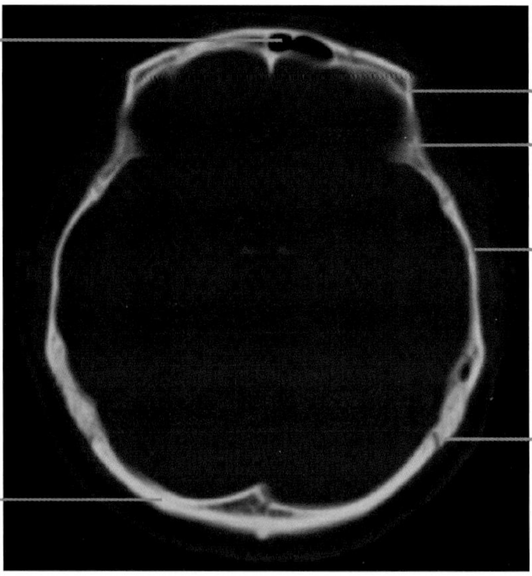

图 3-3 经鞍上池层面颅骨轴位 CT，清晰显示颅骨及骨缝

细小穿支动脉，颅底血供则主要来源于上颌动脉、咽升动脉和枕动脉。颅骨静脉引流通过板障静脉进行，其与颅内静脉窦、颅外头皮静脉以及鼻旁窦、耳部、眼眶等处的静脉有广泛的沟通。

（一）脑颅骨

脑颅骨共 8 块，包括成对的颞骨和顶骨，以及不成对的额骨、筛骨、蝶骨和枕骨。

额骨位于颅前上部，分为额鳞、眶部和鼻部，构成颅盖和颅底上部。额鳞内含有空腔，称为额窦。眶部为向后延伸的薄骨板，构成眶上壁。鼻部位于两侧眶部之间，与筛骨和鼻骨连接。

筛骨是骨质菲薄的含气骨，分为筛板、垂直板和筛骨迷路三部分，位于两眶之间、额骨和蝶骨之间，参与构成鼻腔上部、鼻腔外侧壁和鼻中隔。筛板构成鼻腔顶，前部正中突出的骨嵴叫做鸡冠。垂直板从筛板中线下行，构成鼻中隔上部。筛骨迷路位于垂直板两侧，其内有很多含气蜂窝小房结构，称为筛窦。迷路内侧壁两个卷曲的骨板为上鼻甲和中鼻甲，迷路外侧壁骨质极薄，构成眶内侧壁，叫做眶板。

蝶骨是一块蝶形的骨板，位于颅底中央，分为体部、大翼、小翼和翼突四部分。①蝶骨体：蝶骨中部为蝶骨体，内有含气空腔，称为蝶窦。蝶窦分隔为左右两半，分别向前开口于蝶筛隐窝。蝶骨体上面呈马鞍状，称为蝶鞍，中央的凹陷称为垂体窝，容纳垂体。蝶骨体两侧有颈动脉沟，颈内动脉经颈静脉孔入颅后行于此沟内。②蝶骨大翼：蝶骨大翼自蝶骨体两侧向上，分为大脑面、眶面和颞面。颞面借由颞下嵴分为上下两部，上部是颞窝的一部分，下部构成颞下窝的顶。大翼根部自前向后可见圆孔、卵圆孔和棘孔，有重要的神经、血管自此穿出。③蝶骨小翼：蝶骨小翼是三角形薄板，上面是颅前窝后部，下面构成眶上壁后部。蝶骨小翼和蝶骨体的交界处可见视神经管。蝶骨小翼和大翼之间的裂隙称作眶上裂。④蝶骨翼突：蝶骨翼突向后形成内外侧板，其根部有贯通的细管，称为翼管，向前通入翼腭窝。

枕骨位于颅后下部，呈勺状，其前下部有枕骨大孔，枕骨借此孔分为基底部、枕鳞和两侧的侧部。两侧椭圆形关节面称作枕髁，与寰椎形成关节。枕骨大孔后方有枕外嵴延伸至枕外隆突，隆突向两侧延伸为上项线。

顶骨位于颅盖部中线两侧，介于额骨和枕骨之间。两侧顶骨借矢状缝相连。顶骨前方借冠状缝与额骨相连，后方经人字缝与枕骨相连。

颞骨位于颅两侧，参与构成颅底和颅腔侧壁，分为鳞部、鼓部和岩部。①鳞部：位于外耳门上方，内面有脑回压迹和脑膜中动脉沟，外面光滑，前下部有颧突，与颧骨的颞突共同构成颧弓。颧突根部下面深窝称为下颌窝，窝前缘可见关节结节。②鼓部：位于下颌窝后方，围绕外耳道。③岩部：也称为锥部，呈三棱锥形，紧邻蝶骨体，其底部与颞鳞、乳突部相接。岩部前面朝向颅中窝，中央有弓状隆起，隆起外侧较薄的部分称为鼓室盖，近尖端有光滑的三叉神经压迹。后部中央可见内耳门，通入内耳道。下面中央有颈动脉管外口，向前通入颈动脉管，该管开口于岩部尖端，称为颈动脉管内口。颈动脉管外口后方有颈静脉窝，后外侧有细长骨突称为茎突，茎突根部后方有茎乳孔。岩部后方突起位于外耳门后方，称为乳突。乳突内有很多含气小空腔，称为乳突小房。颞骨岩部因含有多个孔隙、管道和气房，较为脆弱，约 1/3 的颅底骨折发生于此[2-3]。

脑颅骨中，从眉间与枕骨粗隆之间连线，连线上方成为颅盖部，下方为颅底部。

（二）面颅骨

面颅骨共 15 块，包括成对的上颌骨、颧骨、鼻骨、泪骨、腭骨、下鼻甲骨，以及不成对的犁骨、下颌骨和舌骨。面颅骨彼此连结构成眼眶、鼻腔和口腔的骨性支架。

上颌骨有两块，构成颜面中央部，与其他面颅骨相接，可分为上颌体、额突、颧突、牙槽突和腭突。①上颌体：上颌体内含上颌窦，分为前面、颞下面、眶面和鼻面。前面有眶下孔，孔下方凹陷称为尖牙窝。颞下面朝向后外，中部有小牙槽孔。眶面构成眶下壁，有眶下沟向前下连于眶下管。鼻面构成鼻腔外侧壁，后部有上颌窦裂孔，通入上颌窦，前部有纵行泪沟。②额突：额突突向上方，接额骨、鼻骨和泪骨。③颧突：颧突伸向外侧，接颧骨。④牙槽突：下缘有牙槽，容纳上颌牙根。⑤腭突：于中线与外侧腭突结合，组成骨腭前部。

颧骨有两块，位于上颌骨外上方，呈菱形，参与组成面颊部的骨性隆突，向外与颞骨相连构成颧弓。

鼻骨两块，是长条形的小骨片，构成鼻的骨性基础。

泪骨两块，位于眶内侧前部，是一小而薄的骨片，参与构成泪囊窝。前接上颌骨额突，后连筛骨眶板。

腭骨两块，位于上颌骨腭突和蝶骨翼突之间，分为水平部和垂直部，水平部构成骨腭后部，垂直部参与构成鼻腔外侧壁。

下鼻甲两块，位于鼻腔外侧壁，卷曲，贴附于上颌体和腭骨垂直板的鼻面。

犁骨一块，是斜方形骨板，参与构成骨性鼻中隔后下部。

下颌骨一块，是面颅骨中最大的骨性结构，分为一体两支。①下颌体：下颌体呈马蹄形，下缘圆钝，是下颌底，上缘容纳下颌牙。其前外侧面有颏孔，是神经、血管穿出位置。内面正中有两个小棘，称为颏棘，是肌肉附着处。②下颌支：下颌支是下颌体后方上耸的方形骨板。下颌支后缘与下颌底相接处为下颌角，下颌角外侧为咬肌粗隆，是咬肌附着处。下颌支上方有两个骨性突起，前方为冠突，是颞肌附着处，后方称为髁突，两突之间的凹陷称为下颌切迹。髁突上端膨大为下颌头，与下颌窝构成关节，头下方较细的部分称为下颌颈。下颌支内面中央有下颌孔，孔的前缘有伸向上后的骨突，称为下颌小舌。

舌骨一块，呈马蹄铁形，位于颈前侧，介于舌喉之间，与其他骨借肌肉和韧带相连。其中间部称为体，向后延伸的长突称作大角，向上的短突为小角[2-3]。

（三）颅的整体观

1. 颅顶面观

颅顶面呈卵圆形，顶骨中央最隆突处称为顶结节。额骨与两侧顶骨之间骨缝称为冠状缝，两侧顶骨之间骨缝称为矢状缝，两侧顶骨与枕骨之间骨缝称为人字缝。矢状缝后部常有孔，称为顶孔。

2. 颅后面观

颅从后面可见人字缝以及枕鳞。枕鳞中央最突出部分称为枕外隆突，隆突向左右两侧延伸的骨嵴称为上项线，下方有与之平行的下项线。

3. 颅内面观

颅盖内面凹陷，有许多和脑沟对应的压迹和骨嵴（图 3-4 至图 3-6）[4]。内面两侧可

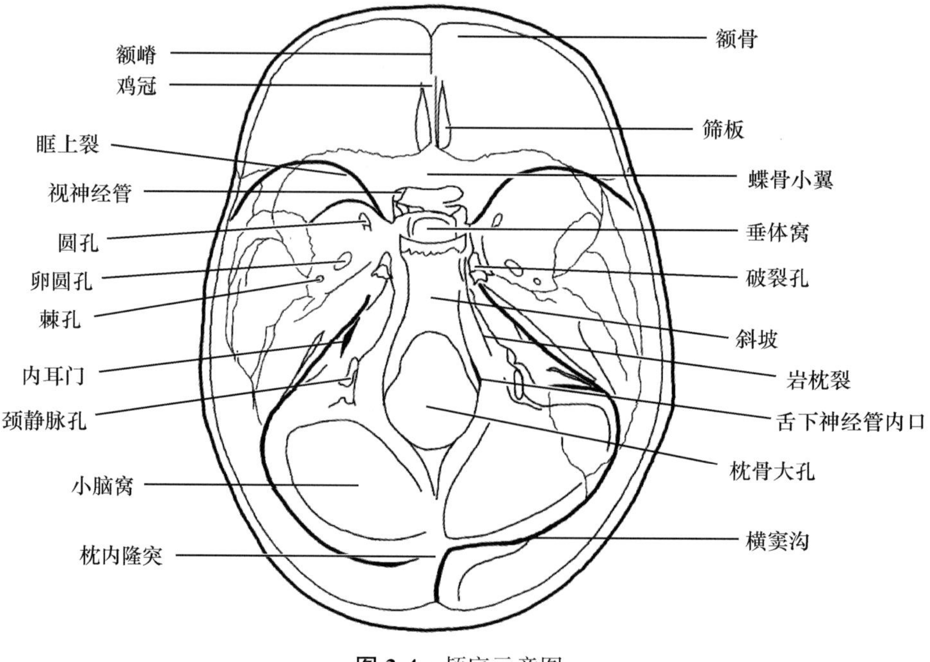

图 3-4 颅底示意图

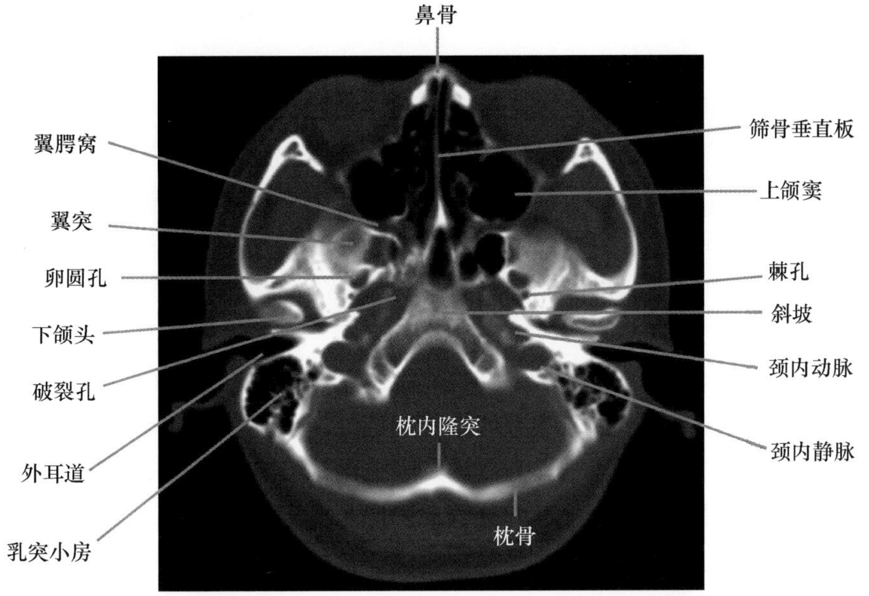

图 3-5　经颈静脉孔层面颅骨轴位 CT，清晰显示颅底骨质和神经、血管进出颅内外的骨性通道

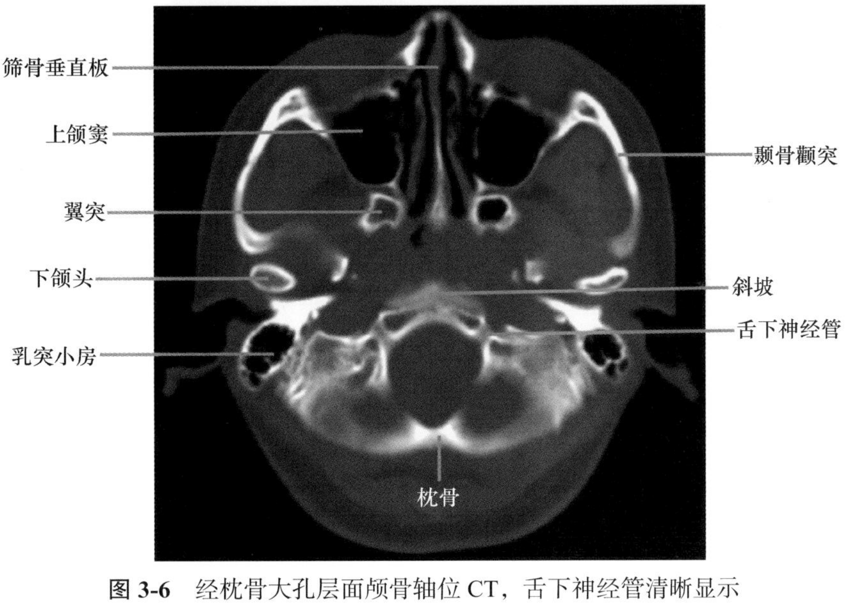

图 3-6　经枕骨大孔层面颅骨轴位 CT，舌下神经管清晰显示

见树枝状动脉沟，是脑膜中动脉和分支的压迹。正中线上可见纵行浅沟，称为上矢状窦沟，沟两侧分布有许多颗粒小凹，是蛛网膜颗粒的压迹。

颅底骨从前到后以蝶骨嵴、颞骨岩部上缘与鞍背为界，分为三级阶梯状结构，称为颅前、中、后窝。

颅前窝中部为筛骨筛板，两侧为额骨眶板，后部为蝶骨小翼，正中线从前往后有额嵴、盲孔、鸡冠等结构。筛板上有筛孔通鼻腔。颅前窝容纳额叶。

颅中窝由蝶骨体、蝶骨大翼组成，可分为较小的中央凹陷区（鞍区）和两侧较大的凹陷区，容纳两侧颞叶。蝶鞍位于颅中窝中央，蝶骨体上方，前方正中突起是鞍结节，两侧为前床突，下方是视交叉沟和视神经管，是视神经的出颅通道。蝶鞍的中央凹陷是容纳垂体的垂体窝，后方骨性突起称作鞍背，两侧为后床突。垂体窝和鞍背统称为蝶鞍，两侧浅沟是颈动脉沟，沟向前外侧通入眶上裂。脑膜中动脉自棘孔向外上方走行。弓状隆起与颞鳞之间的薄骨板为鼓室盖，岩部尖端的浅窝称为三叉神经压迹。颅中窝有很多骨孔和缝隙与颅外沟通，是神经和血管的骨性通道，包括①眶上裂：有动眼神经、滑车神经、展神经、三叉神经眼支、眼上静脉穿过；②圆孔、卵圆孔和棘孔：在蝶骨大翼根部由前向后排列，分别有三叉神经第二支、第三支和脑膜中动脉穿过；③破裂孔：位于蝶鞍和岩尖之间，有颈内动脉、交感神经丛穿过。

颅后窝主要由枕骨和颞骨岩部后部构成，两侧壁前部是岩骨后面，容纳小脑、脑桥和延髓。颅后窝中央为枕骨大孔，是颅腔和椎管相连处，延髓从此通过，并有椎动脉和副神经颈支通过。枕骨大孔前方骨性结构为斜坡，下端两侧各有一圆形隆起为颈静脉结节。岩骨嵴后面有内耳孔，面神经、听神经和迷路动静脉从此穿过。枕骨大孔前外缘有舌下神经管内口，孔后方可见十字形隆起，称为枕内隆突，该处为窦汇所在地，由此向上延续为上矢状窦沟，该沟向下续于枕内嵴，向两侧续于横窦沟，横窦沟转向前下称为乙状窦沟，末端终于颈静脉孔。颈静脉孔内有颈内静脉、舌咽神经、迷走神经和副神经通过。颞骨岩部后面可见开口，称为内耳门，通入内耳道[2-3]。

4. 颅底外面观

颅底外面高低不平，神经血管通过的孔隙较多，自前向后可见：两侧牙槽突合成的牙槽弓，上颌骨腭突与腭骨水平板构成的骨腭。骨腭正中可见腭中缝，前端是切牙孔，通入切牙管。骨腭上方鼻后孔被犁骨（鼻中隔后缘）分隔为左右两半。鼻后孔两侧的垂直骨板即为翼突内侧板。翼突外侧板后外方可见卵圆孔及棘孔。鼻后孔后方为枕骨大孔，孔前方是枕骨基底部，与蝶骨体直接结合，孔两侧为枕髁，髁前外侧可见舌下神经管外口，髁后方是髁管开口。枕髁外侧、枕骨和颞骨岩部交界处可见颈静脉孔，其前方圆孔称为颈动脉管外口。颈静脉孔外侧可见茎突，茎突后方见茎乳孔。颧弓后方是下颌窝，窝前缘可见隆起的关节结节。蝶骨、枕骨基底部和颞骨岩部汇合处形成破裂孔。

5. 颅的侧面观

颅的侧面由额骨、蝶骨、顶骨、颞骨和枕骨，以及颧骨和上、下颌骨组成。侧面中部是外耳门，后方是乳突，前方是颧弓。颧弓将颅侧面分为上方的颞窝和下方的颞下窝（图 3-7 和图 3-8）。①颞窝：上界是颞线，起自额骨和颧骨相接处，经额骨和顶骨，转向达乳突根部。颞窝前下部较薄，额、顶、颞、蝶骨汇合构成了 H 形骨缝，称为翼点，此处骨质薄弱，内有脑膜中动脉前支通过，外伤后损伤该动脉可造成硬膜外出血。②颞下窝：颞下窝位于颧弓平面以下，是上颌骨体和颧骨后方的不规则间隙，容纳咀嚼肌和血管神经，向上与颞窝相连。窝前壁是上颌骨体和颧骨，内壁是翼突外侧板，外壁是下颌支。该窝向上经卵圆孔和棘孔通颅中窝，向前经眶下裂通眶，向内经翼上颌裂通翼腭窝。③翼腭窝：是上颌骨体、蝶骨翼突和腭骨之间的间隙，位于颞下窝内侧。该窝通颞下窝、眼眶、鼻腔、颅中窝、颅底外面，向下移行于腭大管，经腭大孔通口腔。来源于

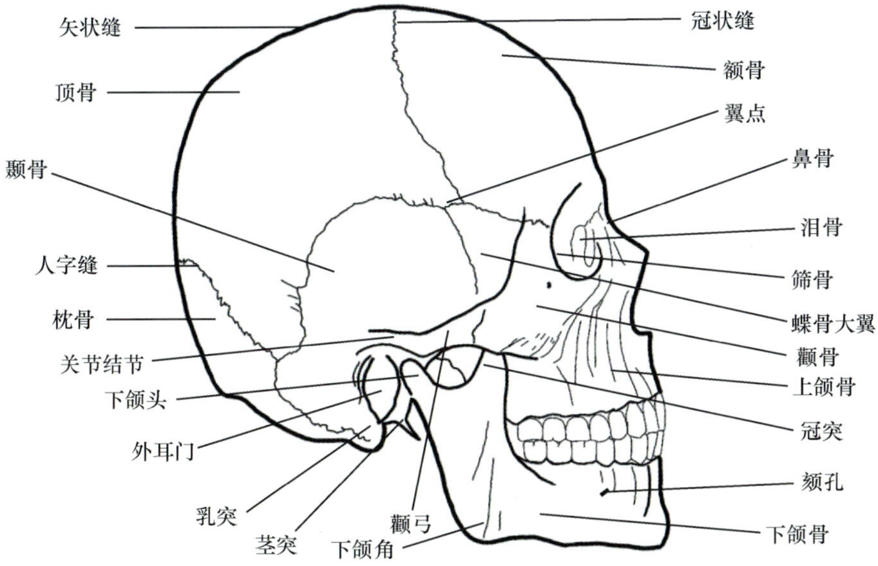

图 3-7　颅的侧面观示意图

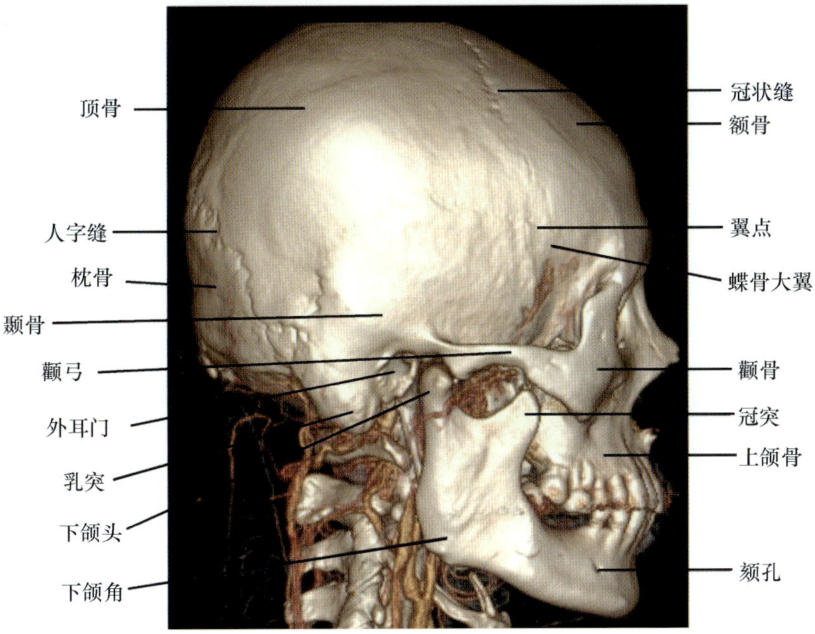

图 3-8　头颅 CT 扫描 VR 重建侧面观

鼻腔、眶内、颅中窝、颞下窝和鼻窦旁的病变均能蔓延至此窝，该窝内有重要神经、血管通过[2-3]。

6. 颅的前面观

颅的前面可见额骨及面颅骨，中央是梨状孔，向后通鼻腔。孔外上方为眼眶，下方是上下颌骨围成的骨性口腔（图 3-9 和图 3-10）。

颅前面可分为：

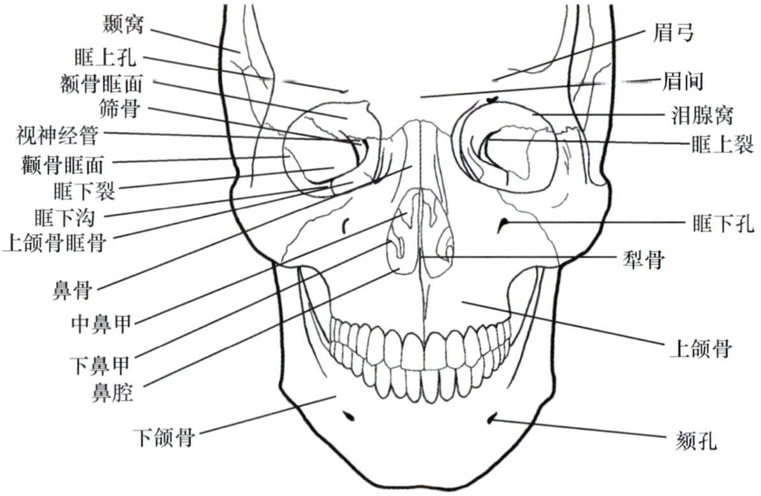

图 3-9 颅的前面观示意图

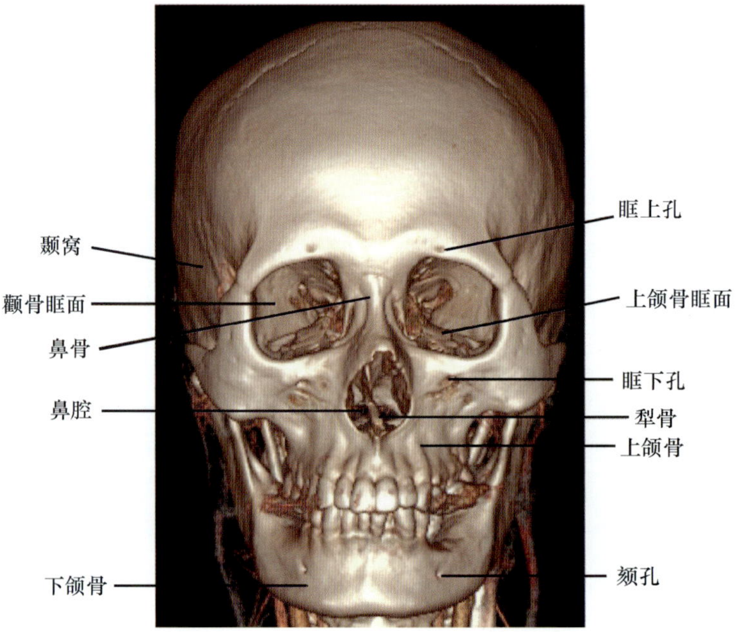

图 3-10 头颅 CT 扫描 VR 重建正面观

（1）额区：由额鳞构成。两侧可见额结节，结节下方有与眶上面平行的弓形隆起，称为眉弓。左右眉弓之间的平部称为眉间。

（2）眶：是一对四棱锥形深腔，可分为上、下、内侧、外侧四壁，容纳眼球及其附属结构。眶底即眶口，呈四边形，向前下外倾斜。眶上缘中、内 1/3 交界处可见眶上孔或眶上切迹，眶下缘可见眶下孔。眶尖尖端的圆形孔称为视神经管口，通入颅中窝。眶上壁由额骨眶部和蝶骨小翼组成，前外侧部深窝称为泪腺窝，容纳泪腺。眶内侧壁薄，由上颌骨额突、泪骨、筛骨眶板和蝶骨体组成，与筛窦和鼻腔相邻。前下部有泪囊窝，经鼻泪管通鼻腔。眶下壁主要由上颌骨构成，壁下方是上颌窦，下壁与外侧壁交界处可见眶下裂，向后通入颞下窝和翼腭窝，眶下裂前部有眶下沟，开口于眶下孔。眶外侧壁较厚，由颧骨和蝶骨大翼组成。外侧壁与上壁交界处由眶上裂通入颅中窝。由于眶下壁和内侧壁骨质薄弱，故为眼眶骨折的好发部位。

（3）骨性鼻腔：位于面颅中央，介于两眶和上颌骨之间，犁骨和筛骨垂直板构成骨性鼻中隔，将鼻腔分为左右两半。鼻腔顶主要由筛骨筛板构成，由筛板通颅前窝。筛板薄而脆，外伤时易骨折，是鼻部手术的危险区。鼻腔底是骨腭，由上颌骨腭突和腭骨水平板构成，前端有切牙管通口腔。鼻腔外侧壁由上颌骨、泪骨、下鼻甲、筛骨迷路、腭骨垂直板和蝶骨翼突构成。自上而下三个向下弯曲的骨片分别为上、中、下鼻甲，每个鼻甲下方的鼻道称为上、中、下鼻道，各鼻甲与鼻中隔之间的共同腔隙称为总鼻道。上鼻甲后上方与蝶骨之间称为蝶筛隐窝。中鼻甲后方有蝶腭孔，通翼腭窝。中鼻道位于中鼻甲外侧，其外侧壁前、中部可见筛泡，内含中筛窦。筛泡前下方可见弧形隆起，称为钩突，筛泡与钩突之间的的半月形裂隙称为半月裂孔。裂孔向前下和外上延伸形成筛漏斗。下鼻道前上方有鼻泪管开口，鼻腔前方开口称为梨状孔，后方开口称为后鼻孔，通咽腔。

（4）鼻旁窦：是上颌骨、额骨、蝶骨和筛骨内的骨腔，位于鼻腔周围，开口于鼻腔，有发音共鸣和减轻重量的作用。①额窦，居眉弓深处，左右各一，窦口开向后下，开口于中鼻道前部的筛漏斗处。②筛窦，又称筛骨迷路，呈蜂窝状，分前、中、后三群，前、中群开口于中鼻道，后群开口于上鼻道。③蝶窦，位于蝶骨体内，内板将其分隔为左右两腔，多不对称，向前开口于蝶筛隐窝。④上颌窦最大，位于上颌骨体内，窦顶是眶下壁，窦底是上颌骨牙槽突。前壁的凹陷称为尖牙窝，骨质最薄；内侧壁是鼻腔外侧壁，有开口通入中鼻道，窦口高于窦底，故窦内积液时直立位不易引流。

（5）骨性口腔：由上颌骨、腭骨和下颌骨构成。顶部为骨腭，正中有切牙孔，后方两侧有腭大孔和腭小孔。前壁和外侧壁由上、下颌骨的牙槽围成，向后通咽部[2-3]。

（四）新生儿颅骨

胎儿时期由于脑发育较早，而咀嚼和呼吸器官，尤其是鼻旁窦尚不发达，因此脑颅远大于面颅。新生儿面颅占全颅的1/8，而成人为1/4。由于额结节、顶结节和枕鳞都是骨化中心部位，发育明显，故从颅顶观察新生儿头颅呈五角形。新生儿颅骨未发育完全，富有弹性，各颅骨之间存在缝隙，由结缔组织膜封闭，称为颅囟（囟门）。最大的囟门位于矢状缝和冠状缝相交处，呈菱形，叫做前囟（额囟），一岁半左右逐渐骨化闭合。矢状缝与人字缝相交处有三角形的后囟（枕囟），在出生3个月左右闭合。还有位于顶骨前下角的蝶囟和顶骨后下角的乳突囟。新生儿颅骨受到外力时可产生严重的颅骨变形而不发生颅骨骨折，且颅内压升高时也能够得到较大的代偿空间。

三、脑膜

颅骨与脑组织之间存在三层膜，从外向内分别是硬脑膜、蛛网膜和软脑膜，具有支持和保护的作用，并且能够通过被膜血管营养脑组织（图3-11和图3-12）。

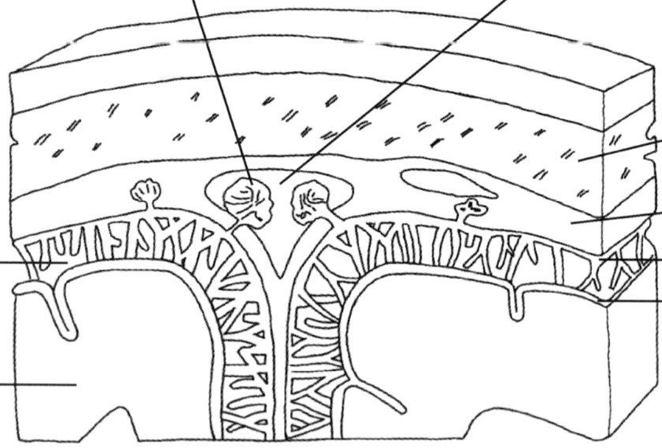

图 3-11 脑膜分层示意图

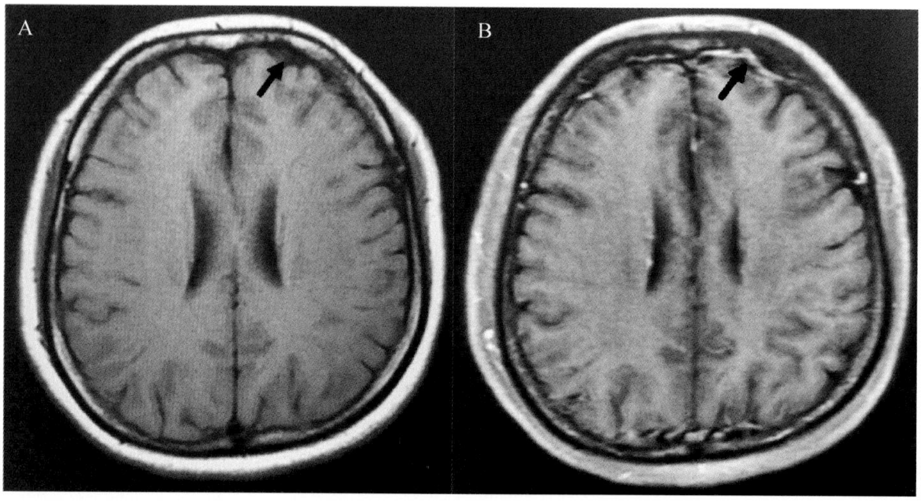

图 3-12 脑膜 MR 图，生理状态下只能显示部分硬脑膜结构，T1WI 表现为节段性 T1 低信号（**A**，箭头示），T1 增强后节段性强化（**B**，箭头示）

（一）硬脑膜

硬脑膜厚且坚韧，是双层结构，外层称为骨膜层，内层称为包裹层。硬脑膜内层较外层厚，与硬脊膜在枕骨大孔处相续。在特定部位，硬脑膜形成特定的板状隔，分隔颅腔，这些特殊的板状隔称为大脑镰、小脑幕、小脑镰和鞍膈。①大脑镰：大脑镰呈正中矢状位，前窄后宽，分割左右大脑半球。大脑镰上、下缘分别是上矢状窦和下矢状窦，其前下缘附着于鸡冠，后下缘与小脑幕相连，连接处形成直窦。②小脑幕：小脑幕架于颅后窝上方，分隔端脑与小脑。小脑幕后部附着于枕骨横窦沟和颞骨岩部上缘，前内侧缘游离成为小脑幕切迹。当上部颅脑病变引起颅内压升高时，小脑幕切迹上方的海马旁回和钩回可受挤压移位到小脑幕切迹，形成小脑幕切迹疝。③小脑镰：小脑镰是小脑幕下方正中矢状位的分隔，分隔左右小脑半球。④鞍膈：鞍膈位于蝶鞍上方，张于鞍背上缘与鞍结节之间，覆盖垂体窝，其中央一小孔允许漏斗经过，与垂体相连[2]。

硬脑膜在某些部位两层结构分开，其腔隙内面富有内皮细胞，形成硬脑膜窦，包括上矢状窦、下矢状窦、直窦、横窦、乙状窦、窦汇、海绵窦、岩上窦和岩下窦，各窦最后通过乙状窦经颈静脉孔延续为颈内静脉。但颅内的静脉血，除汇入颈内静脉外，还可通过导静脉使颅内外静脉相互交通。经由顶导静脉，颞浅静脉可通过顶孔与上矢状窦交通；经由乳突导静脉，枕静脉可通过乳突孔与乙状窦交通；经由髁导静脉，枕下静脉可通过髁管与乙状窦交通；在儿童及部分成人中，额窦和鼻腔的静脉可通过盲孔与上矢状窦交通[5]。

上矢状窦在大脑镰上缘，向后汇入窦汇，收集大脑半球上外侧面以及内侧面上部的静脉血，以及通过蛛网膜颗粒回流的脑脊液；下矢状窦位于大脑镰下缘，向后与大脑大静脉一起汇入直窦，收集大脑半球内侧面、大脑镰和胼胝体的部分静脉血；直窦位于大脑镰和小脑幕交汇处，向后通窦汇，窦汇两侧与横窦相连续；横窦位于小脑幕的外后缘，连接窦汇和乙状窦；乙状窦位于乙状窦沟内，是横窦的延续，其到达颈静脉孔处，移行于颈内静脉；海绵窦位于蝶鞍两侧，有颈内动脉和展神经通过，外侧壁有动眼神经、滑车神经、眼神经和上颌神经通过。由于海绵窦与面部静脉有广泛沟通，故面部感染可经面静脉、内眦静脉、眼上静脉蔓延至海绵窦，造成海绵窦炎以及血栓；岩上窦和岩下窦分别位于颞骨岩部的上缘和后缘，将海绵窦的血液分别导入横窦、乙状窦或颈内静脉。硬脑膜窦还借导静脉与颅外静脉相交通，故头皮感染也可蔓延到颅内。

硬脑膜窦内血液流向可归纳为：上矢状窦回流至窦汇，下矢状窦内血液经直窦流入窦汇，窦汇内血液流入横窦，乙状窦引流横窦内血液，进而汇入颈内静脉。海绵窦内血液汇入岩上窦，进而引流至横窦。海绵窦内血液也可直接经岩下窦引流进入颈内静脉。

硬脑膜外层和颅盖骨附着疏松，当发生颅骨骨折或硬脑膜血管受损时常可发生硬脑膜血肿，位于硬脑膜和颅骨之间。硬脑膜外层和颅底骨连接较为紧密，当颅底骨折时，可以将硬脑膜和蛛网膜同时撕裂造成脑脊液外漏。

此外，脑静脉回流时静脉血先进入硬脑膜窦内，由于窦壁不含平滑肌，故受损伤后难以收缩，出血难止，容易形成颅内血肿。

（二）蛛网膜

蛛网膜薄而透明，缺乏血管和神经，包绕整个脑部，不深入脑沟。蛛网膜与硬脑膜之间存在腔隙，称为硬膜下隙，容易分离；与软脑膜之间存在许多结缔组织小梁，其间为蛛网膜下隙，含有脑脊液和血管。颅内血管破裂或者动脉瘤出血时血液流入蛛网膜下隙，称为蛛网膜下腔出血[3]。

蛛网膜除了在大脑镰和小脑幕处随硬脑膜深入脑裂中，在其他脑沟处不深入而是跨过，使得蛛网膜下隙在某些部位扩大，形成蛛网膜下池，最大的是位于小脑与延髓背侧的小脑延髓池。其他脑池包括桥池、脑桥小脑角池、脚间池、环池、四叠体池、大脑大静脉池、帆间池、鞍上池、大脑外侧窝池等。

蛛网膜在上矢状窦两侧形成许多凸起，突入上矢状窦，成为蛛网膜颗粒。脑脊液通过这些颗粒渗入硬脑膜窦内，回流入静脉。

（三）软脑膜

软脑膜是紧贴于脑面的较软的膜，血管和神经丰富，并深入脑裂。软脑膜血管分支呈网，能够进入脑实质浅层为其供血，并且软脑膜形成的皱襞可以突入脑室内，与室管膜上皮共同形成脉络丛，并分泌脑脊液。软脑膜对脑有重要的营养意义[3]。

四、脑实质

一般将脑分为端脑、间脑、中脑、脑桥、延髓和小脑六个部分，其中将中脑、脑桥和延髓合称为脑干。

（一）端脑

端脑由左、右两侧大脑半球和半球间连合及其内腔构成。大脑半球表面的灰质层，称大脑皮质，深部的白质称髓质，埋在大脑髓质内的灰质核团称为基底核，大脑半球内的腔隙称为侧脑室[2]。

大脑半球可分为额叶、顶叶、枕叶、颞叶和岛叶。

额叶通过后方的中央沟与顶叶分开。外侧裂将额叶和下方的颞叶分开。额叶分为外侧、内侧、底部（眶部）和额极。此处大脑主要的脑沟有：①中央沟，前方为中央前回（包含初级躯体运动皮质），后方为中央后回（包含初级躯体感觉皮质）；②中央前沟（前方为额上回、额中回、额下回，后方为中央前回）；③额上沟，分开额上回和额中回；④额下沟，分开额中回和额下回（图 3-13 至图 3-15）。

顶叶位于额叶后方、枕叶前上方。躯体感觉皮质位于中央沟后方的中央后回，经常用侏儒形态来代表不同的身体区域（躯体运动皮质类似）。外侧裂将部分顶叶和下方的颞叶分开，顶枕沟 / 裂分开顶、枕叶（内侧面）。

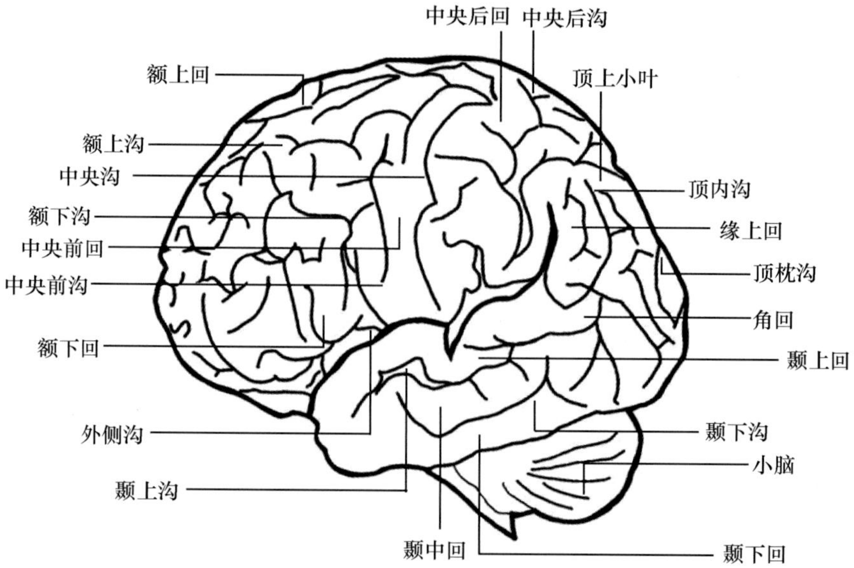

图 3-13 大脑半球外侧面

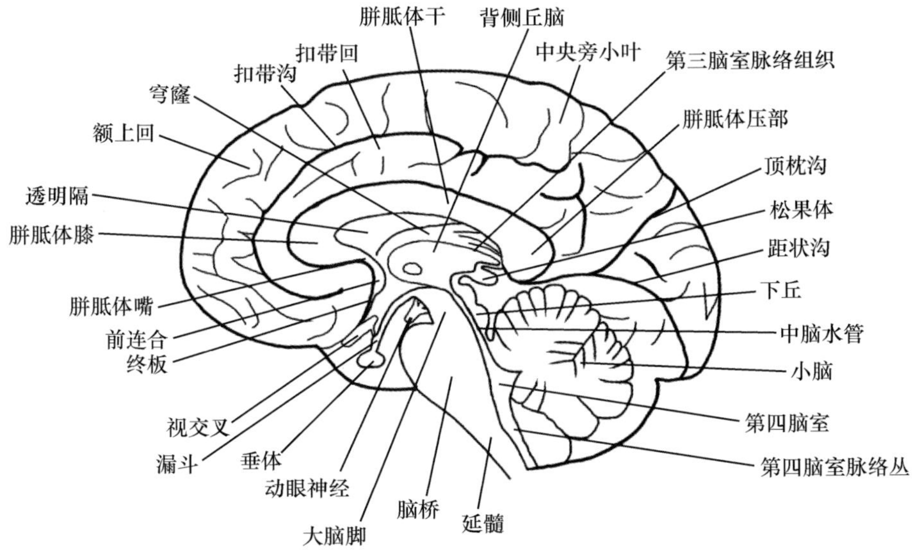

图 3-14 大脑半球内侧面

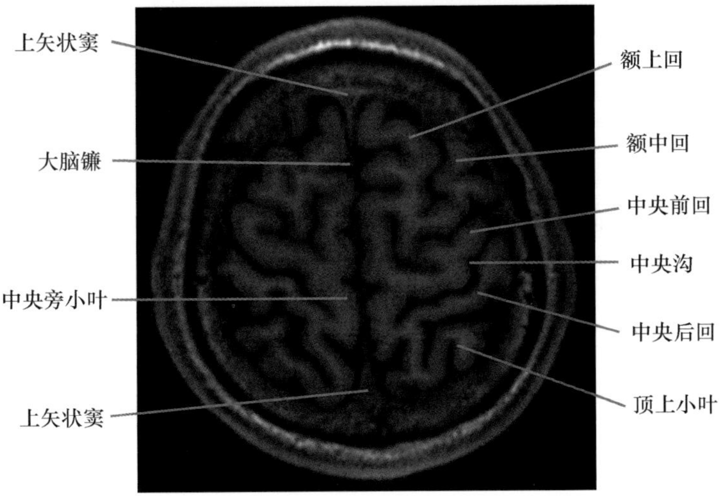

图 3-15 经中央旁小叶的 MR 图像，轴位

枕叶包括初级视觉皮质，位于距状沟内侧。距状沟上方是楔叶，下方是舌回。枕叶毗邻小脑幕。半球外侧面枕叶、顶叶、颞叶无明确的分界。一条人为的分界线是从顶枕裂到颞枕切迹。

颞叶内侧有海马，是形成记忆的关键区域。颞叶存在处理听觉和视觉传入信息的区域。优势半球颞叶包括初级听觉皮质和 Wernicke 区（语言处理的关键区域），位于颞上回后部（Brodmann 22 区）。

岛叶（岛叶皮质或脑岛）是折叠在外侧裂的一部分皮质。岛叶外侧面覆盖着岛盖，包括额叶、颞叶和顶叶部分。岛叶中央沟将岛叶分为前后两部分，前部有前、中、后短回（在岛叶前极汇合），后部有前、后长回。

胼胝体，位于大脑纵裂底，是最大的半球间连合结构，由连接左、右大脑半球新皮质的纤维构成。其纤维向两半球内部前、后、左、右辐射，广泛联系额、顶、枕、颞叶。胼胝体由前向后分为嘴、膝、干和压部四部分，前端呈钩形的纤维板。胼胝体膝部的纤维弯向前，连接两侧额叶的前部称额钳；经胼胝体干的纤维连接两侧额叶的后部和顶叶；经胼胝体压部的纤维弯向后连接两侧颞叶和枕叶称枕钳。胼胝体的下面构成侧脑室顶。

其他大脑半球间连合结构还包括非常小的前连合与后连合。前后连合的连线（AC-PC线）目前作为MR轴位扫描的基线。CT上无法显示前后连合，所以用听眶线——外眦与外耳道的连线作为轴位扫描的基线。这就给MR和CT图像对比带来了困难，因为两条线之间角度差了10° 。轴位扫描时进行一定的扫描角度倾斜可以更好地实现CT和MR图像标准化和一致性，有利于图像对比解读，特别是对病灶随访比较时[6]。

基底核，又称基底神经节，位于白质内，位置靠近脑底，包括纹状体、屏状核和杏仁体（图3-16至图3-18）。

纹状体，由尾状核和豆状核组成，其前端互相连接，尾状核是由前向后弯曲的圆柱体，分为头、体、尾三部，位于丘脑背外侧，延伸至侧脑室前角、中央部和下角。豆状核位于岛叶深部，借内囊与内侧的尾状核和丘脑分开，此核在水平切面上呈三角形，并被两个白质的板层分隔成三部，外侧部最大称壳，内侧两部分合称苍白球。在种系发生上，尾状核和壳是较新的结构，合称新纹状体；苍白球为较旧的结构，称旧纹状体。纹状体是锥体外系的重要组成部分，在调节躯体运动中起到重要作用，并发现苍白球作为基底前脑的一部分还参与机体的学习记忆功能。

屏状核，位于岛叶皮质与豆状核之间，屏状核与豆状核之间的白质称外囊，屏状核与岛叶皮质之间的白质称最外囊。研究表明屏状核与大脑皮质有广泛的联系，可能与视、听觉功能有关，也有人认为与动物性活动有关。在人类屏状核的功能并不清楚。

杏仁体，在侧脑室下角前端的上方，海马旁回钩的深面，与尾状核的末端相连，为边

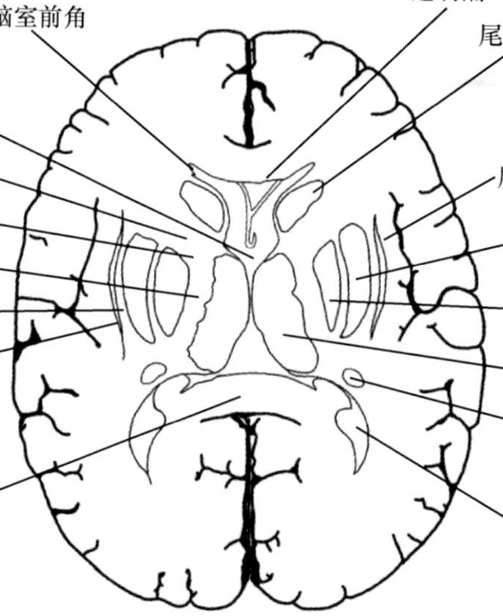

图3-16 基底核、背侧丘脑和内囊

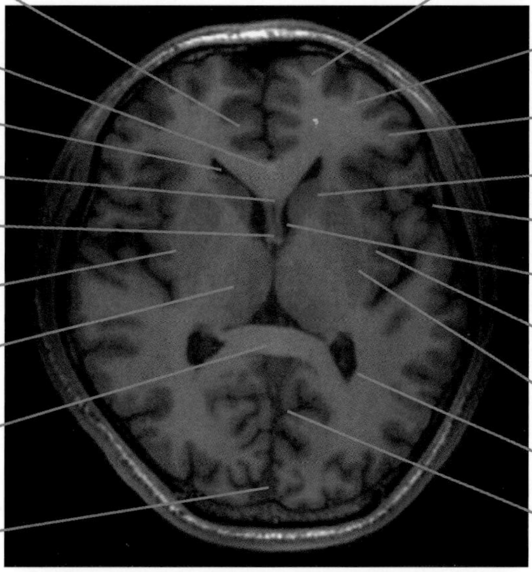

图 3-17 经室间孔的 MR 图像，轴位

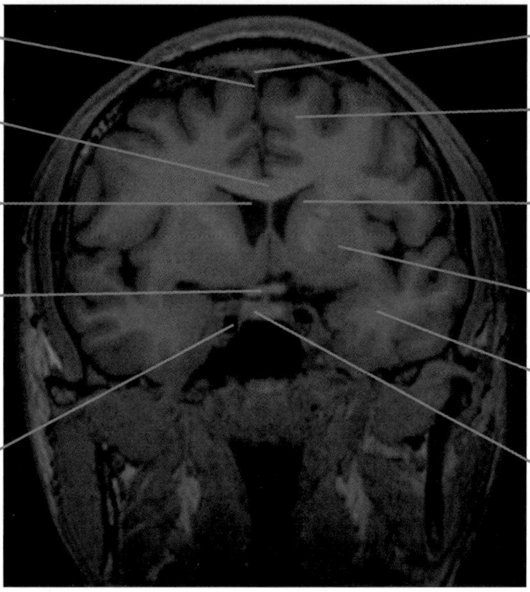

图 3-18 经视交叉的 MR 图像，冠状位

缘系统的皮质下中枢，与调节内脏活动和情绪的产生有关。

形态学通常将尾状核、豆状核、屏状核和杏仁体归为基底核，但功能上又常将与运动功能联系较少的屏状核和杏仁体排除，而将与运动功能联系密切的黑质和底丘脑归为基底核。

（二）间脑

间脑位于端脑和中脑之间，包括背侧丘脑、下丘脑、上丘脑、底丘脑和后丘脑。

背侧丘脑，又称丘脑，为一对呈卵圆形的灰质团块。其外侧面被大脑半球所覆盖，且与内囊相邻；内侧面形成第三脑室侧壁，上、后面各有一部分暴露于侧脑室底。其前端凸入侧脑室内形成前结节，下方借下丘脑沟与下丘脑分界，后端膨大形成枕。枕的下外侧有隆起的内、外侧膝状体，内、外侧膝状体共同组成后丘脑[2]。

下丘脑，位于背侧丘脑的前下方，构成第三脑室侧壁的下部和底，外侧与底丘脑相邻。下丘脑由视交叉、灰结节和乳头体组成，灰结节的中央部向下延续为漏斗，与垂体相连。

上丘脑，位于背侧丘脑背面与内侧面交界处，包括松果体、缰连合、缰三角、丘脑髓纹和后连合。松果体位于胼胝体压部的下方，以柄附着于第三脑室后部，松果体为内分泌腺，16 岁以后会逐渐钙化，临床影像上常把它作为颅内定位标志。

（三）脑干

脑干位于颅后窝，自上而下由中脑、脑桥和延髓三部分组成。它向上延续为间脑，向下经枕骨大孔与脊髓相接。延髓和脑桥的背面与小脑相连，它们之间的室腔为第四脑室，此室向下与延髓和脊髓的中央管相续，向上经中脑的中脑导水管通间脑的第三脑室（图 3-19 和图 3-20）。

中脑，形体较小，其腹侧面上界为视束，下界为脑桥上缘。其两侧为一对粗大的柱状隆起，叫大脑脚。脚间的凹窝叫脚间窝。动眼神经自窝的外缘出脑。中脑的背面有 4 个圆形隆起，上方一对叫上丘，下方一对叫下丘，分别为视、听反射的中枢。从上、下丘的外侧，各有一条向前外伸出的隆起，分别称为上丘臂和下丘臂，它们分别连至间脑的外侧膝状体和内侧膝状体。中脑的管腔为狭小的中脑导水管，此管向下连第四脑室，向上通间脑的第三脑室。

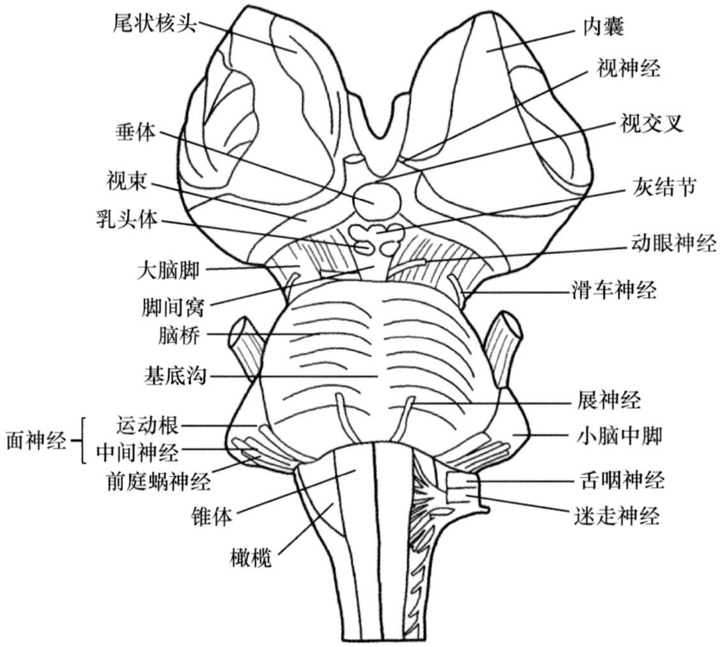

图 3-19 脑干腹面观

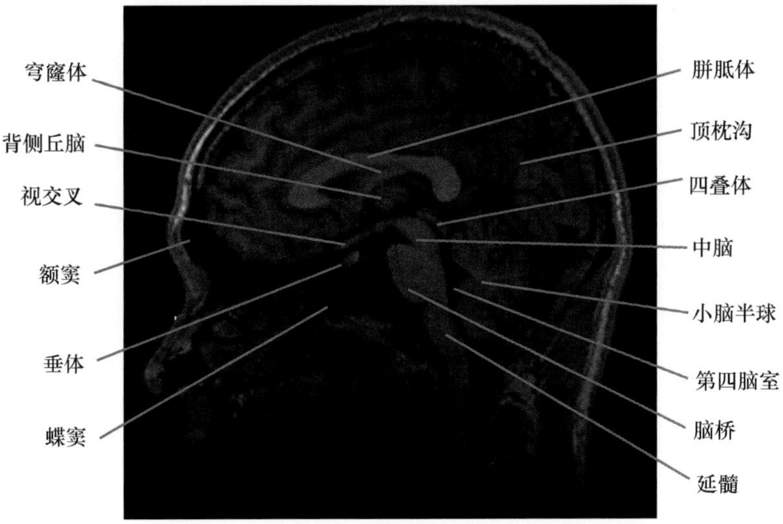

图 3-20　经头部正中的 MR 图像，矢状位

脑桥，形体比延髓膨大。其腹侧面宽阔膨隆，称脑桥基底部，基底部正中线上有纵行的浅沟为基底沟，容纳基底动脉。基底部两侧逐渐缩窄，移行为小脑中脚而连接小脑。在脑桥基底部与小脑中脚交界处有粗大的三叉神经根，包括较大的感觉根和细小的运动根。在脑桥下缘的延髓脑桥沟内，自内向外排列有展神经、面神经和前庭蜗神经。脑桥、延髓和小脑交角处，临床上称为脑桥小脑三角[2]。

脑桥背面下部扩大构成第四脑室底的上部。上部狭细为脑桥与中脑的移行部，称为菱脑峡，它包括左、右小脑上脚和其间的上髓帆。小脑上脚是一对连结小脑与中脑的扁纤维束；上髓帆是一薄的白质板，紧张于左、右小脑上脚之间。上髓帆上有滑车神经根出脑，它是唯一自脑干背面出脑的细长的脑神经，绕大脑脚到达脑干的腹侧。

延髓，形似倒置的圆锥体，长约 3 cm。其下端平枕骨大孔，以第一颈神经的最上根丝附着处与脊髓分界；上端在腹侧面与脑桥之间有一横行的延髓脑桥沟，在背侧面以第四脑室底上横行的髓纹与脑桥分界。

脊髓表面纵行的沟裂，皆向上延续到延髓。在延髓腹侧面，前正中裂的两侧有纵行隆起的锥体，由大脑皮质发出的锥体束组成。在延髓和脊髓交界处，锥体束的大部分纤维交叉至对侧，名为锥体交叉。在外形上可见锥体交叉的纤维将前正中裂下端阻断。锥体的外侧有一对卵圆形的隆起，形如橄榄，故称橄榄，内含下橄榄核。橄榄与锥体之间为前外侧沟，舌下神经由此沟出脑。在橄榄后方的沟内，从上向下依次有舌咽神经、迷走神经和副神经的根丝出入脑。

在延髓的背侧面，下部形似脊髓，上部因中央管敞开为第四脑室，而构成第四脑室底的下部。脊髓的薄束和楔束向上延伸，分别扩展为膨隆的薄束结节和楔束结节，它们的深面分别有薄束核和楔束核，它们是薄束和楔束终止的核团。在楔束结节外上方的隆起称小脑下脚，为小脑与脊髓、延髓间联系的纤维构成，它沿第四脑室侧缘向上，再转向背侧，进入小脑。

（四）小脑

小脑，在颅后窝内，位居脑桥和延髓的背侧，其上面较平坦，与硬脑膜形成的小脑幕贴近，下面的中部凹陷，两侧呈半球形隆起，依托于颅后窝底。小脑借其上、中、下三对小脑脚连于脑干的背面，其上方借大脑横裂和小脑幕与大脑分隔。小脑是机体重要的躯体运动调节中枢之一，其功能主要是维持身体平衡、调节肌张力以及协调随意运动。

小脑两侧的膨大部为小脑半球，中间的狭窄部为小脑蚓（图 3-21 和图 3-22）。小脑上面稍平坦，其前、后缘凹陷，称小脑前、后切迹（图 3-22）；下面膨隆，在小脑半球下面的前内侧，各有一突出部，称小脑扁桃体（图 3-23 和图 3-24）。小脑扁桃体紧邻延髓和枕骨大孔，当发生颅内肿瘤、脑出血、脑组织水肿等疾患时，可引起颅内压异常增高，小脑扁桃体可能被挤压嵌入枕骨大孔，形成小脑扁桃体疝，又称枕骨大孔疝，压迫延髓内的呼

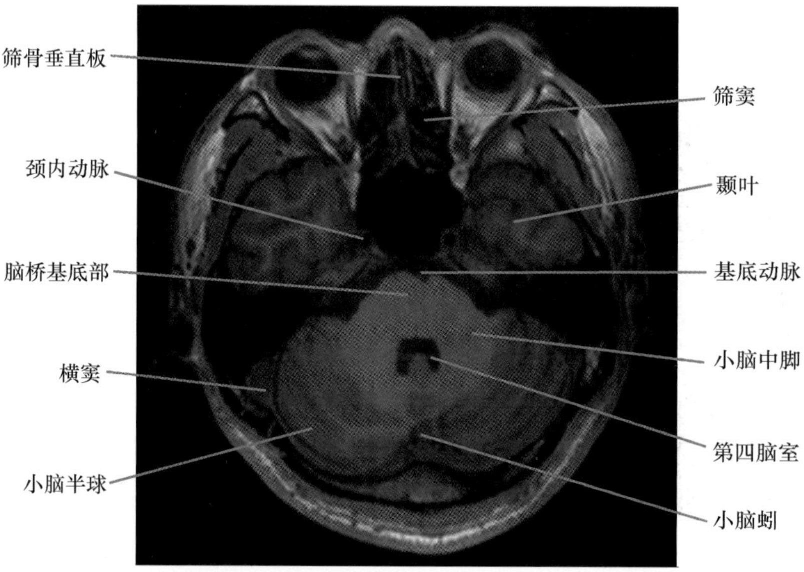

图 3-21 经小脑中脚 MR 图像，轴位

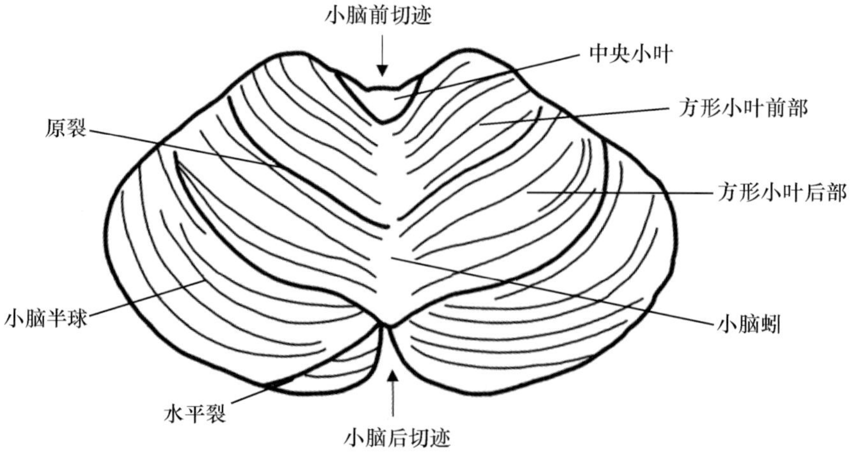

图 3-22 小脑的外形，上面观

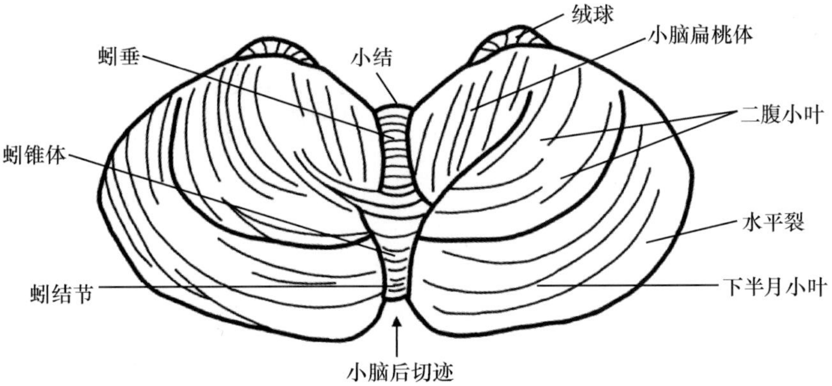

图 3-23　小脑的外形，下面观

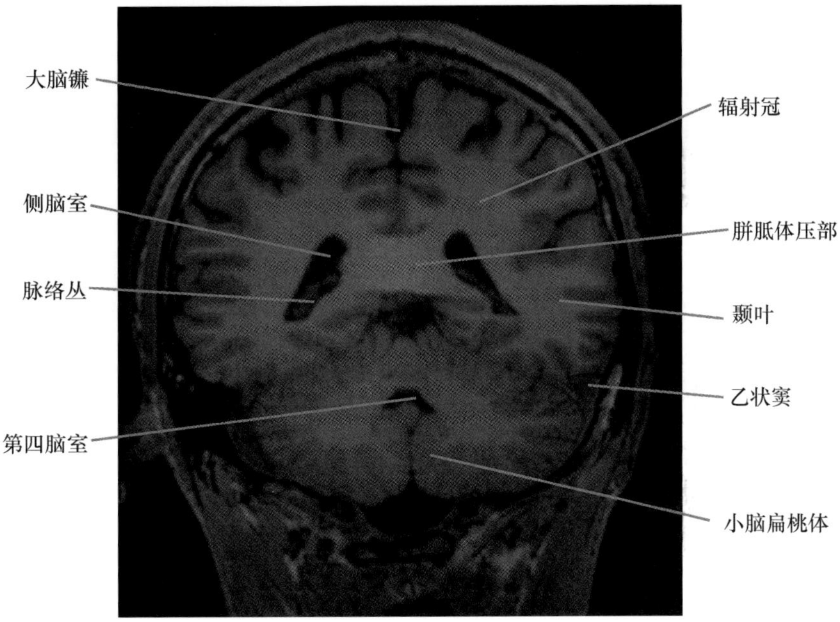

图 3-24　经胼胝体压部 MR 图像，冠状位

吸中枢和心血管运动中枢，危及生命。小脑蚓的上面略高出小脑半球之上；下面凹陷于两半球之间，从前向后依次为小结、蚓垂、蚓锥体和蚓结节（图 3-23）。小结向两侧借绒球脚与位于小脑半球前缘的绒球相连[2]。

小脑表面有许多相互平行的浅沟，将其分为许多狭长的小脑叶片。其中小脑上面前、中 1/3 交界处有一略呈 V 字形的深沟，称为原裂（图 3-22）；小脑下面绒球和小结的后方有一深沟，为后外侧裂（图 3-25）。原裂和后外侧裂于小脑表面几乎形成一个环，环的前上部分为小脑前叶，后下部分为小脑后叶，占据后外侧裂的绒球、绒球脚和小结为绒球小结叶。前叶和后叶构成小脑的主体，称小脑体。

小脑的分区（解剖分区和功能分区）与小脑的种系发生密切相关。绒球小结叶在进化上出现最早，构成原小脑，因其纤维联系及功能与前庭密切相关，故又称前庭小脑。小脑体内侧区和中间区在进化上出现较晚，共同组成旧小脑，因主要接受来自脊髓的信息，又

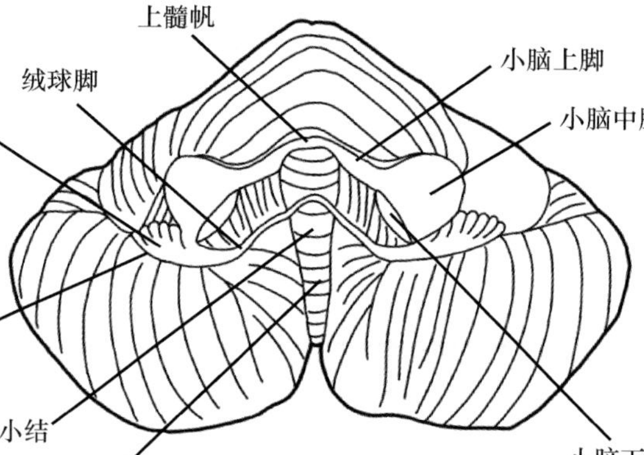

图 3-25 小脑的外形，前面观

称脊髓小脑。小脑体的外侧区在进化中出现最晚，构成新小脑，因其与大脑皮质同步发展，而且与大脑皮质构成纤维联络环路，因此，又称大脑小脑[2]。

小脑作为皮质下感觉与运动的重要调节中枢，其功能主要是维持身体平衡，调节肌张力，以及调控骨骼肌的随意和精细运动。

五、脑血管

脑血管分为动脉系统和静脉系统。

（一）脑动脉系统

脑动脉系统按来源和分布，可分为颈内动脉系统和椎-基底动脉系统两部分。颈内动脉分出大脑前动脉和大脑中动脉，供应大脑半球前 2/3 和部分间脑。两侧椎动脉在脑桥尾端汇合成基底动脉，各自发出包括大脑后动脉在内的很多分支，供应脑干、小脑、部分间脑和大脑半球后 1/3（图 3-26 和图 3-27）。两侧颈内动脉系统和基底动脉在大脑底部有交通动脉互联，形成一套完整的动脉网络。脑的动脉分支有两类：皮质支（供应皮质和浅层髓质）和中央支（供应深层髓质、基底核、内囊和间脑等）[6]。

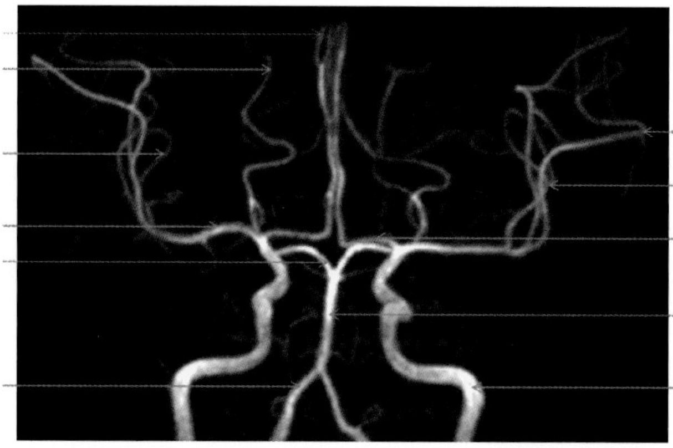

图 3-26 磁共振血管成像（MRA）前后位图

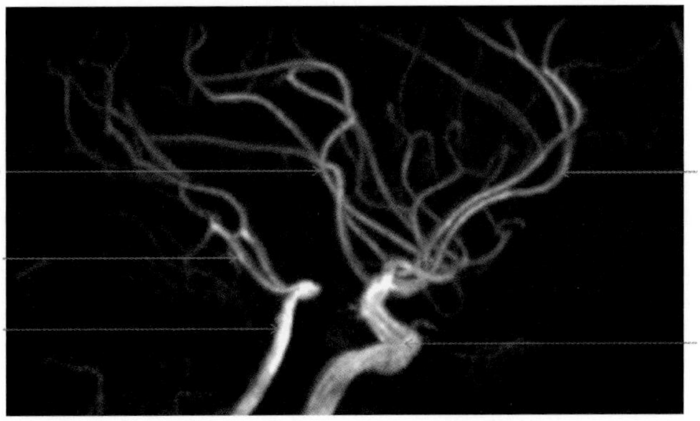

图 3-27　磁共振血管成像（MRA）侧位图

颈内动脉起自颈总动脉，自颈部向上至颅底，经颈动脉管进入颅腔，紧贴海绵窦的内侧壁穿海绵窦腔行向前上，至前床突的内侧弯行向上并穿出海绵窦而分支。目前应用最广泛的颈内动脉分段法是 7 分段法（C1 段到 C7 段）：颈段、岩段、破裂孔段、海绵窦段、床突段、眼段和交通段。C1 段（颈段）从颈总动脉分叉到颅底，此段没有分支。C2 段（岩段）分三部分：上升（垂体）部、膝部、水平部，此段一般也无分支。C3 段（破裂孔段）很短（约 1 cm），为颈内动脉跨过破裂孔的部分。C4 段（海绵窦段）呈 S 形，位于海绵窦内，止于近端硬膜环。C4 段分为后升部、后曲部、水平部、前曲部、前升部。C4 段重要分支包括后干（脑膜垂体动脉）和外侧干。C5 段（床突段）是位于近端硬膜环和远端硬膜环之间的一小部分，呈楔形，侧位显示范围最大。远端硬膜环内侧不完整，此处称颈动脉凹，可发生动脉瘤。C6 段（眼段）从远端硬膜环到后交通动脉起始部。眼动脉从 C6 段前壁发出，向外侧走行。眼动脉的重要分支包括视网膜中央动脉和泪腺动脉。垂体上动脉也发自 C6 段，起始点与眼动脉起始点距离约 5 mm（远端）。C7 段（交通段）从后交通动脉起始部到颈内动脉末端（分为大脑前动脉和大脑中动脉）。C6 段和 C7 段合称颈内动脉床突上段。C7 段的主要分支是后交通动脉和脉络膜前动脉。胚胎型大脑后动脉是常见的变异，指后交通动脉管径与大脑后动脉 P2 段管径相当，而大脑后动脉 P1 段发育不良。后交通动脉起始部经常可见一漏斗状的血管扩张（小于 3 mm），为正常变异。距离后交通动脉起始部远端 2 ～ 4 mm 的颈内动脉后外侧壁发出脉络膜前动脉，供应内囊后肢和部分苍白球、丘脑、中脑[6]。

大脑前动脉，在视神经上方行向前内，进入大脑纵裂，与对侧同名动脉借前交通动脉相连，后沿胼胝体沟向后走行。大脑前动脉分为 3 段，A1 段从起始部到前交通动脉，A2 段从前交通动脉到分出胼胝体周围动脉和胼胝体缘动脉，A3 段指剩下的部分。单支大脑前动脉指前交通动脉后只有 1 支不成对的 A2 段，发生率不到 1%；而 3 支大脑前动脉是指前交通动脉发出额外的 1 支 A2 段，走行于原来的 2 支中间，这支动脉可能是原始的中间动脉，发生率远高于单支大脑前动脉。Heubner 回返动脉是大的豆纹动脉，通常起自 A2 段，也可起自 A1 段或前交通动脉，供应尾状核头、内囊前肢和壳核前部。内囊后肢、部分苍白球、丘脑、大脑脚由起自后交通动脉或颈内动脉 C7 段的脉络膜前动脉供应。Heubner 回返动脉和脉络膜前动脉中的任何 1 支闭塞，都会引起特殊的基底核和内囊梗死，临床并不少见。

大脑中动脉，可视为颈内动脉的直接延续，向外行入外侧沟内，分为数条皮质支，供应半球外侧面、岛叶和颞叶前外侧，分为4段。M1段（水平段）从起始部到分叉（2分叉或3分叉），M2段（脑岛段）从分叉到岛叶环状沟（分上、下2部分），M3段（岛盖段）从环状沟到外侧裂上表面，剩下的为M4段。M1段2分支的发生率大约是3分支的3倍。M1段分支包括外侧豆纹动脉和颞前动脉（供应颞叶前部）。前者起自M1段上壁，供应内囊、尾状核、壳核和苍白球。颞前动脉起源差异较大。

大脑后动脉，是基底动脉的终末分支，绕大脑脚向后，沿海马旁回的钩转至颞叶和枕叶的内侧面，供应枕叶和颞叶内侧，分为4段。P1段从基底动脉尖到后交通动脉，P2段从后交通动脉到中脑后部，P3段到距状裂，剩下的为P4段。丘脑前穿动脉起自后交通动脉，丘脑后穿动脉起自大脑后动脉P1段，后者供应部分丘脑、脑干和内囊后部。丘脑膝状体动脉起自大脑后动脉P2段，供应丘脑后外侧、内囊后肢和视束。大脑后动脉起始部与小脑上动脉根部之间有动眼神经穿行，当颅内压增高时，海马旁回的钩可移至小脑幕切迹下方，使大脑后动脉向下移位，牵拉并压迫动眼神经，从而导致动眼神经麻痹。

椎动脉，起自锁骨下动脉，向上穿第6至第1颈椎横突孔，经枕骨大孔进入颅腔，在脑桥与延髓交界处的腹侧面，左、右椎动脉汇合成一条基底动脉。基底动脉沿脑桥腹侧的基底沟上行，至脑桥上缘分为左、右大脑后动脉两大终支。

椎动脉分为4段。V1段从起始部（发自锁骨下动脉后上壁）到C6横突孔，V2段从C6横突孔到C1横突孔，V3段从C1横突孔到硬脑膜，V4段为硬脑膜之后的部分。偶见主动脉弓异常起源。

供应小脑的动脉主要有3支。小脑后下动脉最大，起自椎动脉V4段椎基底动脉结合处近端约1.5 cm处。小脑后下动脉供应延髓下部、小脑扁桃体、下蚓部和小脑半球后下部（除了小脑下部最前方的一小片区域）。小脑后下动脉可发育不良或缺如（后者约占1/4）。椎动脉末端也可直接延续为小脑后下动脉。脊髓前动脉（双侧）起自椎动脉，在小脑后下动脉起始点和椎基底动脉结合处之间。

小脑前下动脉发自椎基底动脉结合处远端约1 cm，是小脑3支动脉里最小的一支，仅供应小脑下部最前方一小片区域。小脑后下动脉和小脑前下动脉供血区互相补充，此消彼长。小脑上动脉起自基底动脉近尖端的部分，供应小脑上半部分，重复型小脑上动脉不少见。以上3支动脉存在广泛的吻合。基底动脉全程都会发出一些穿支供应脑干。内侧穿支通过中线两旁进入脑桥，外侧穿支走行长短不一而后进入脑干。基底动脉窗形变异发生率约1%。窗形变异多数位于大脑主要血管的近心端（如大脑前动脉A1段、大脑后动脉P1段），但是相对较少。

大脑动脉环（Willis环）由两侧大脑前动脉起始段、两侧颈内动脉末段、两侧大脑后动脉借前、后交通动脉共同组成。大脑动脉环位于脑底下方、蝶鞍上方，环绕视交叉、灰结节及乳头体周围。此环使两侧颈内动脉系统和椎-基底动脉系统相交通，完全对称显示的个体不到一半。正常情况下，大脑动脉环两侧的血液不相混合，而是一种代偿的潜在结构。当此环的某一处发育不良或阻塞时，可在一定程度上通过此环使血液重新分配和代偿，以维持脑的血液供应。据统计，国人约有 48% 的大脑动脉环发育不全或异常，不正常的动脉环易出现动脉瘤，大脑前动脉与前交通动脉连接处是动脉瘤的好发部位。

颈外动脉是颈总动脉 2 个分支中较小的 1 支。从颈内动脉的前内方起始于颈总动脉，然后向后外侧走行。颈外动脉总共有 8 个分支，根据从腹侧和背侧起源分为 2 组。腹侧从近到远依次是甲状腺上动脉、舌动脉、面动脉和上颌内动脉，背侧从近到远依次是咽升动脉、枕动脉、耳后动脉和颞浅动脉。脑膜中动脉起自上颌内动脉。颈外动脉与颈内动脉、椎动脉有广泛的吻合，主要有 3 条重要的吻合通路：一是上颌内动脉和颈内动脉在眼眶周围通过眼动脉吻合；二是在岩骨和海绵窦区域的吻合；三是在上颈段，咽升动脉或枕动脉与椎动脉吻合。软脑膜动脉吻合很常见，是血管闭塞性疾病中重要的潜在侧支循环通路。

颈内动脉和椎基底动脉也存在吻合通路，代表了永存的胚胎循环。其中比较常见的变异是永存三叉动脉，连接颈内动脉 C4 段和基底动脉中部，永存三叉动脉经常合并基底动脉中部发育不良。永存舌下动脉是第二常见的颈内-基底动脉变异，通过舌下神经管连接颈内动脉 C1 段和基底动脉。

（二）脑静脉系统

脑静脉解剖差别很大。颅内静脉窦一般分为上、下两组（图 3-28 和图 3-29）。

上组静脉窦是指引流进入窦汇，然后进入横窦、乙状窦的血管。上矢状窦起源于鸡冠附近，终止于窦汇，双侧（大脑外侧凸面）有很多皮质静脉汇入。下矢状窦相对较小，在大脑镰下方走行，汇入直窦，后者由下矢状窦和大脑大静脉汇合而成。直窦走行于胼胝体压部下方，向后下进入窦汇，部分病例直接进入横窦，通常是左侧。超过一半的病例还存在一个小的枕窦，在中线向上走行汇入窦汇。窦汇是上矢状窦、直窦、横窦和枕窦的汇合处。一小部分病例中，上矢状窦直接汇入一侧横窦，两侧横窦不直接相通。横窦走行于小脑幕外侧缘内，在颞骨岩部基底离开小脑幕时转变为乙状窦。乙状窦在颈静脉球处延续为颈内静脉。横窦常不对称，多数情况下右侧较大。有时候 MR 上可在横窦内见到蛛网膜颗粒，静脉血栓形成时可以出现类似血管流空的表现[6]。

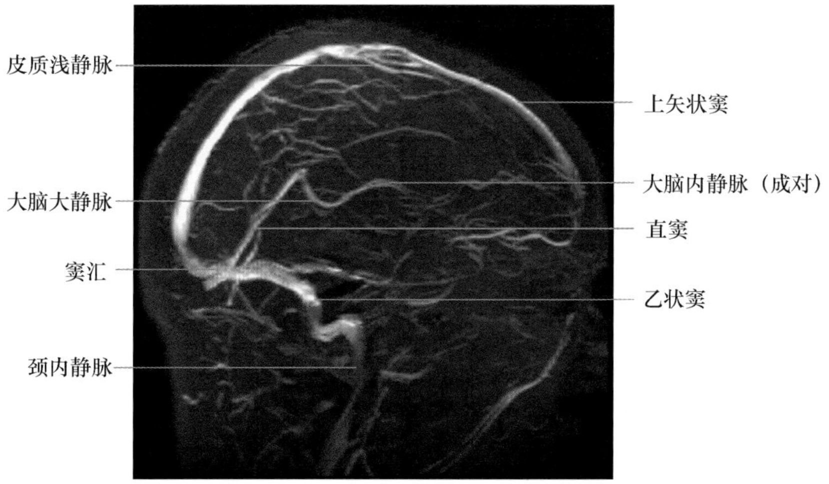

图 3-28　磁共振静脉成像（MRV）侧位图

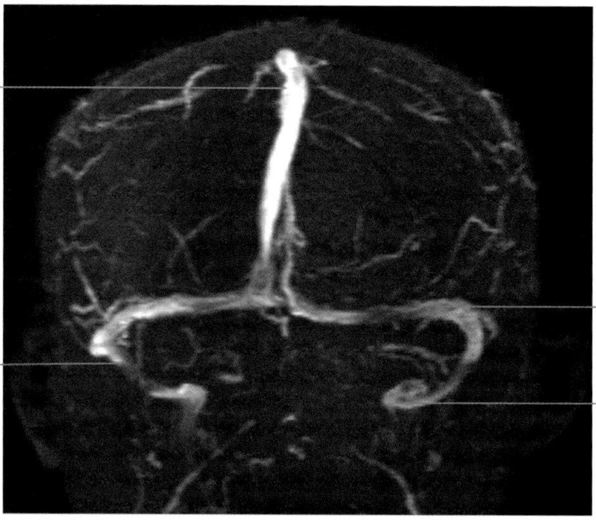

图 3-29 磁共振静脉成像（MRV）前后位图

下组静脉窦引流下表面、大脑中浅静脉和眶周静脉。其包括海绵窦、岩上窦、岩下窦、蝶顶窦和基底静脉丛。岩上窦从海绵窦引流到横窦，位于小脑幕缘和岩骨之间。岩下窦从海绵窦引流到颈静脉球，在斜坡和岩尖之间。大脑中浅静脉进入蝶顶窦再到海绵窦、岩下窦或者横窦。基底静脉丛连接海绵窦和岩下窦。

幕上皮质静脉包括大脑中浅静脉、颞枕静脉（以 Labbe 静脉为代表）和上表面静脉（以 Trolard 静脉为代表），引流皮质和皮质下白质的血流。Labbe 静脉连接大脑中浅静脉和横窦，Trolard 静脉连接大脑中浅静脉和上矢状窦。

脑室周围、基底核、丘脑血流通过深静脉系统引流。与皮质静脉离心性引流相反，深静脉系统引流方向为向心性。髓静脉引流白质，加入室管膜下静脉系统（包括透明隔静脉和丘纹静脉），丘纹静脉在孟氏孔后方与透明隔静脉合并形成大脑内静脉。一对基底静脉和一对大脑内静脉合成大脑大静脉。基底静脉在中脑和颞叶之间，是最大的脑池静脉。大脑大静脉在四叠体起源，向后上在小脑幕尖汇入直窦[6]。

六、脑室

脑内部的腔隙称为脑室。在大脑两个半球内有侧脑室，间脑内有第三脑室，小脑与延髓、脑桥之间有第四脑室，各脑室之间有小孔和管道相通（图 3-30）。脑室及孔道内壁衬以室管膜上皮；室管膜上皮是由单层室管膜细胞组成，室管膜细胞为立方形或柱形，游离面有微绒毛，属于神经胶质细胞。脑室内均有脉络丛，脉络丛可分泌脑脊液，处于不断产生、循环和回流的状态。软脑膜及其上的动脉与室管膜上皮共同组成脉络组织，有些脉络组织中血管反复分支成丛，突入脑室形成脉络丛。脑脊液在各脑室与蛛网膜下腔之间循环。

（一）侧脑室

侧脑室左右各一，分别位于左、右大脑半球内，并延伸到半球的各个脑叶内。两个侧脑室各自经左、右室间孔与第三脑室相通。在解剖学上，侧脑室可认为是围绕丘脑和

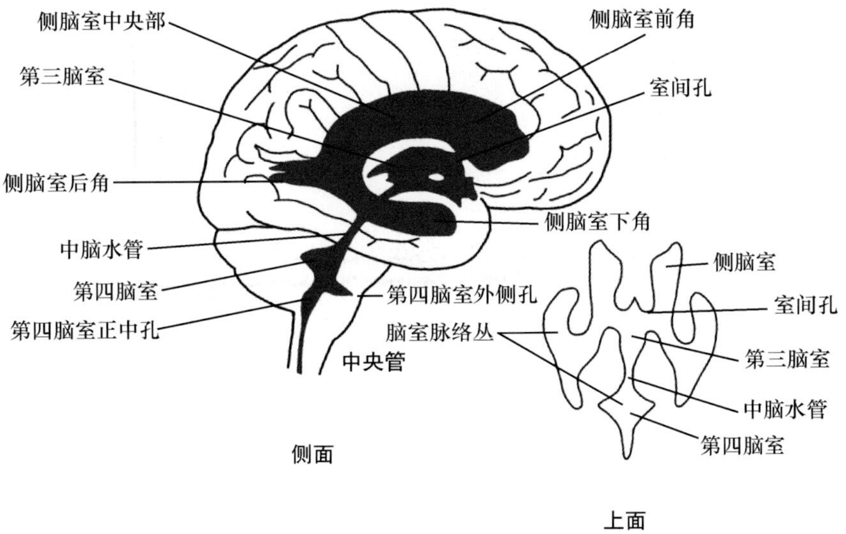

图 3-30 脑室示意图

间脑的 C 型囊状结构。它分为五个部分，分别是前（额）角、体部、房部（三角区）、下（颞）角、后（枕）角。侧脑室和第三脑室通过室间孔（Monro 孔）连通。室间孔是解剖上的一个瓶颈，它与透明隔、胼胝体、尾状核、丘脑和穹窿毗邻。脉络丛附着于侧脑室内侧壁的脉络膜裂。脉络膜裂起源于室间孔附近，并分隔穹窿与丘脑；脉络膜裂沿着侧脑室体部、房部和颞角走行。脉络膜裂与丘纹静脉的关系为识别颞角的侧别提供了可靠的标志。

（二）第三脑室

第三脑室位于间脑中央，为两侧丘脑和下丘脑之间的矢状隙，它的前方借室间孔与侧脑室相通，后方沿中脑导水管与第四脑室相通。第三脑室是侧脑室到第四脑室的通道。侧脑室、第三脑室和第四脑室之间的接口分别是室间孔和中脑导水管。

第三脑室的局部解剖结构可以分为前、后、外侧、颅（顶）和尾部（底）边界。第三脑室的前界由室间孔延伸到视交叉之间的区域组成。该区域中的结构包括视交叉、终板、前连合和穹窿柱。第三脑室的后界由中脑导水管和松果体上隐窝之间的区域组成。该区域中的结构包括后连合、松果体和缰连合。第三脑室的外侧界包括丘脑和下丘脑。

第三脑室顶以室间孔为界，并延伸到松果体上隐窝。第三脑室顶由 5 层结构组成，按照由深至浅的顺序包括：脉络丛层、脉络膜层、血管层（中间帆，由脉络膜后内侧动脉和大脑内静脉组成）、另一脉络膜层和一个由穹窿组成的穹窿层。第三脑室底是由中脑导水管到视交叉的区域组成，组成该边界的结构包括后穿质、乳头体、灰结节和漏斗。

（三）第四脑室

第四脑室为位于延髓、脑桥和小脑之间的室腔；向上通中脑导水管，向下通延髓和脊髓中央管；顶端朝向小脑，为第四脑室盖；室底呈菱形，故名菱形窝。

（四）脉络丛和脑脊液的产生

脉络丛由高度分化的血管乳头状凸起组成，其中心为结缔组织，外层覆盖室管膜来源的分泌上皮。胚胎时期，折叠的脉络组织与脑室内壁的室管膜相连，形成脉络丛，并沿着脉络膜裂生长[7]。

脑脊液大部分由脉络丛产生，极少部分由脑组织间液、室管膜和毛细血管产生。脑脊液流经脑室系统，从第四脑室出口进入蛛网膜下腔。大部分脑脊液被蛛网膜颗粒重吸收，进入上矢状窦。少部分脑脊液通过颅腔和脊髓中央管周围的淋巴管回流。脑脊液对于维持中枢神经系统的内环境稳定具有重要作用。

参考文献

[1] 雷霆，陈坚，陈劲草 . 颅脑损伤 . 上海：上海科学技术出版社，2010.
[2] 丁文龙，刘学政 . 系统解剖学 . 9 版 . 北京：人民卫生出版社，2018.
[3] 柏树令，应大君 . 系统解剖学 . 8 版 . 北京：人民卫生出版社，2013.
[4] 王振宇，徐文坚 . 人体断层影像解剖学 . 4 版 . 北京：人民卫生出版社，2016.
[5] 刘树伟，李瑞锡 . 局部解剖学 . 8 版 . 北京：人民卫生出版社，2013.
[6] Val M. Runge. 脑血管病影像学临床实践 . 娄昕，江桂华，方金，译 . 上海：上海科学技术出版社，2016.
[7] Osborn AG，Digre KB. 神经影像学 . 娄昕，江桂华，译 . 北京：北京大学医学出版社，2018.

第四章 头皮和颅骨损伤

第一节 头皮损伤

一、概述

头皮损伤是原发性颅脑损伤中最常见的一种，它的范围可由轻微擦伤到整个头皮的撕脱伤。单纯头皮损伤一般不会引起严重后果，但在颅脑损伤的诊治中不可忽视，其意义在于：①根据头皮损伤的情况可推测外力的性质和大小，而且头皮损伤的部位常是着力部位，而着力部位对判断脑损伤的位置十分重要；②头皮血供丰富，伤后极易失血，部分伤员尤其是小儿可因此导致休克；③虽然头皮抗感染和愈合能力较强，但处理不当，一旦感染，便有向深部蔓延引起颅骨骨髓炎和颅内感染的可能。头皮损伤往往合并有不同程度的颅骨及脑组织损伤[1]。

（一）解剖学基础

头皮是覆盖头颅的软组织，是防御外界暴力的表面屏障，具有较大的韧性。解剖学上头皮从外向内分为 5 层：皮肤层、皮下结缔组织层、帽状腱膜层、腱膜下结缔组织层及颅骨外膜层。其中皮肤层被覆毛发、皮脂腺及汗腺，血供丰富，受伤后出血较多，但愈合也快。皮下结缔组织层结构致密，有短的纵向纤维隔与皮肤层和帽状腱膜层紧密连接，内部填充脂肪，具有一定的保护作用。帽状腱膜层前连于前额，后连于枕肌，两侧与颞浅筋膜融合，质地坚韧，张力较高，当此层裂口时，伤口多裂开较宽，应尽量缝合此层以减轻伤口张力。腱膜下结缔组织层结构疏松，故而使头皮容易滑动，也是头皮撕脱伤的解剖基础。颅骨外膜层贴于颅骨外板，于颅缝处连接紧密，而其余部位则松散地贴敷于颅骨上。头皮血供丰富，由来自颈内、外动脉系统的额动脉、眶上动脉、颞浅动脉、耳后动脉及枕动脉供血，伴随静脉多经板障静脉和导静脉回流至颅内静脉窦[2]（图 4-1 和图 4-2）。

（二）致病因素及发病机制

颅脑损伤可由直接或间接创伤引起。直接创伤包括头部受到的打击伤，通常是由汽车碰撞、跌倒或由锤子或棒球棒等物体造成的伤害导致；间接创伤为暴力作用于颅脑以外的

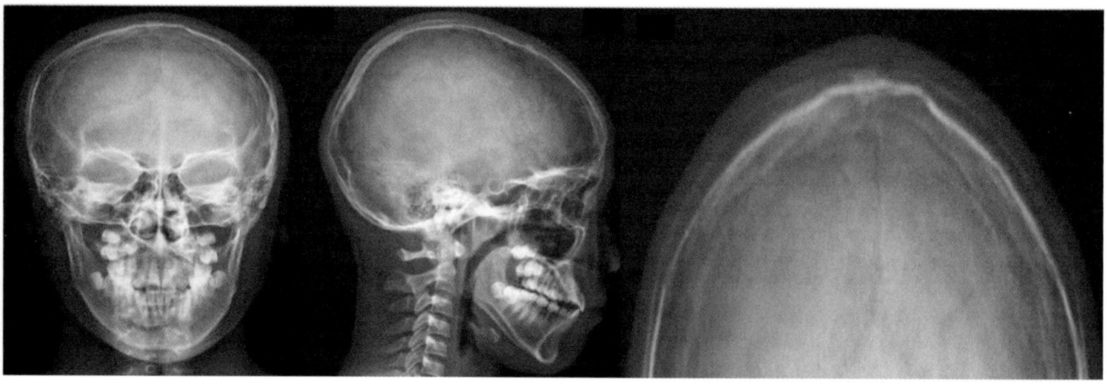

图 4-1 正常头颅 X 线表现，头皮表现为颅骨外软组织密度影，分层困难

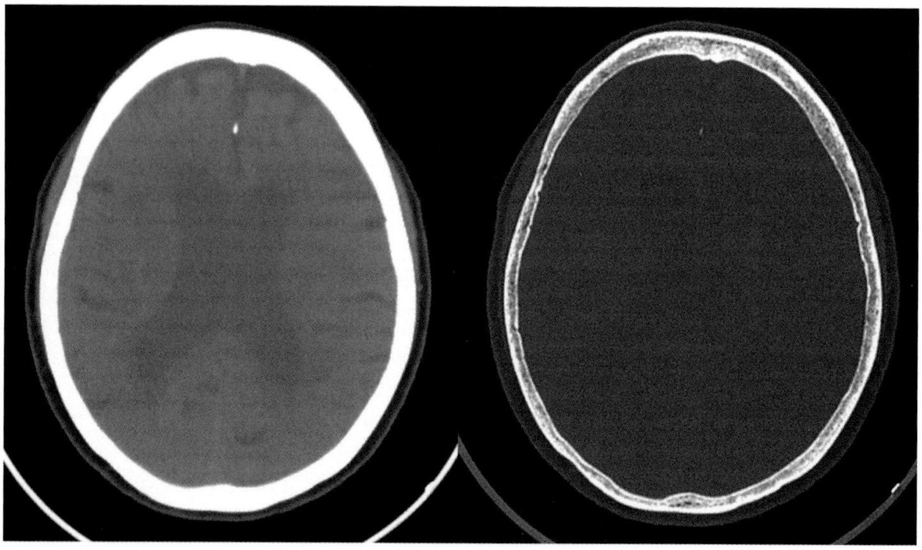

图 4-2 正常头颅 CT 表现，头皮自外向内呈现为三层

其他部位，最终通过力的传导而导致颅脑损伤，常见于双足、臀部着地的坠落伤、胸腹部爆震伤等。颅脑损伤的发生机制为外力作用于头部所致，其发生和发展取决于致伤因素和损伤性质：致伤因素包括外力作用方式，以及力的大小、速度、方向及频次；损伤性质包括致伤物的性质、头部受力强度和受力部位。颅脑损伤可分为头皮损伤、颅骨损伤及脑内损伤，三种可单独发生，也可合并存在。颅脑损伤通常是创伤患者最直接的处理问题，而头皮肿胀和局灶性血肿等浅表损伤有助于确定直接头部创伤的位置；有时，这些最初看似无辜的“肿块”可能会威胁生命。因此，在将注意力转向颅内创伤性病变之前，有必要先检查一下头皮损伤。

头皮损伤均由直接外力造成，损伤类型与致伤物种类密切相关。钝器常造成头皮挫伤、不规则裂伤或血肿，锐器大多造成整齐的裂伤，发辫卷入机器则可引起撕脱伤[1]。当近于垂直的暴力作用在头皮上，由于有颅骨的衬垫，常致头皮挫伤或头皮血肿，严重时可引起挫裂伤。斜向或近于切线的外力，因为头皮的滑动常导致头皮的裂伤、撕裂伤，但在一定程度上又能缓冲暴力作用在颅骨上的强度。

（三）影像学检查

影像学检查对于急性颅脑损伤的诊断和治疗是至关重要的。急诊神经影像学检查的目标有两个：①识别可治疗的损伤，尤其是急诊损伤，明确外伤的范围、类型、程度，选择合适的治疗方法，评估预后；②发现并描绘继发性损伤的存在，如疝气综合征和血管损伤。

颅脑损伤的影像学检查方法多样，包括头颅 X 线平片、CT 和 MRI。具体检查方法和序列的选择须综合考虑病情、设备等情况[3]。

头颅 X 线片在鉴别颅骨骨折、显示头颅异物方面是有效的。然而，头颅 X 线不能发现更危重的颅内外出血和脑实质损伤的存在。1/4 ～ 1/3 尸检患者的致命脑损伤没有可识别的颅骨骨折。因此，仅仅为了确定是否存在颅骨骨折而获得的头颅 X 线片，在目前颅脑损伤患者的治疗中作用不大。

由于 CT 的广泛普及和能准确、快速地识别脑内外损伤，其已经逐步取代 X 线成为颅脑损伤最重要的影像学诊断方法[4]。另外，部分颅脑损伤患者脑血肿扩大发生在创伤事件后的最初 24 ～ 36 h 内，因此如果突然出现不明原因的病情恶化，应快速复查 CT，而不考虑最初的影像学表现。

尽管 MR 可以在没有辐射的情况下识别多种颅脑损伤及其并发症，且对诸如挫伤和轴索损伤等异常情况更为敏感，但由于 MR 采集时间长，战创伤患者配合差易产生图像伪影、无法实时监控病情等，临床普遍认为 CT 平扫是初步评估颅脑损伤的首选方法。

（四）头皮损伤分类

由于头皮各层组织结构和密度的不同，根据头皮损伤的伤型，可将头皮损伤分为头皮异物、头皮裂伤、头皮撕脱伤以及头皮血肿。

二、头皮异物

头皮异物通常为直接暴力作用所致，往往与其他不同类型的开放性头皮损伤合并存在，其临床表现常无特异性，或被其他开放性头皮损伤所致的疼痛感覆盖。头皮异物必须急诊清创处理，若处理不当易继发感染，感染可进一步加重而造成颅内感染，导致后续治疗困难和预后不良。因此颅脑战创伤导致的头皮损伤，首先应仔细检查头皮，在评估头皮损伤程度的同时确定是否有异物残留，但由于肉眼有时无法准确判断是否存在异物以及异物的性质、数目、深度，此时影像学检查就显得极其重要和必要。

（一）影像学检查

1. 影像学检查目的

（1）排除颅骨和脑内损伤。

（2）评估头皮损伤程度，包括损伤长度、深度及形状。

（3）确定是否存在头皮异物，评估异物性质、数目、深度。

（4）辅助异物清除。

2. 头皮异物的影像学表现

头皮异物的影像学表现受异物本身材质和检查手段的影响。对于大多数金属材质和骨性材质异物（如子弹、钢珠、玻璃、刀片等）常不透X线，表现为高密度影；对于泥沙等物质，影像学检查可表现为阴性。

（1）头皮异物的X线表现：对于不透X线的异物，常表现为与颅骨重叠的高密度影，能准确判断异物大小及数目，但由于重叠度高，无法确定异物深度及具体位置。对于透射性较强的异物，X线作用有限。当合并颅骨骨折和软组织损伤时，X线常表现为骨质结构内线样透亮影或局限性凹陷，邻近软组织内可见片状气体密度影。

（2）头皮异物的CT表现：头皮异物的CT表现与X线相似，即表现为头皮软组织内的高密度影，伴或不伴周围软组织积气；对于金属异物，异物周边可见放射状伪影。由于CT为断层扫描且具有较高的密度分辨率，除能发现不透X线的异物外，还能发现一些X线无法发现的异物；另外，CT能确定异物的深度和走行，有利于指导异物的取出；更重要的是，CT能排除是否存在脑内损伤和发现一些隐匿性骨折（图4-3和图4-4）。

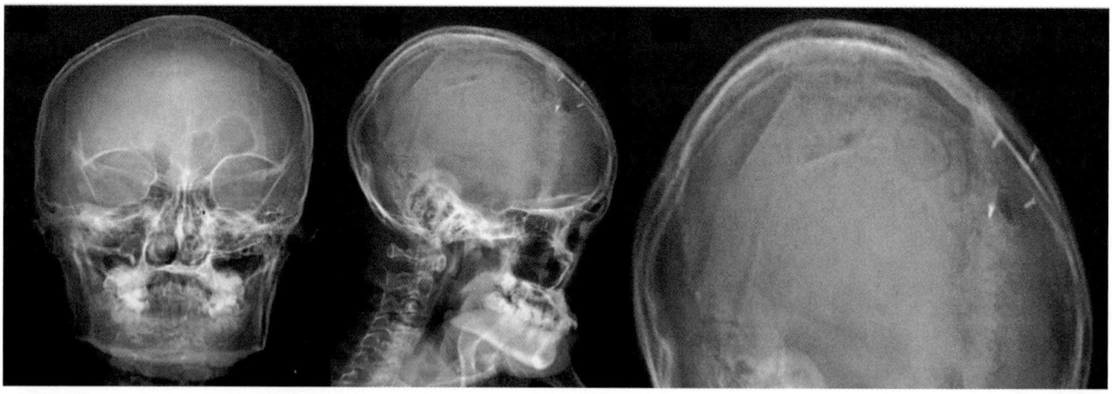

图4-3 颅骨修补术后钉状高密度影，头皮异物类似此表现

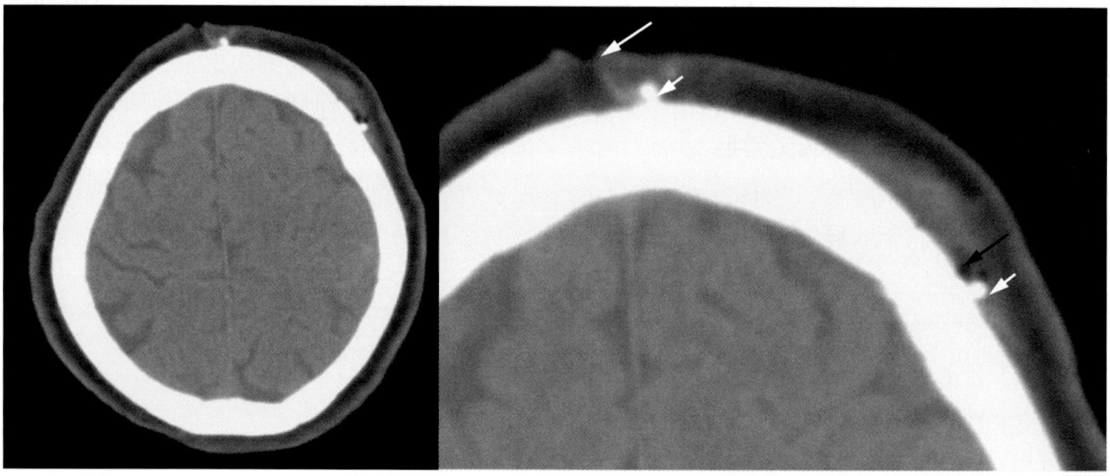

图4-4 头皮裂伤（白色长箭头），伴头皮异物残留（白色短箭头）和软组织积气（黑色箭头）

（3）头皮异物的 MRI 表现：MRI 对头皮异物的作用有限，当为金属异物时，常造成局部信号丢失，即表现为圆形等形状的低信号影；但对于微出血和弥漫性轴索损伤，MRI 优势明显。

3. 头皮异物的影像学设备选择

CT 具有较高的密度分辨率，且为断层扫描，不但能准确发现异物，还能确定异物数目、深度和排除脑内、颅骨情况，因此 CT 应该作为首选检查设备。但大多数战地和急救前线无 CT 设备，此时 X 线可作为替代选择，X 线具有较高的空间分辨率，且操作简便，能发现大多数异物和颅骨骨折，但 X 线密度分辨率不够，且重叠度高，无法准确判断能透 X 线的异物以及判断异物深度，另外无法观察脑内情况。MR 检查不作为头皮损伤的常规检查手段，当患者症状重而 CT 又无异常发现时，MR 可作为补充检查手段。

（二）治疗

当排除了脑内损伤和颅骨骨折时，头皮异物的治疗为彻底清创，可在神经导航设备和透视检查下进行。

（三）头皮异物的并发症

当头皮异物清创不彻底时，容易并发感染，少数伴异物肉芽肿形成。

1. 头皮异物继发感染

头皮异物继发感染的致病菌一般为葡萄球菌、链球菌及厌氧菌等，其临床表现具有一般炎症的表现，即红、肿、热、痛，实验室检查表现为白细胞升高、红细胞沉降率加快等。其影像学表现与其他部位表现相似，即 CT 作用有限，有时仅表现为头皮软组织局限性肿胀和脂肪层密度增高；MR 除表现有软组织肿胀外，可直观显示片状长 T1 长 T2 信号影，边界不清，增强后明显强化。头皮异物继发感染结合临床表现、实验室检查及影像学检查，诊断相对不难。

2. 头皮异物伴肉芽肿形成

肉芽肿是机体对异物产生的迟发性变态反应，为巨噬细胞及其演化的细胞局限性浸润、增生所形成的境界清楚的结节状病灶，可发生于异物残留后的数月至数年。其临床表现因异物的种类、性质及侵入方式不同而异，多数表现为质硬的皮下结节，局部皮肤颜色可呈红色或紫红，亦可为正常肤色。

（1）影像学表现：异物肉芽肿在 CT 上表现为稍高密度影，增强后强化程度不等，部分结节内可见包裹的异物。MR 信号取决于肉芽肿的成分，常表现为长 T1 信号稍长 T2 信号，增强后强化程度不等。

（2）鉴别诊断：由于头皮软组织的肿块性病变众多，需要鉴别的疾病广泛，最常见的鉴别诊断为头皮血管瘤。血管瘤在 CT 上呈等密度，有时可见点状钙化；在 MRI 上信号相对有特征，常表现为长 T1 长 T2 信号，强化时大部分明显强化，较大者见延迟充填，部分病灶可见流空血管影。总之，头皮异物肉芽肿的诊断相对较难，结合患者既往外伤史和相关影像学表现，要想到该病的可能，最终确诊须依靠病理。

三、头皮裂伤

头皮裂伤是急诊科的常见病、多发病，多由锐器或钝器致伤。头皮裂伤可以发生在穿透性和闭合性头部损伤时。裂伤可部分或全部通过头皮的五层（皮肤层、皮下结缔组织层、帽状腱膜层、腱膜下结缔组织层和颅骨外膜层）延伸到颅骨。

由于头皮裂伤的致伤因素多为碰撞伤和暴力打击致伤，同时解剖特点决定了头皮的血液供应丰富，所以一旦发生头皮裂伤，相对于其他部位的伤口其出血多，甚至出血凶猛，易导致患者满面血迹。同时如果伤口大，损伤的解剖层次较深且损伤时间长，还易导致休克、感染发生，所以头皮裂伤后应及时缝合。

对于男性患者来说，头皮伤口往往易于发现。对于女性患者来说，由于大部分头发较长，伤口不易被发现，或是发现不全，容易发生伤口遗漏的可能。对于考虑有异物存留的患者，则先让患者行头颅 CT 检查，未见明显的异物后再给予缝合，边缝合边检查以排除不显影的异物。伤口检查时要顺着血迹找寻，对于受伤时间长的血痂已干的患者，应去掉血痂，除外伤口存在的可能[2]。

（一）临床表现

头皮属特化的皮肤，含有大量的毛囊、汗腺和皮脂腺，容易隐藏污垢、细菌，易导致感染。然而，头皮血液循环十分丰富，虽然头皮发生裂伤，只要能够及时施行彻底的清创，感染并不多见。在头皮各层中，帽状腱膜是一层坚韧的腱膜，它不仅是维持头皮张力的重要结构，也是防御浅表感染侵入颅内的屏障。当头皮裂伤较浅，未伤及帽状腱膜时，裂口不易张开，血管断端难以退缩止血，出血反而较多。若帽状腱膜断裂，则伤口明显裂开，损伤的血管断端随伤口退缩、自凝，故而较少出血。

1. 头皮单纯裂伤

头皮单纯裂伤常为锐器的刺伤或切割伤，裂口较平直，创缘整齐无缺损，伤口的深浅多随致伤因素而异，除少数锐器直接穿戳或劈砍进入颅内，造成开放性颅脑损伤者外，大多数单纯裂伤仅限于头皮，有时可深达骨膜，但颅骨常完整无损，也不伴有脑损伤。

2. 头皮复杂裂伤

头皮复杂裂伤常为钝器损伤或因头部碰撞在外物上所致，裂口多不规则，创缘有挫伤痕迹，创内裂口间尚有纤维相连，没有完全断离，即无“组织挫灭”现象。在法医鉴定中，头皮挫裂伤创口若出现“组织挫灭”，常暗示系金属类或有棱角的凶器所致。伤口的形态常能反映致伤物的大小和形状。这类创伤往往伴有颅骨骨折或脑损伤，严重时亦可引起粉碎性凹陷骨折或孔洞性骨折穿入颅内，故常有毛发、布屑或泥沙等异物嵌入，易致感染。检查伤口时慎勿移除嵌入颅内的异物，以免引起突发出血。

3. 头皮撕裂伤

头皮撕裂伤大多为斜向或切线方向的暴力作用在头皮上所致，撕裂的头皮往往呈舌状或瓣状，常有一蒂部与头部相连。头皮撕裂伤一般不伴有颅骨和脑损伤，但并不尽然，偶尔亦有颅骨骨折或颅内出血。这类患者失血较多，但较少达到休克的程度。

（二）影像学检查

头皮裂伤根据伤情和典型临床表现即可确诊，进行影像学检查的目的主要是为了排除脑内和颅骨损伤。头皮裂伤的 X 线或 CT 图像通常表现为头皮局部不连续、软组织肿胀和皮下积气（图 4-5）。头皮裂伤应仔细评估是否存在异物。如果在伤口清创过程中不清除异物，那么异物可能是导致严重并发症的潜在来源，在最初的影像学研究中识别异物是非常重要的。木材碎片通常是低密度的，而含铅的玻璃、砾石和金属碎片则呈现不同程度的高密度。

（三）治疗

1. 头皮单纯裂伤处理的原则

头皮单纯裂伤应尽早施行清创缝合，即使伤后逾 24 h，只要没有明显的感染征象，仍可进行彻底清创并一期缝合，同时应给予抗菌药物及破伤风抗毒素（tetanus antitoxin，TAT）注射。伤口较大且污染明显者，缝合后应作低位戳口置引流条，并于 24 h 后拔除。伤后 2 ～ 3 天也可一期清创缝合或部分缝合加引流。术后抗菌治疗并预防性肌内注射破伤风抗毒素（TAT）。

2. 头皮复杂裂伤处理的原则

头皮复杂裂伤应及早施行清创缝合，并常规用抗生素及 TAT。

3. 头皮撕裂伤处理的原则

头皮撕裂伤由于撕裂的皮瓣并未完全撕脱，常能维持一定的血液供应，清创时切勿将相连的蒂部扯下或剪断。原则上除小心保护残蒂之外，应尽量减少缝合时的张力，可采用腱膜下结缔组织层分离，松解裂口周围头皮，然后予以分层缝合。若张力过大，应首先保

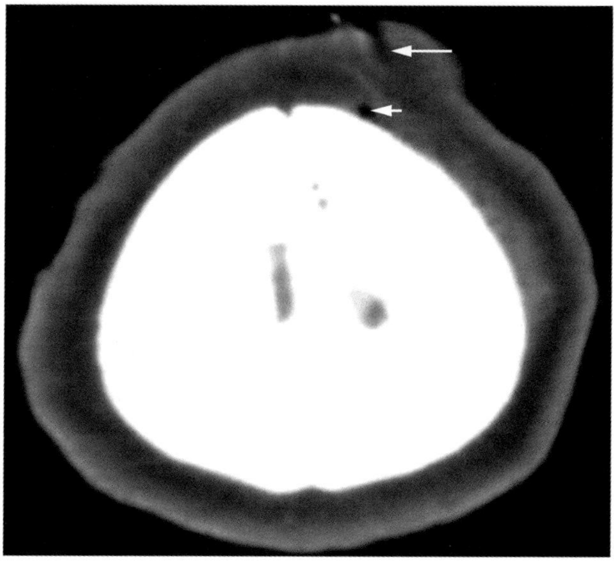

图 4-5 左侧额部头皮裂伤，CT 表现为左侧额部头皮局部软组织不连续（白色长箭头）伴皮下积气（白色短箭头）

证皮瓣基部的缝合，而将皮瓣前端部分另行松弛切口或转移皮瓣加以修补。

四、头皮撕脱伤

头皮撕脱伤多因发辫受牵扯导致大块头皮自腱膜下结缔组织层或连同颅骨外膜与头部完全离断，严重时可使整个头皮甚至连同额肌、颞肌一起撕脱；高速运转的钝物切线打击亦可造成该严重损伤。此类损伤出血多，极易发生休克和感染，需急诊处理，治疗不及时可危及生命或致颅骨感染坏死。

（一）影像学检查

头皮撕脱伤根据伤情和典型临床表现即可确诊，进行影像学检查的目的主要是为了排除脑内和颅骨损伤。其典型影像学表现即为 X 线 /CT 图像上大片状头皮软组织缺如（图 4-6）。

（二）治疗原则

头皮撕脱伤的处理以恢复头皮血运、消灭创面为目的，最大限度地实现头皮存活。

（三）用药原则

1. 伤后立即使用精制破伤风抗毒素，选择有效的抗生素，如青霉素、头孢类抗生素，联合用药预防感染以静脉用药为主。

2. 发生感染后，应取炎性分泌物或脓液进行细菌培养和药物敏感试验，选择有效抗生素。

3. 注意支持疗法，如输血、补充人血白蛋白。

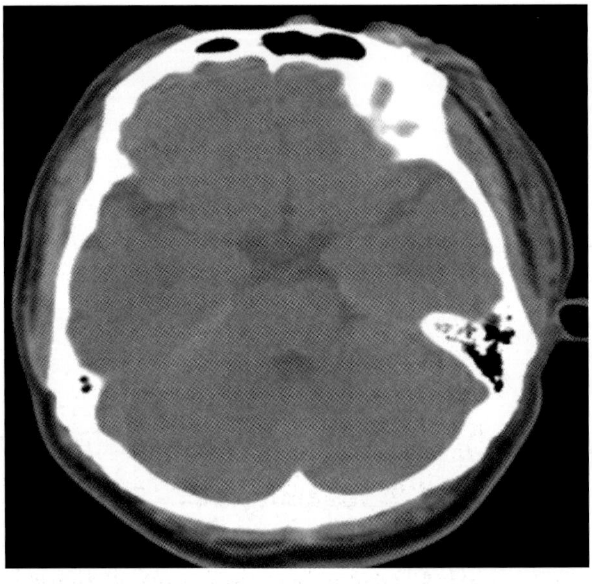

图 4-6 额部头皮撕脱伤，CT 表现为前额部头皮局部软组织缺如

五、头皮血肿

头皮血肿多因遭受钝器伤或碰撞后，血管破裂而头皮保持完整所致。发生头皮血肿，还应警惕有无颅内血肿、脑震荡或脑挫伤。让患者安静休息，24 h 内密切观察病情变化，如发现有明显的头痛、恶心、呕吐、烦躁不安或逐渐失去意识，瞳孔不等大，耳、鼻出血等症状，应及时请医生诊治或送医院就诊。

按血肿出现于头皮内的具体层次，可分为头皮下血肿、帽状腱膜下血肿和骨膜下血肿三种，可单独发生，也可合并发生。

（一）发病机制

头皮下血肿为钝性外力作用于头部致皮下结缔组织层血管破裂出血而引起。因皮下结缔组织层内同时有致密的纤维组织将皮肤与帽状腱膜紧密连接，并将其分割为众多小腔，故血肿较局限、无波动，血肿范围较小，直径一般不超过 3 cm。临床表现为疼痛显著，可触及一肿胀区，中央凹陷有波动感、周围为较硬的水肿带，易被误诊为凹陷性骨折。此时可用指尖压迫边缘约 1 min，若边缘消散为血肿，否则考虑为骨折。也可行 X 线片、CT 检查，以资鉴别。

帽状腱膜下血肿由小动脉或血管破裂所引起。因腱膜下结缔组织层结构疏松，血液易向各方向扩展，可充满整个腱膜下结缔组织层，使头顶显著增大，其含血量可达数百毫升。

骨膜下血肿少见，多见于钝性损伤时头颅发生明显变形之后，如新生儿产伤、婴幼儿乒乓球凹陷样颅骨骨折，以及成人颅骨线性骨折后。因局部骨膜剥离而出血，由于骨膜在颅缝处附着牢固，故血肿范围常不超过颅缝。骨膜下血肿多可自行吸收，临床预后良好。在婴儿，陈旧血肿的外围和骨膜可增厚或骨化，形成含有陈血的骨性囊肿。

（二）影像学检查

1. 影像学检查目的

（1）排除颅骨和脑内损伤，头皮血肿可单独发生，也可合并颅骨和脑内损伤（图 4-7）。

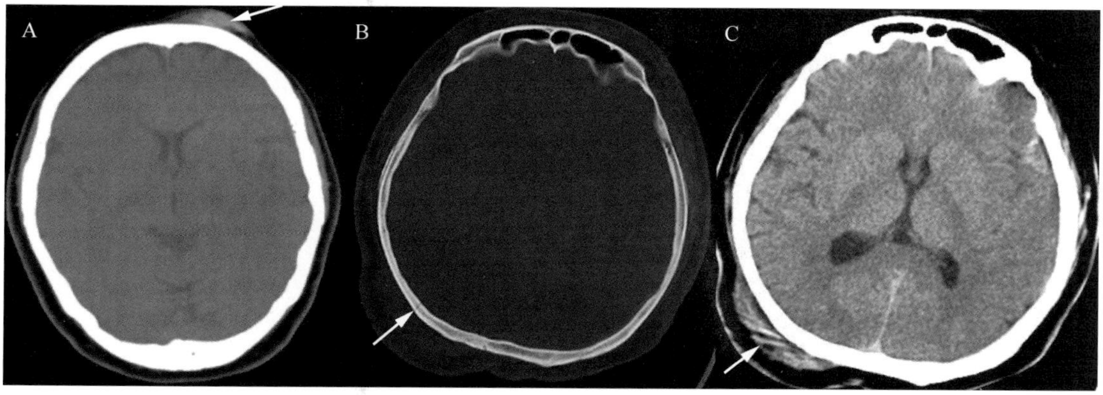

图 4-7 枕骨右侧骨折（**B**，箭头示），合并右枕部（**C**）及左额部（**A**）头皮帽状腱膜下血肿（箭头示）

（2）评估头皮血肿的部位、数目、范围、程度、分期。

（3）评估头皮血肿与周围组织的关系，选择合适的治疗方法，评估预后。

2. 头皮血肿的 CT 表现

对于头皮血肿，CT 是最重要的影像学诊断方法，对新鲜出血敏感性高，并能显示水肿及颅内压增高继发脑疝等重要病变。

（1）头皮下血肿：头皮下血肿可发生于头皮任何部位。CT 显示皮下结缔组织层为低密度结构，位于皮肤（等密度）与颅骨外板（高密度）之间。外伤致皮下结缔组织层内血管破裂出血，形成头皮下血肿。CT 上显示血肿的形态多呈丘状高密度结构，位置表浅、局限，外缘与等密度皮肤结构相贴，且境界模糊，血肿部位皮肤隆起，内缘与颅骨外板之间存在低密度脂肪间隙，间隙的宽窄依血肿体积的大小、位置的不同而出现差异（图 4-8）。

（2）帽状腱膜下血肿：帽状腱膜是一层厚而坚韧的结缔组织膜，前接额肌，后接枕肌，两侧逐渐变薄并移行于颞浅筋膜，宛如一个紧扣在头顶的帽子。该膜向外贯穿于浅筋膜内的纤维小隔，并与头部皮肤紧密相连；向内与颅骨外板的骨膜之间有一层很窄的薄层蜂窝组织间隙，内含有丰富的血管网。外伤致帽状腱膜下血管破裂出血，由于存在间隙，出血范围常很大，可蔓延至整个颅顶部，形成紧贴颅骨外板的新月形或半月形高密度结构，并常跨越颅缝，占据 2 块颅骨的范围。帽状腱膜下血肿临床表现为血肿范围广泛，疼痛较轻，血肿的含血量可达数百毫升，触诊时有明显波动感。在新生儿则容易形成所谓的“产瘤”。因失血量大，患者可有贫血貌，在年老体弱者或婴幼儿中甚至可引起失血性休克。CT 显示帽状腱膜下血肿，两边缘变尖，且无固定位置；外缘外凸，内缘凹陷（图 4-9 和图 4-10）。位于颞枕部的血肿，由于颞枕肌的缘故，血肿在外，肌

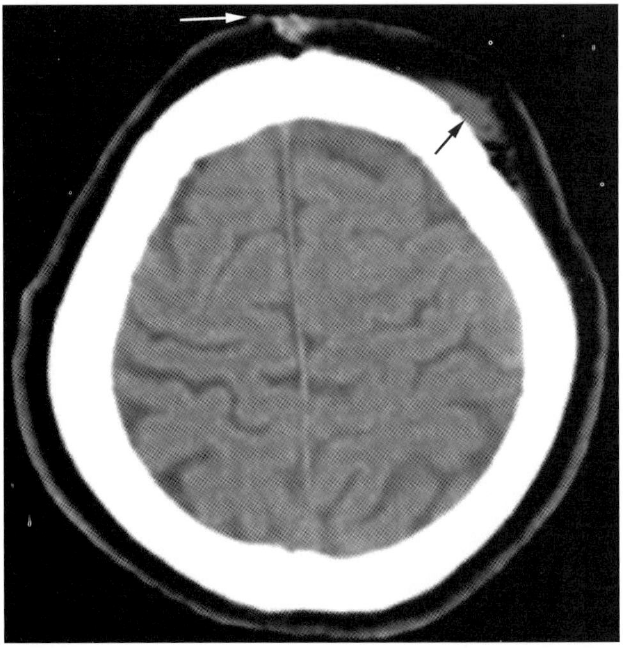

图 4-8 前额部头皮下血肿（白色箭头示）及帽状腱膜下血肿（黑色箭头示）

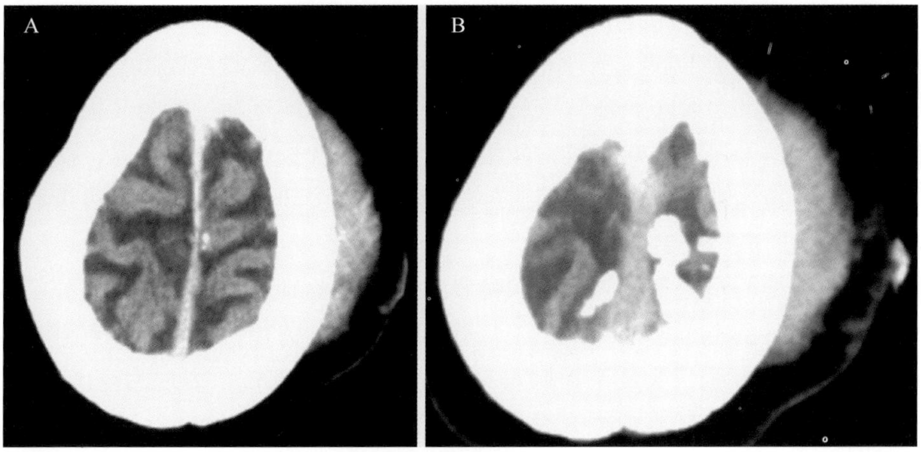

图 4-9 左侧顶部帽状腱膜下血肿合并头皮裂伤

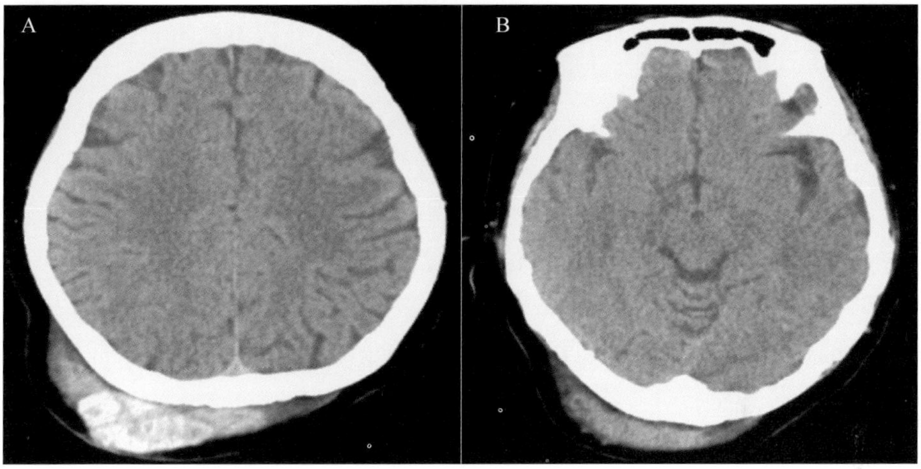

图 4-10 右侧顶枕部帽状腱膜下血肿合并头皮下血肿

肉在内。帽状腱膜下血肿，依据血肿是否跨越颅缝，并占据 2 块颅骨的范围，可与骨膜下血肿区别。

（3）骨膜下血肿：颅骨骨膜下血肿是颅外血肿的少见类型，在中晚期有可能误认为颅骨骨病或颅脑畸形。无论在影像上还是在临床上，它既不同于颅外的头皮下血肿，也不同于颅外的帽状腱膜下血肿，具有一定的特殊影像学特征[5]。

颅骨骨膜下血肿是指发生于颅骨外板与颅骨外膜之间潜在腔隙的局限性积血，以顶骨最常见，其次是枕骨，额骨及颞骨少见。血肿多单发，偶可多发。

急性期血肿由新鲜血液组成，CT 表现为紧贴颅外板的新月形阴影，密度高于头部软组织，CT 值为 45 ～ 60 Hu，边缘清楚，不跨越骨缝，若邻近颅骨外膜下亦存在血肿，两者也互不相通，可呈“3”字型或反“3”字型改变。

急性血肿多可自行吸收，若吸收缓慢或不吸收，2 ～ 3 周后其包膜可出现钙化，钙化多从血肿的边缘开始，呈弧线状，逐渐延伸至整个血肿表面，CT 表现为血肿表面不连续的弧线形高密度影。以后血肿可完全机化，包膜骨化形成一完整的骨性包壳，其骨化的原因可能是外衬的颅骨外膜直接进行膜内成骨所致。骨化性血肿 CT 表现为“双层”结构，外层为血肿包膜骨化形成的假性颅骨外板，血肿本身机化形成假性板障，真性颅骨外板则形成假性内板。骨化的血肿包膜通常较真性颅板薄，其两端逐渐过渡与颅板相融合。多数血肿区真性颅板结构及厚度与对侧正常颅板相近，少数颅板可增生、增厚，偶尔血肿两侧的颅板亦可增厚。极少数真性颅板可因血肿的慢性刺激引起骨质吸收，其边缘不规则呈锯齿状，多见于血肿时间较长者[5]。

骨膜下血肿主要与头皮下血肿、帽状腱膜下血肿相鉴别。新鲜骨膜下血肿的特征性表现是范围达到受累骨的整个表面，中止于骨缝，边缘锐利清楚，根据此特点可与头皮下血肿及帽状腱膜下血肿区别。头皮下血肿可发生于头皮任何部位，表现为高低不平的血肿，可跨越颅缝，血肿张力较低，中央有波动，其周围组织常因水肿变厚；影像学 CT 检查示头皮下高密度影，但与颅骨外板连接不紧密，一般吸收比较快。帽状腱膜下血肿常为头皮牵拉滑动损伤所致，血肿发生在帽状腱膜下的结缔组织内，易于广泛蔓延，充满整个腱膜下结缔组织层；CT 表现为中线部分从额至枕部、与颅骨外板不紧密相连的帽状高密度或低密度软组织影。

骨膜下血肿在后期血肿包膜钙化，体积较小并与颅骨融合者通常表现为向外局限性隆起的骨皮质密度肿块，边缘光滑，其影像学表现酷似密质骨型骨瘤，因此应与骨瘤区别。骨瘤多发生于青壮年，颅骨内外板骨瘤是与内外板连续的骨性肿块，突向颅内或颅外，从外板长出的较常见，外形表现为局限性不规则骨性隆起，小者数毫米，大者数厘米。松质骨型骨瘤有骨纹理结构，密质骨型骨瘤为均匀一致的高密度骨性肿块，前者以宽基底呈山丘状与颅板相连，后者多以窄基底呈乳头状与颅外板相连，而混合型骨瘤有上述二者特点。结合病史及其影像学特征，不难鉴别。

少数颅骨骨膜下血肿可发生骨化，这时主要应与颅骨生长性骨折、较大的板障内假性脑膨出及骨纤维异常增殖症进行鉴别。骨化性骨膜下血肿的包壳形成假性颅骨外板，而真性颅骨外板的骨质保持完整，其厚度与对侧颅板相近，两者之间为疏松组织影充填；患者通常具有明确的产伤或外伤史。颅骨生长性骨折表现为骨折线逐渐增宽，板障增宽，颅内结构通过增宽的骨折线疝至板障内，疝出物可为脑组织或脑脊液。板障内假性脑膨出可见颅内板局限性缺损，脑组织通过缺损的内板疝入板障。骨纤维异常增殖症表现为颅骨内、外板均完整且增厚，板障消失，密度增高呈大理石样，板障亦可增宽呈磨玻璃状，常同时累及颅底。

3. 头皮血肿的 MRI 表现

虽然对于头皮血肿 CT 是最重要的影像学诊断方法，但 MRI 基于其无辐射的优势，部分人群尤其是新生儿会优选 MRI（图 4-11）。MRI 主要用于判断头皮血肿的分期。一般把血肿分为超急性期、急性期、亚急性早期、亚急性晚期及慢性期。

（1）超急性期（＜ 24 h）：T1WI 血肿呈等或低信号，T2WI 血肿呈高信号。

（2）急性期（1 ～ 3 天）：T1WI 血肿仍呈等或低信号，T2WI 呈低信号。在高场强 MR 设备成像时，T2WI 低信号显示更为明显。

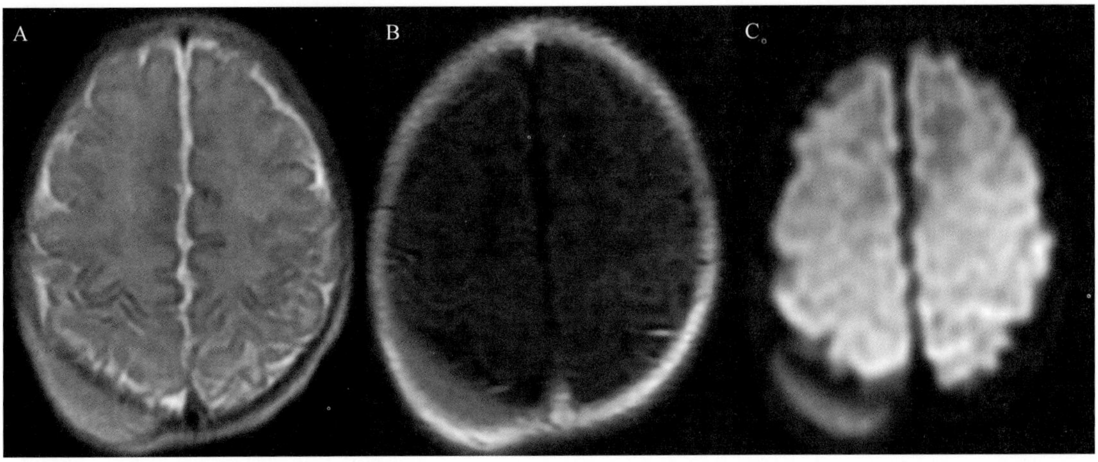

图 4-11　右侧顶部骨膜下血肿。T2WI（**A**）、T1WI（**B**）和 DWI（**C**）均可见右侧顶部头皮内新月形稍高信号影，提示血肿为亚急性晚期

（3）亚急性早期（3 ～ 7 天）：T1WI 血肿为周边高信号，中心等信号；T2WI 周边和中心均呈低信号。

（4）亚急性晚期（7 ～ 14 天）：T1WI 血肿呈高信号，T2WI 呈高信号，T2WI 血肿周围可出现极低信号的含铁血黄素环。

（5）慢性期（＞ 14 天）：T1WI 或 T2WI 仅见斑点样、线样低信号影，为含铁血黄素沉积所致。软化灶形成时，T1WI 呈低信号，T2WI 呈高信号，周围由于含铁血黄素沉积呈低信号环。

（三）治疗

一般较小的头皮血肿，无需特殊处理，经过 1 ～ 2 周多能自行吸收。较大的血肿常需穿刺抽吸，同时局部压迫包扎。穿刺治疗无效，血肿不消或继续增大时，可切开清除血肿并止血。对合并颅骨骨折的骨膜下血肿，要注意并发颅内血肿的可能。凡已经感染的血肿均须切开引流。

第二节　颅骨损伤

一、概述

颅骨损伤，也称颅骨骨折，是世界性的多发性疾病，也是死亡率和致残率最高的疾病之一。随着经济的快速发展，颅骨损伤的发生率有上升趋势。全球颅骨损伤的发生率约占所有创伤人数的 1/6，根据 Mc-Nair 在 1999 年的统计，全球每年由于车祸、坠落、袭击、运动造成的颅骨损伤大约为 700 万人。

颅骨骨折按骨折发生部位可分为颅盖骨骨折与颅底骨骨折。按骨折形态可分为线性骨折、凹陷性骨折、粉碎性骨折、洞形（穿入）骨折等。洞形骨折多见于火器伤，如枪伤、弹片伤。根据骨折部位是否与外界相通，颅骨骨折可分为闭合性骨折和开放性骨折。颅底骨骨折虽不与外界直接沟通，但如同时伴有硬脑膜破损引起脑脊液漏或颅内积气，也可视为开放性骨折。

（一）解剖学基础

颅骨由23块形状和大小不同的扁骨和不规则骨组成，除下颌骨及舌骨外，其余各骨彼此借缝或软骨牢固连结。颅骨可分为脑颅骨和面颅骨，前者围成颅腔，后者构成眼眶、鼻腔和口腔的骨性支架。脑颅骨又分为颅盖骨和颅底骨。颅盖骨由外板、板障及内板组成，包括额骨、顶骨、枕骨、颞骨及部分颧骨和蝶骨大翼，经冠状缝、矢状缝、人字缝和鳞状缝连接在一起；颅盖骨的内面凹陷，可见由脑回、蛛网膜颗粒、静脉窦及脑膜血管构成的压迹。颅底骨的颅底内面高低不平，由前至后以蝶骨嵴和岩骨嵴为界，形成三级阶梯状的结构，分别称为颅前窝、颅中窝和颅后窝。

（二）致病因素及发病机制

交通事故和暴力冲突是颅骨损伤的主要原因。发达国家颅骨损伤的致伤原因首要是暴力冲突、火器袭击，其次是交通，再次是坠落受伤、行走跌倒、体育运动等；而发展中国家首先是交通事故，其次是暴力冲突、器械袭击。对于特别的年龄阶段，例如儿童和老年群体，致伤原因顺位排列则是交通事故、坠落伤、自行跌倒、暴力虐待、冲突斗殴等。在各个国家，车祸依然是儿童的第一杀手；与此同时，儿童在坠落伤中占有最大的比例，而且夏季坠落的发生率多于其他季节。中年男性发病场所多数为户外，从事建筑或者其他户外工作，易于发生工伤或者交通事故；女性和老年人多数由于自行跌倒或者坠落致伤，发生地点多数是家庭内部或者附近。职业运动员发生颅骨损伤的风险比普通人群高很多，一般运动造成颅骨损伤多发生于冬季；损伤最常见于足球、棒球、曲棍球比赛，其次是登山、赛车和拳击。

颅盖骨遭受暴力打击后，着力部分先发生局部凹陷。如果暴力发生速度快，作用面积小，未超过颅骨弹性范围，则颅骨随即回弹；如果超过弹性范围，则着力中心区向颅腔呈锥形陷入，引起由内至外的骨质断裂。如断裂止于内板，则为单纯内板骨折；如果暴力继续作用，则外板也发生断裂，形成以打击点为中心的凹陷及其外周的环状与线性骨折。如致伤的暴力作用仍未耗尽，可使骨折片陷入颅腔，形成粉碎凹陷性骨折或洞形骨折。

颅盖骨呈弧形，受到压力后可发生整体变形。当暴力方向横向作用时，骨折常垂直于矢状线，折向颞部和颅底；当暴力是前后方向时，骨折线常平行于矢状线，向前至前颅窝，向后可达枕骨，严重可引起矢状缝分离性骨折。此外，当暴力垂直作用于身体中轴时，可沿脊柱传至颅底，轻者造成颅底线形骨折，重者可致危及生命的颅底环形骨折，陷入颅内。颅盖与颅底均有一些骨质增厚的部分，作为颅腔的拱柱和梁架，能在一定程度上对抗外力的压缩或牵张，起到防止颅脑损伤的作用。当头颅遭受打击时，暴力除了引起局部颅骨凹曲变形之外，同时也将造成不同程度的整体颅骨变形，若暴力的能量在局部全部被吸收，则仅引起凹陷性骨折或着力部的损伤；若暴力的能量并未耗竭，继续作用在头颅上，骨折线将通过着力点沿颅骨的薄弱部分延伸，在增厚的拱架间区发生断裂，因此骨折线常位于骨质薄弱部分，这种规律在颅底骨折中更为常见。

（三）颅骨骨折的一般规律

闭合性颅脑损伤中 15% ～ 20% 伴有颅骨骨折。颅骨遭受外力时是否造成骨折，主要取决于力的大小、作用方向、致伤物与颅骨的接触面积以及颅骨的解剖结构特点。颅骨骨折的性质和范围主要取决于致伤物的大小和速度：致伤物体积大，速度慢，多引起线性骨折；体积大，速度快，易造成凹陷性骨折；体积小，速度快，则可导致圆锥样凹陷性骨折或穿入性骨折。外力作用于头部的方向与骨折的性质和部位也有很大关系：垂直打击于颅盖部的外力常引起着力点处的凹陷性或粉碎性骨折；斜性打击常引起线性骨折，并向作用力轴的方向延伸，往往折向颅底。此外，伤者年龄、着力点的部位、着力时头部固定与否与骨折的关系也很密切。颅盖骨骨折以顶骨及额骨为多，枕骨和颞骨次之。额部前方受打击，易致颅前窝骨折，骨折线常经鞍旁而达枕骨；额前外侧受力，骨折线可横过中线经筛板或向蝶鞍至对侧颅前窝或颅中窝；头顶部受力，骨折线常垂直向下，直接延伸到邻近的颅底。顶前区受力，骨折线可延至颅前窝或颅中窝；顶间区受击，可引起经颅中窝至对侧颅前窝的骨折线；顶后区受力，骨折线可指向颅中窝底部，并向内横过蝶鞍或鞍背达对侧；枕部受力，骨折线可经枕骨向岩骨延伸，或通过枕骨大孔而折向岩尖至颅中窝或经鞍旁至颅前窝。颅骨遭受挤压时往往造成颅底骨骨折，颏部受击时可引起下颌关节凹骨折，但头部因可沿作用力的方向移动而缓冲了外力对颅颈交界区的冲撞；上颌骨受击时不仅易致颌骨骨折，尚可通过内侧角突将暴力上传至筛板而发生骨折；鼻根部受击可致额窦及颅前窝骨折；枕部着力的损伤常致枕骨骨折或延伸至颞部及颅中窝的骨折；颅底平面上的暴力打击，除较易引起颅底骨骨折外，其作用力向上时，可将颅骨掀开。暴力作用在颅盖的任何部位，只要引起了较大的颅骨整体变形，极易发生颅底骨骨折。

骨折的形态、部位和走向与外力作用方向、速度和着力点有密切关系。线性骨折的骨折线常通过上矢状窦、横窦及脑膜血管沟，可导致颅内出血。凹陷性骨折常为接触面较小的钝器打击或头颅碰撞在凸出的物体上所致，着力点附近颅骨多陷入颅内，可有脑受压的症状和体征。颅底骨骨折多以线性为主，可局限于某一颅窝，亦可横行穿过两侧颅底或纵行贯穿颅前、中、后窝。由于骨折线常累及鼻旁窦、岩骨或乳突气房，使颅腔和窦腔交通而形成隐性开放性骨折，故可引起继发颅内感染。

颅骨骨折的重要性常常并不在于骨折本身，而在于可能同时伴发的脑膜、脑、颅内血管和中枢神经的损伤。单纯颅骨骨折的临床意义大多并不重要，但通常表明头部受创伤的暴力较大，颅脑创伤较重。

（四）影像学检查

影像学检查对于急性颅骨损伤的诊断和治疗是至关重要的。颅脑损伤的影像学检查方法多样，包括头颅 X 线平片、CT、MRI 及血管造影等。头颅 X 线摄影在诊断颅骨骨折是有效的。然而颅骨损伤的发生是一个复杂的过程，大多数患者可以同时合并多种情况存在，如脑挫伤、脑内血肿、硬膜下血肿等，目前CT已经普及，成为诊断颅脑创伤最常用的仪器之一，其次为X线，其他还有MRI、数字减影血管造影（DSA）等，

颅骨损伤首选CT检查，因为颅骨损伤可发生于颅骨任何部位，以顶骨最多，其他依次为额骨、颞骨、枕骨。CT是横断位图像，密度分辨率高，图像无重叠，因此粉碎性、凹陷性骨折比线性骨折显示明显。若发现颅底骨骨折的间接征象，同时加做薄层扫描，则对颅底骨骨折的诊断及颅脑创伤的综合判断具有重要的意义，由于颅底骨形态较复杂、不规则，自然的间隙及孔道多，所以对无移位的线性骨折显示还是有一定难度，应结合重建的薄层图像连续细致观察，为颅骨损伤的诊断提供可靠的依据，避免误诊。

颅骨骨折根据骨折形态分为：①颅缝分离；②线性骨折；③凹陷性骨折；④粉碎性骨折；⑤洞形（穿入）骨折。颅缝分离作为一种特殊类型的线性骨折，在本节中将做单独讲解。

二、颅缝分离

当大面积的暴力作用于颅骨时，可致使骨缝离开，称骨缝分离（也称颅缝分裂），可累及多条颅缝，多见于人字缝。颅缝分离以外伤性多见，外伤性颅缝分离属于一种特殊类型的线形骨折，在颅脑外伤中并不少见，可以单独或合并其他颅骨骨折出现。外伤性颅缝分离表现为颅缝明显增宽或有颅缝错位或重叠，两侧颅缝相差1 mm以上或宽度＞2 mm[6]。多由影像学检查发现，部分患者可在体格检查时触及增宽的颅缝。部分正常人的某些颅缝可终生不闭合，应注意区别。

（一）解剖学基础

颅盖骨各骨之间借缝紧密相连。颅脑从顶面观，额骨与顶骨之间有冠状缝，左右顶骨之间有矢状缝，两顶骨和枕骨之间有人字缝。颅缝随年龄增长而逐渐闭合，一般按矢状缝、冠状缝、人字缝的先后顺序闭合，多于30～50岁完全闭合，但是约有5%的正常人终生不闭合。

正常颅缝间主要靠胶原纤维连接，随年龄增长而逐渐骨化愈合。与骨组织相比，缝间的胶原纤维是颅骨上的相对薄弱区，颅骨受力后变形尚未达骨折时，颅缝则可能已经分离。因此，颅缝分离可单独存在。在外力较大、接触面也较大而引起颅骨整体变形时，常发生颅缝分离，如高处坠落、车祸等。头部一侧有衬垫、一侧遭受巨大暴力打击时也可发生颅缝分离。

（二）致病因素及形成机制

颅骨骨折是由直接或间接外力作用于颅骨而造成，并受三方面因素的影响：①致伤物的质量、大小、形状和速度；②颅骨受力部位和面积；③头部受外力作用时所处的状态。

颅缝分离的部位除受生长发育闭合程度不一的影响外，主要与受力部位和颅骨变形方式有关[7]。一般来说，颅骨局部变形时，邻近受力部位的颅缝易分离；颅骨整体变形时，则根据受力变形的方向，易在颅缝受最大应力处发生颅缝分离。颅缝分离部位与外伤着力点也有密切关系，枕部着力常见人字缝分离，额顶部着力常见冠状缝和矢状缝分离[8]。

（三）影像学表现

正常人的颅缝 X 线表现为线状或者锯齿状。颅缝的宽窄，在不同的人可以不同，但根据我国临床影像学的诊断标准，若超过 2 mm 的上限，一般可诊断为颅缝分离。

X 线：颅缝透亮线增宽。对骨骼病变敏感，可了解颅骨整体情况。

CT：颅缝透亮线增宽。骨折处骨缝宽度超过 2 mm，可诊断为颅缝分离。诊断颅缝分离的另一个标准是：两侧颅缝宽度不对称，如颅缝分离发生在人字缝可做两侧比较，两侧缝宽度相差在 1 mm 以上。当然严重者可引起颅缝重叠或错位，更易确诊（图 4-12 至图 4-15）。

CT 轴位图像缺乏整体感，且正常颅缝多呈锯齿状镶嵌，部分正常成人颅缝并非完全闭合，故颅缝分离常被漏诊。容积再现（volume rendering，VR）显示颅缝边缘模糊，测量颅缝边缘不精确，颅缝分离检出率低。最大密度投影（maximum intensity projection，MIP）能显示颅缝分离的累及范围，颅缝分离宽度测量准确，是诊断颅缝分离的最佳方法。

MRI：可显示邻近软组织损伤、脑膜及脑挫伤情况，对颅缝分离显示欠佳。

（四）鉴别诊断

外伤性颅缝分离应与生理性的颅缝不闭合、延迟闭合或不全骨化相区别，如约有 5%

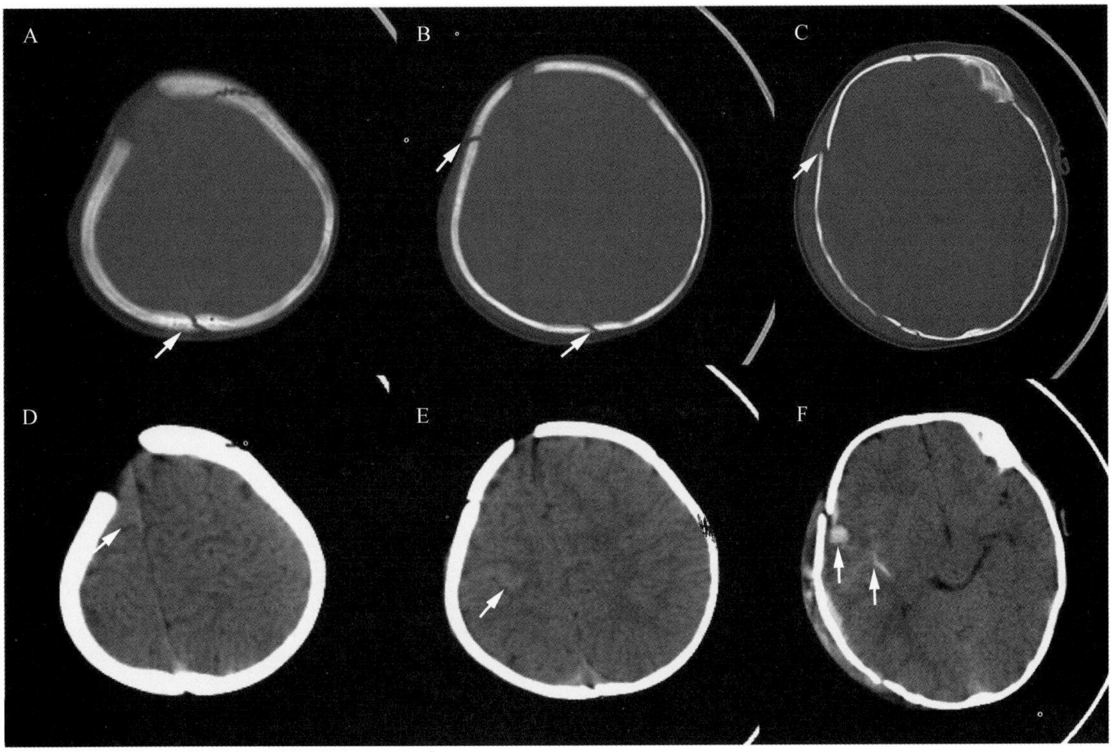

图 4-12　CT 骨窗（**A** ～ **C**）示额骨右侧多处骨质透亮线影，颅缝增宽（箭头示）。软组织窗（**D** ～ **F**）示右侧颞叶及邻近脑沟内斑片状稍高密度影（箭头示），提示脑挫裂伤及蛛网膜下腔出血

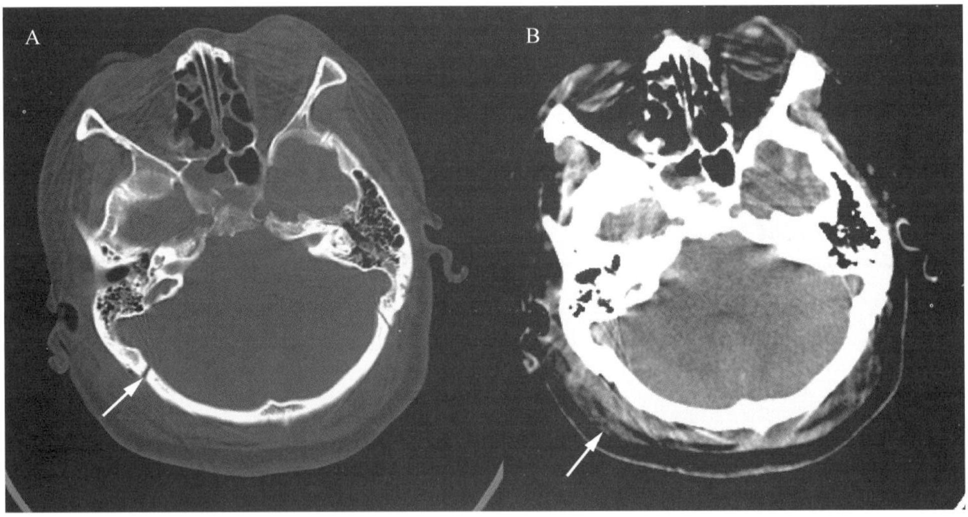

图 4-13 CT 骨窗（**A**）示右侧颞枕骨颅缝增宽（箭头示），软组织窗（**B**）示相应部位皮下软组织肿胀，密度增高（箭头示）

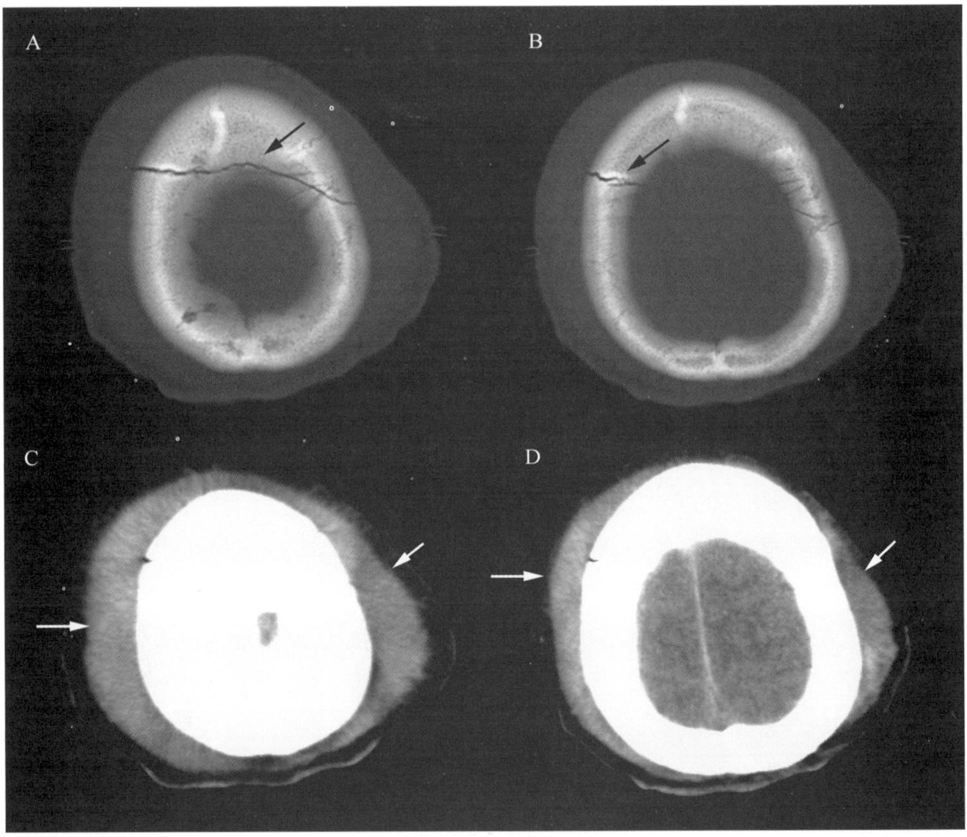

图 4-14 CT 骨窗（**A** 和 **B**）示额骨颅缝增宽（箭头示），软组织窗（**C** 和 **D**）示双侧额部皮下软组织肿胀并头皮血肿形成（箭头示）

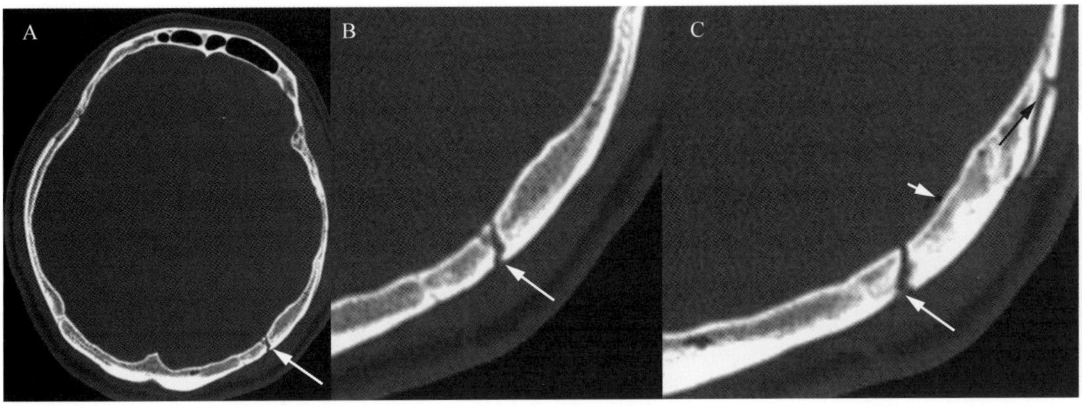

图 4-15　头颅 CT 骨窗示左侧颅骨骨缝分离（白色长箭头示），同时伴有左侧颞骨骨折（黑色箭头示）及颅内积气（白色短箭头示）

的正常人终生不闭合；另应与疾病引起的颅缝分离相区别，如脑积水、颅内压增高等可引起颅缝分离。

（五）治疗原则与方法

单纯颅缝分离多采用非手术治疗，大多可逐渐自行愈合，本身无需特殊处理，但应注意是否合并其他部位或类型骨折，有无并发性颅脑损伤、硬膜外及硬膜下血肿、颅内血肿及脑脊液漏等，应针对相应症状给予对症处理；同时应注意预防颅内感染。

三、线性骨折

颅骨线性骨折（lineal fracture of the skull），指颅骨骨折处主要以线状分离为特征，而没有明显骨质凹陷或缺失的一类颅骨骨折[2]。线性骨折是最常见的颅骨骨折，依其发生部位可分为两大类：颅盖骨线性骨折和颅底骨线性骨折。

颅盖骨线性骨折多为内板与外板全层断裂，也可为部分裂开，可能为单发或多发，后者可能是多处分散的几条骨折线，或为一处的多发骨折线交错形成的粉碎性骨折，可呈线条状或放射状。

单纯颅底骨骨折很少见，大多为颅盖骨和颅底骨的联合骨折，颅底骨骨折绝大多数为线性骨折。颅底骨线性骨折依其解剖部位又可分为颅前窝线性骨折、颅中窝线性骨折及颅后窝线性骨折，颅前窝和颅后窝骨折线多为纵行，颅中窝骨折线多为横行；鞍背、斜坡、蝶骨翼处骨折多合并有蝶窦积血；岩锥部骨折多合并有乳突积血；眼眶骨折多合并有筛窦积血。颅底骨骨折大多数为闭合性损伤，少数情况下颅底骨骨折可仅限于某一颅窝，亦可横行穿过两侧颅底或纵行贯穿颅前、中、后窝，骨折线常与鼻窦、岩骨或乳突气房相通，而形成开放性骨折。临床上颅底骨骨折主要靠脑脊液耳漏、脑脊液鼻漏等表现来诊断。骨折本身无须特殊处理，重点是治疗颅内及颅底的继发损伤及预防颅内继发感染，大多数预后良好。

（一）颅盖骨线性骨折

1. 影像学表现

颅骨骨折患者均有明确的头部创伤史，头颅受伤部位常可见头皮挫伤及头皮血肿，触诊有时可触及颅骨骨折线。影像学检查在颅骨线性骨折中至关重要，可明确诊断骨折线的位置、大小、数目，且可发现其他合并伤，如脑挫伤、硬膜外及硬膜下血肿等。

头颅 X 线见边界清晰的线形透亮线（骨折线）即可确诊（图 4-16）。

头颅 CT 平扫：骨窗见边界清晰的透亮线，可进一步确定骨折部位（图 4-17A，图 4-18A 和 B），软组织窗可显示头皮挫伤及头皮血肿（图 4-18C，白色短箭头），并可发现颅内有无伴发的创伤性改变，如脑挫伤（图 4-17B）、硬膜外血肿（图 4-18C，白色长箭头）及硬膜下血肿（图 4-18D）等。线性骨折有时仅见于局部内板，而相应外板没有；有时也可能仅见于外板。一次打击同时形成的内外板的线性骨折不一定在位置、大小和形状上完全相对应。常出现相应部位皮下软组织肿胀，颅骨板障下新月形或双凸圆盘形稍高密度影，提示硬膜外或硬膜下血肿。CTA 可以快速、简单地对血管损伤作出评估。

MRI：对颅骨骨折的显影效果及临床意义不如头颅 CT。T2WI 对于硬脑膜损伤的显示最佳。脑挫伤在 FLAIR 呈高信号，磁敏感加权成像（SWI）则对出血灶敏感，呈点状或斑片状低信号。

2. 鉴别诊断

（1）颅缝线：宽度＜ 2 mm 且全程宽度一致，位于特定的解剖部位，表现为曲线形而非直线，通常没有骨折线明显，且有致密硬化的边界。

（2）血管压迹：位于皮质边缘，有特定的解剖位置，有一定走行而非线形（如脑膜中动脉，其分支呈树样）。

（3）蛛网膜颗粒，位于皮质边缘，有特定的解剖位置（如矢状窦旁、横窦等）。

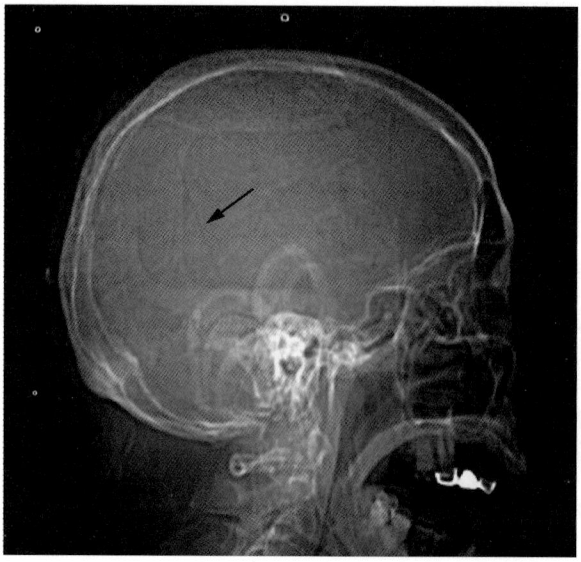

图 4-16 颅盖骨 X 线平片示颅骨线性透亮影

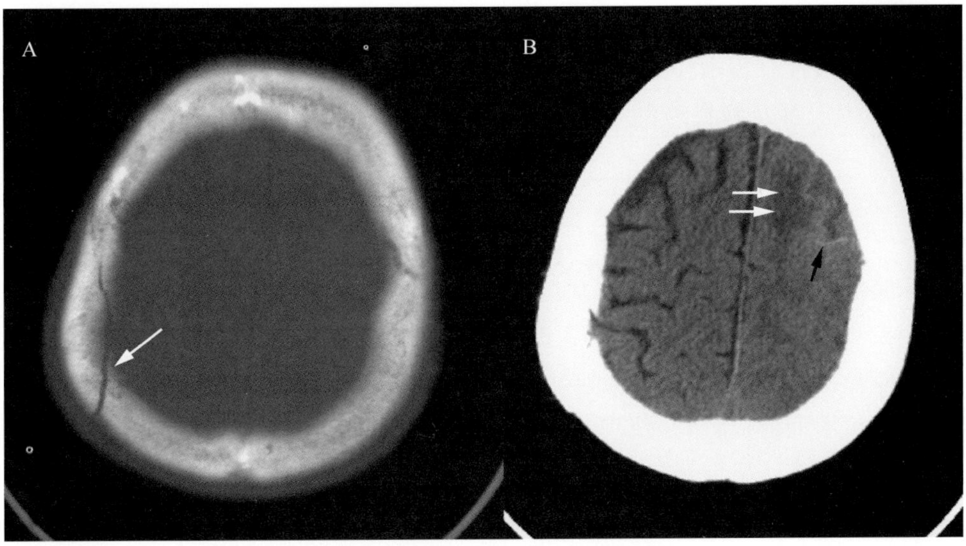

图 4-17　CT 骨窗（**A**）示右侧顶骨骨质透亮线影（箭头示）。软组织窗（**B**）示左侧额叶片状稍低密度影（白色箭头示），邻近脑沟内稍高密度影（黑色箭头示），提示对冲伤及蛛网膜下腔出血

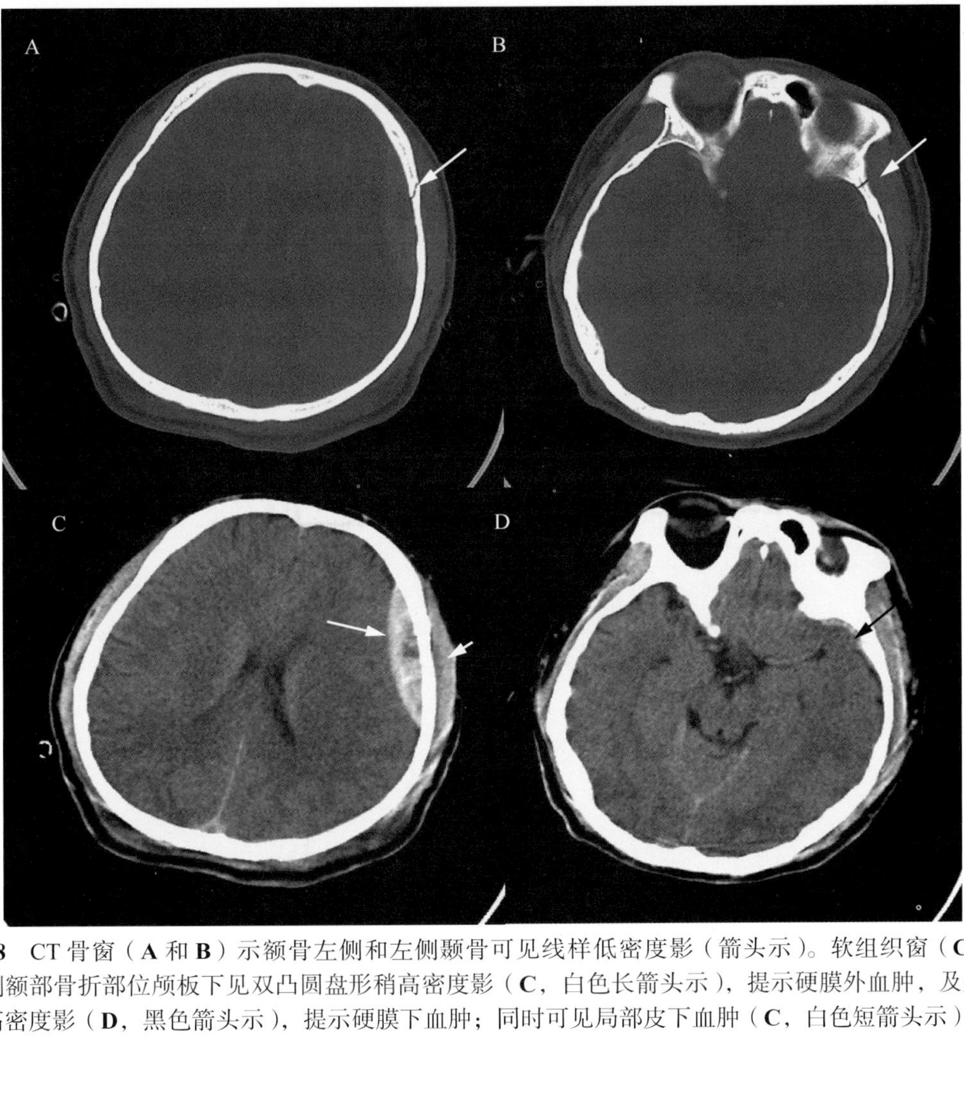

图 4-18　CT 骨窗（**A** 和 **B**）示额骨左侧和左侧颞骨可见线样低密度影（箭头示）。软组织窗（**C** 和 **D**）于左侧额部骨折部位颅板下见双凸圆盘形稍高密度影（**C**，白色长箭头示），提示硬膜外血肿，及少许弧形稍高密度影（**D**，黑色箭头示），提示硬膜下血肿；同时可见局部皮下血肿（**C**，白色短箭头示）

3. 治疗原则

单纯颅盖骨线性骨折本身无须特殊处理，但应警惕是否合并脑损伤、硬膜外血肿、硬膜下血肿、颅内血肿及脑脊液漏等。颅骨线性骨折大多可逐渐自行愈合，可适当增强营养，注意休息。

（二）颅前窝线性骨折

1. 临床特点

颅前窝发生骨折时，典型的临床表现是眼睑和球结膜下形成瘀斑，可出现一侧或两侧黑眼征（“熊猫眼”征），骨折线经过额窦、筛窦时，常出现鼻出血或脑脊液鼻漏，偶尔脑脊液经眼眶流出而形成脑脊液眼漏，气体进颅腔内产生颅内积气；发生在视神经管的骨折可造成视神经损伤，严重者导致失明；骨折累及筛板时可合并嗅神经损伤。

2. 影像学表现

由于颅底解剖结构复杂，部分颅底骨骨折在X线甚至CT检查中难以显示骨折线，尤其是筛窦和颞骨岩部、乳突部的骨折线不易完全发现，用高分辨率CT（图4-19）和三维重建技术（图4-20）可提高检出率。

X线：常可见骨折线经过眶上壁、筛板、额窦或视神经管等部位。

CT：可明确骨折线位置、大小、数目，显示颅底骨骨折各种征象的同时，还可以发现并存的其他颅脑损伤，如颅内积气、鼻窦积液、硬膜下血肿及硬膜外血肿、蛛网膜下腔出血、脑挫裂伤（图4-21）等。

3. 治疗原则

颅前窝骨折多采用非手术治疗，本身无须特殊处理，治疗主要为观察有无继发性脑损伤及处理脑脊液漏，预防颅内感染等。

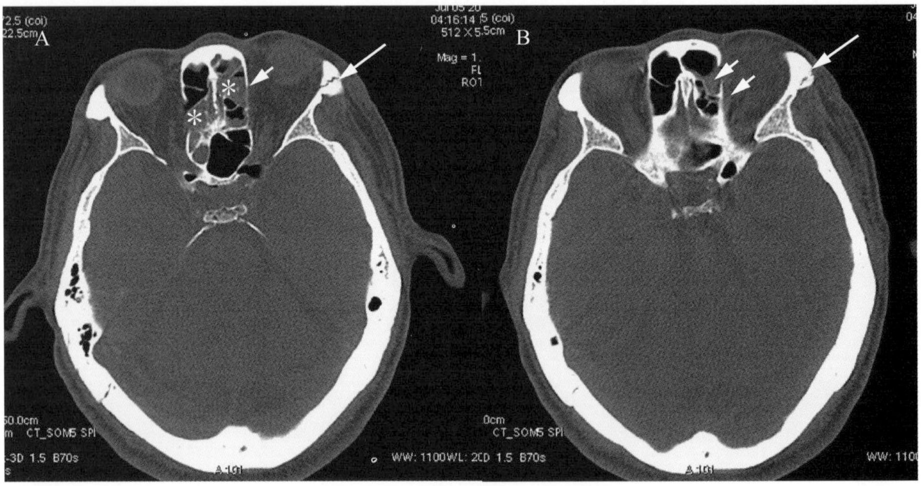

图4-19 颅前窝骨折致脑脊液鼻漏，薄层CT轴位扫描骨窗，左侧眼眶内壁多发骨折线（白色短箭头示）同时伴有左侧筛窦积液（星号示），左侧眼眶外侧壁线性骨折（白色长箭头示）

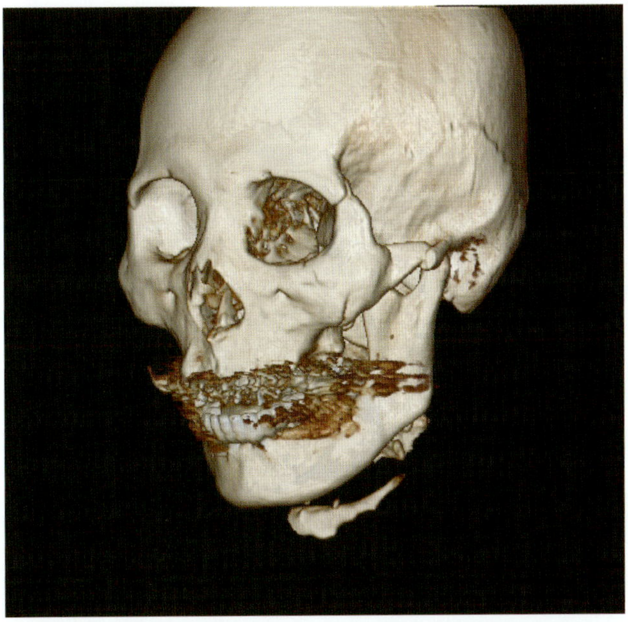

图 4-20 颅骨三维重建，可见左侧眼眶外侧壁线性骨折

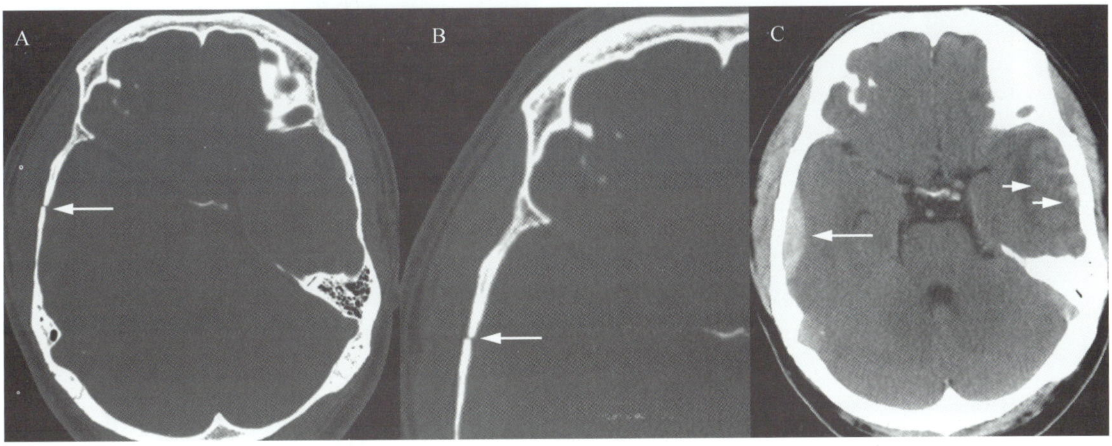

图 4-21 颅脑 CT 骨窗（**A** 和 **B**）示右颞骨线性骨折（箭头示），并右颞部硬膜外血肿（**C**，白色长箭头示）及左颞叶脑挫裂伤（**C**，白色短箭头示）

（三）颅中窝线性骨折

1. 临床表现

骨折累及蝶骨时，可有鼻出血或合并脑脊液鼻漏；如骨折线经过中耳可产生耳出血和脑脊液耳漏；当骨折线累及颞骨岩部时，常合并面神经和听神经损伤，出现周围性面瘫、听力丧失、眩晕或平衡障碍等；骨折线经过蝶骨，可损伤颈内动脉而出现颈内动脉-海绵窦瘘，表现为头部或眶部连续性杂音、搏动性眼球突出、眼球运动受限和视力进行性减退等。当眶上裂骨折时，可损伤动眼、滑车和展神经，以及三叉神经第一支，出现眼球运动障碍和前额部感觉障碍，即为眶上裂综合征。

2. 影像学表现

因颅底骨骨质结构复杂，影像学检查难以完全显示骨折线。影像学检查目的是显示骨折线位置、大小、数目的同时，还可以发现并存的其他颅脑损伤，如脑挫裂伤、硬膜外及硬膜下血肿、鼻窦积液及软组织损伤等。

X 线平片：可显示部分骨折线影。

CT：薄层扫描骨窗可显示骨折线（图 4-22 和图 4-23），软组织窗可发现更多并存的颅脑损伤。颅底 CT 检查对颅底骨骨折的诊断更为准确。

3. 治疗原则

颅中窝骨折的治疗原则与颅前窝骨折基本相同，密切观察病情变化，警惕继发性颅脑损伤出现。有脑脊液耳漏者应视为开放性颅脑损伤，注意预防感染，不可填塞和冲洗，保

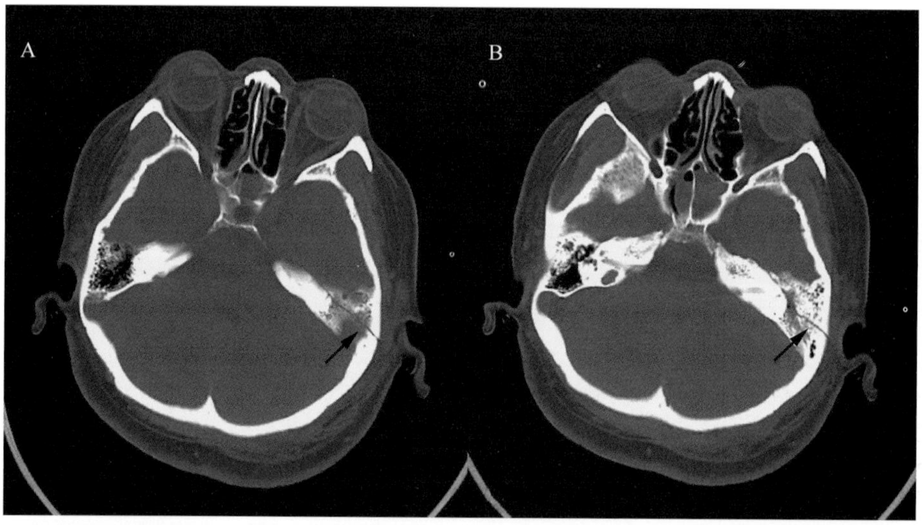

图 4-22 CT 骨窗于左侧颞骨乳突部及鳞部见线性骨折（箭头示）

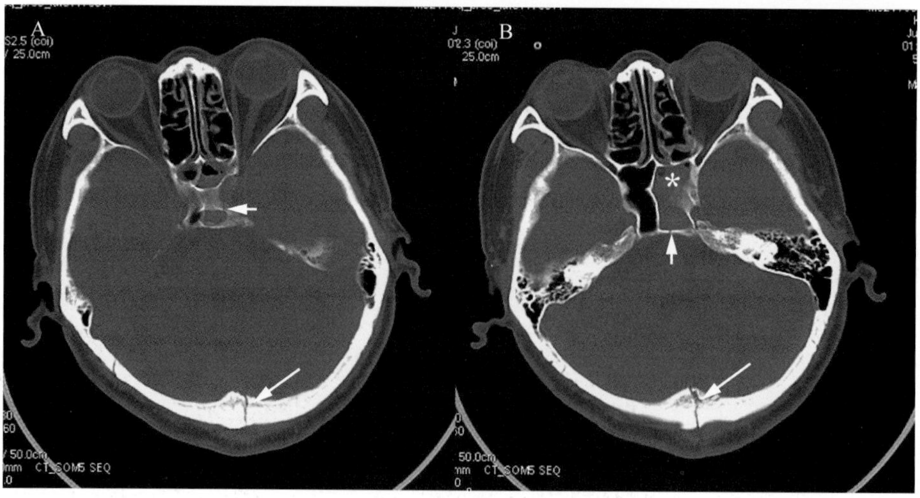

图 4-23 颅中、后窝骨折。左侧蝶窦上壁及后壁线性骨折（白色短箭头示），合并蝶窦积液（星号示），同时可见枕骨线性骨折（白色长箭头示）

持耳道清洁，多数在 2 周内自愈。对于形成颈内动脉海绵窦瘘者，少数患者经长期反复压迫颈动脉后可痊愈，但多数患者需进行血管内介入栓塞治疗。

（四）颅后窝线性骨折

1. 临床表现

患者常有枕部直接承受暴力的创伤史。颅后窝骨折累及颞骨岩部后外侧时，多在伤后 1 ～ 2 天出现典型的乳突部皮下瘀斑（乳突瘀斑；Bale 征）；若累及枕骨基底部，可在伤后数小时出现枕下部肿胀及皮下瘀斑；有时亦可在咽后壁出现黏膜下淤血；偶可见舌咽神经损伤、迷走神经损伤、副神经损伤、舌下神经损伤及延髓损伤的表现。枕骨大孔或岩尖后缘附近的骨折，可合并后组脑神经损伤。此外，在颅底骨折时，偶尔因破裂孔周围的骨棘刺破颈内动脉岩骨段，大量血液可经鼻孔呈喷射状流出，出血量大者可很快死亡。

2. 影像学表现

影像学检查目的是显示骨折线位置、大小、数目的同时，还可以发现并存的其他颅脑损伤，如脑挫裂伤、硬膜外及硬膜下血肿、鼻窦积液及软组织损伤等。

X 线平片：可显示部分骨折线影。

CT：薄层扫描骨窗可显示骨折线（图 4-24），软组织窗可发现更多并存的颅脑损伤。颅底 CT 检查对颅底骨骨折的诊断更为准确。

3. 治疗原则

颅后窝骨折的治疗，急性期主要应针对枕骨大孔区及高位颈椎的骨折或脱位。若有呼吸功能紊乱或延髓受压者，应及早行气管切开，必要时行颅骨牵引或早期椎板切开探查与减压术，同时行呼吸机辅助呼吸。如发生颈内动脉破裂致鼻腔大出血，应紧急行颈内动脉结扎及鼻腔内填塞；如有颅后窝血肿，应及时行开颅血肿清除术。

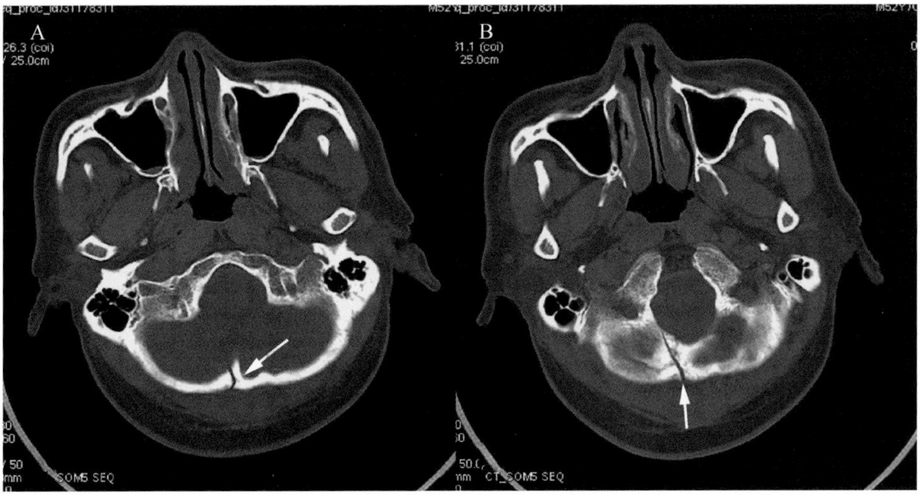

图 4-24　颅后窝线性骨折（箭头示）

四、凹陷性骨折

颅骨凹陷性骨折指骨折局部以骨板凹陷（多0.5 cm以上）为主要特征的一类骨折，它可以单独或与线性骨折合并发生。一般在致伤物作用面较局限、作用力较大且作用速度不快时才能形成，最多见于钝器打击时，也可见于锐器砍伤时。凹陷性骨折一般较局限，能较好地反映致伤物作用面的大小和形状[2]。

特殊类型的凹陷性骨折：①乒乓球样凹陷性骨折：婴幼儿颅骨质软，骨折部凹陷但不出现骨折线。②舟状骨折：指像小船样凹陷的骨折，一般多见于条形棍棒垂直用力打击时，也可见于锐器垂直砍伤时，两者舟状骨折也有些差异。舟状骨折凹陷最深处为主骨折线处，两侧骨折片倾斜性凹陷，凹陷骨折的边缘有伴行骨折线。锐器砍伤所致者，主骨折线处的骨膜被整齐地砍裂开，颅骨外板上可留下或浅或深的砍痕（外板局部缺损）；而钝器（如棍棒）所致者没有这些特征，但其中间的主骨折线不平直，甚至可见分支的延伸骨折线。③阶梯状骨折：指凹陷骨折片呈阶梯状分层下陷，多见于锤面或斧背倾斜打击时。凹陷骨折的边缘有时可见局部外板塌陷形成的骨质挤压缘，被认为是金属类钝器打击的特征。④套环状骨折：见于圆形锤面或斧背垂直打击颅盖部时。作用面在导致所接触的颅骨向下凹陷时，因力的传导，可以同时有环行的伴行骨折线出现，或者还伴有放射状骨折线。⑤漏斗状骨折：凹陷性骨折形如漏斗，中央部呈尖形向内凹陷，见于钝器角部垂直打击时[9]。

（一）临床表现

1. 单纯凹陷性骨折

多见于额、顶部，一般头皮完整，不伴有脑损伤，多为闭合性损伤。但粉碎性凹陷性骨折则常伴有硬脑膜和脑组织损伤，甚至引起颅内出血。

2. 闭合性凹陷性骨折

儿童较多，尤其是婴幼儿颅骨弹性较好，钝性的致伤物可引起颅骨凹陷，但头皮完整无损，类似乒乓球样凹陷，亦无明显的骨折线可见。患儿多无神经功能障碍，但当凹陷区较大较深时，可有脑受压的症状和体征。

3. 开放性凹陷性骨折

常系强大打击或从高处坠落在有突出棱角的物体上所致，往往头皮、颅骨、硬脑膜与脑均同时受累。临床所见开放性凹陷性骨折多为接触面小的重物打击所致，多为凶器直接穿透头皮及颅骨进入颅腔。骨折的形态往往与致伤物形状相同，是法医学认定凶器的重要依据。骨碎片常被陷入脑组织深部，造成严重的局部脑损伤、出血和异物存留。但由于颅骨整体变形较小，一般没有广泛的颅骨骨折和脑弥散性损伤，因此，开放性凹陷性骨折的临床表现常以局部神经缺损为主。

（二）影像学表现

颅骨凹陷性骨折的直接征象如下。①骨折部位凹陷：大多发生于颅盖骨，为颅骨全层向内凹陷，骨折多呈不规则线状或环状，中心部分向内凹陷，常部分呈透亮影，部分呈增白影，为骨板断端相互重叠而成（图 4-25）。②颅缝分离：外伤引起的颅缝分离并不少见，与骨折的意义相同。颅缝分离可单独存在或伴有颅骨骨折，以人字缝最多见，常见于后枕部着地的颅脑外伤。严重的颅缝分离常伴有骨折，也可引起颅缝的错位或重叠（图 4-26）。

颅盖部的骨折大多可发现上述的直接征象，但颅底部的骨折常不易显示骨折线。

颅骨凹陷性骨折的间接征象如下。①气窦积液：由于颅底骨折常涉及含气的鼻窦或乳突气房，血液和脑脊液可进入并积于窦腔内，有气液面存在。可根据气窦积液的部位来推测骨折的部位，一般说骨折就在气窦积液的附近。②颅内积气：颅底骨折时骨折线涉及气窦，还可使空气进入颅内，因而发现颅内积气同样具有价值（图 4-26）。此外，颅盖部骨折若为开放性，也有可能合并气体逸入颅内。开放性骨折常可合并颅内感染。

凹陷性骨折可为颅骨全层凹陷，但常常是内板的凹陷多于外板的凹陷，个别情况亦有内板单独地向颅内陷入，常合并硬脑膜的撕裂或脑组织挫伤，造成局部的皮质和蛛网膜下

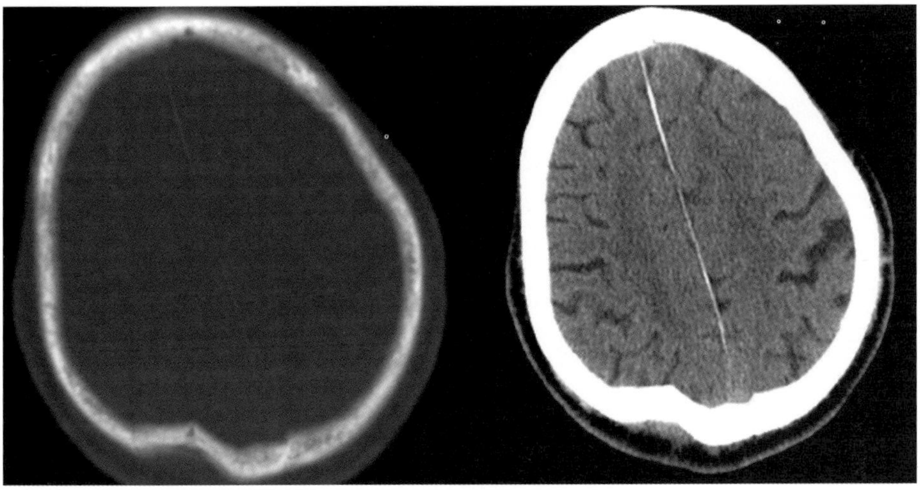

图 4-25　CT 示右侧顶骨凹陷性骨折

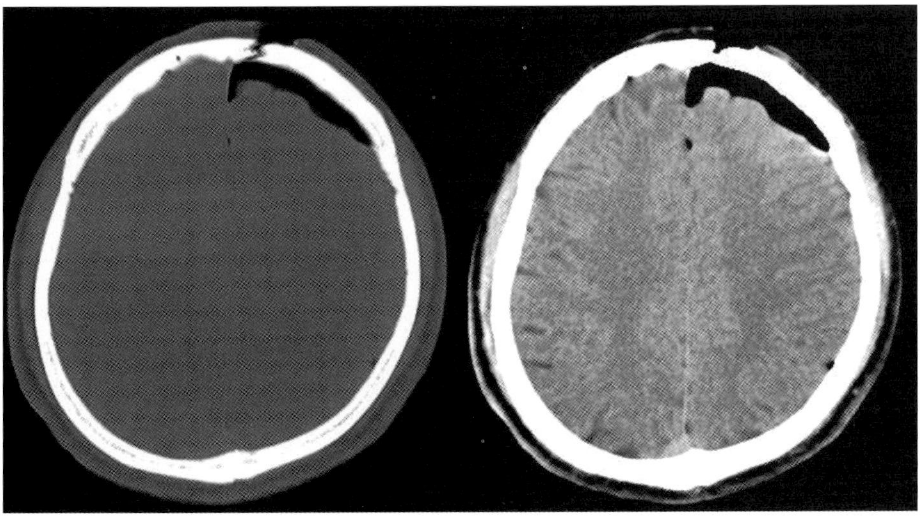

图 4-26　CT 示额骨左侧骨质连续性中断（额缝分离），可见颅内积气影，额部软组织缺损

腔出血，一般 CT 骨窗像可见骨折、碎骨伴随局部的血肿（图 4-27）。

（三）治疗原则

颅骨凹陷性骨折诊断明确，骨折凹陷深度> 1 cm，临床出现局灶性症状或颅内压增高症状者，需行凹陷性骨折整复术。较固定的凹陷性骨折，采用凹陷四周钻孔、铣（或锯）下骨瓣，将其整复成形再复位固定；粉碎性凹陷性骨折，手术摘除游离骨片，保留带有骨膜的骨片，缩小日后需修补的面积，须向家属交代病情及围术期可能出现的并发症。如果出现大静脉或静脉窦处的凹陷性骨折，如无明显临床症状，即使下陷较深仍可观察，待充分准备后择期手术；重要功能区的凹陷性骨折，当骨折片压迫导致神经功能障碍，如偏瘫、癫痫等，应行骨片复位或清除术。对于合并脑损伤或凹陷面积大，导致颅内压增高、CT 显示中线结构移位、出现脑疝征象者，行开颅去骨瓣减压术。开放性粉碎性凹陷性骨折者，行手术清创及骨片清除术[10]。

五、粉碎性骨折

颅骨粉碎性骨折为完全性骨折的一类，常为较大的暴力作用或重复打击形成，有多条骨折线互相交叉呈蛛网状、龟裂状或不规则形，骨片间可分离或不分离，可同时伴有凹陷性骨折。粉碎性骨折一般见于作用力很大的情况下（如高处坠落、交通事故），或者致伤物反复作用于局部时。金属类工具（如锤、斧背）反复打击所致粉碎性骨折，骨折片小而数量多；木质棍棒或砖石反复打击所致者，骨折片较大而数量较少。全颅崩裂或崩裂性颅骨骨折其实质是程度严重的粉碎性骨折，致使全颅颅骨、颅盖骨和颅底骨分离破碎[11]。

（一）临床表现

粉碎性凹陷性骨折伴有着力部骨片凹陷，常为接触区较大的重物致伤，不仅局部颅骨凹曲变形明显引起陷入，同时，颅骨整体变形亦较大，造成多数以着力点为中心的放射状

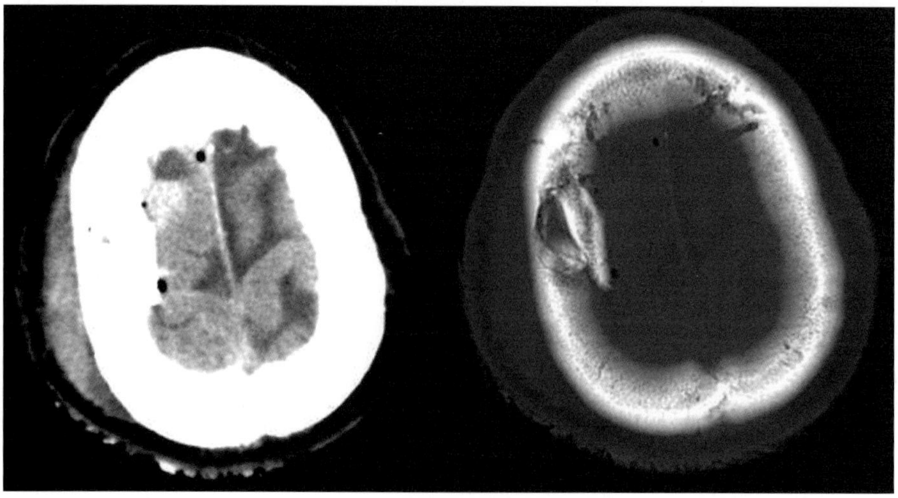

图 4-27 右顶骨凹陷性骨折并颅内积气及脑挫伤、头皮血肿

骨折。硬脑膜常被骨碎片刺破，脑损伤均较严重，除局部有冲击伤之外，常有对冲性脑挫裂伤或颅内血肿[12]。

（二）影像学表现

颅骨粉碎性骨折是指颅骨受暴力作用所致颅骨结构改变，包括骨质连续性的中断及碎裂。直接征象为骨质内外板的连续性中断，然而仅以骨质的连续性中断来判断骨折并不可靠，而颅骨内板塌陷、不对称、内移才是可靠征象；间接征象主要为颅内的积气、窦腔的积液和（或）气液平面。由于骨折常伴有头皮及颅内脑损伤，因此诊断骨折时创伤史为首要条件（图 4-28 至图 4-30）。

CT 诊断颅骨骨折的注意点：①合理使用窗宽、窗位，可提高影像的清晰度。②重

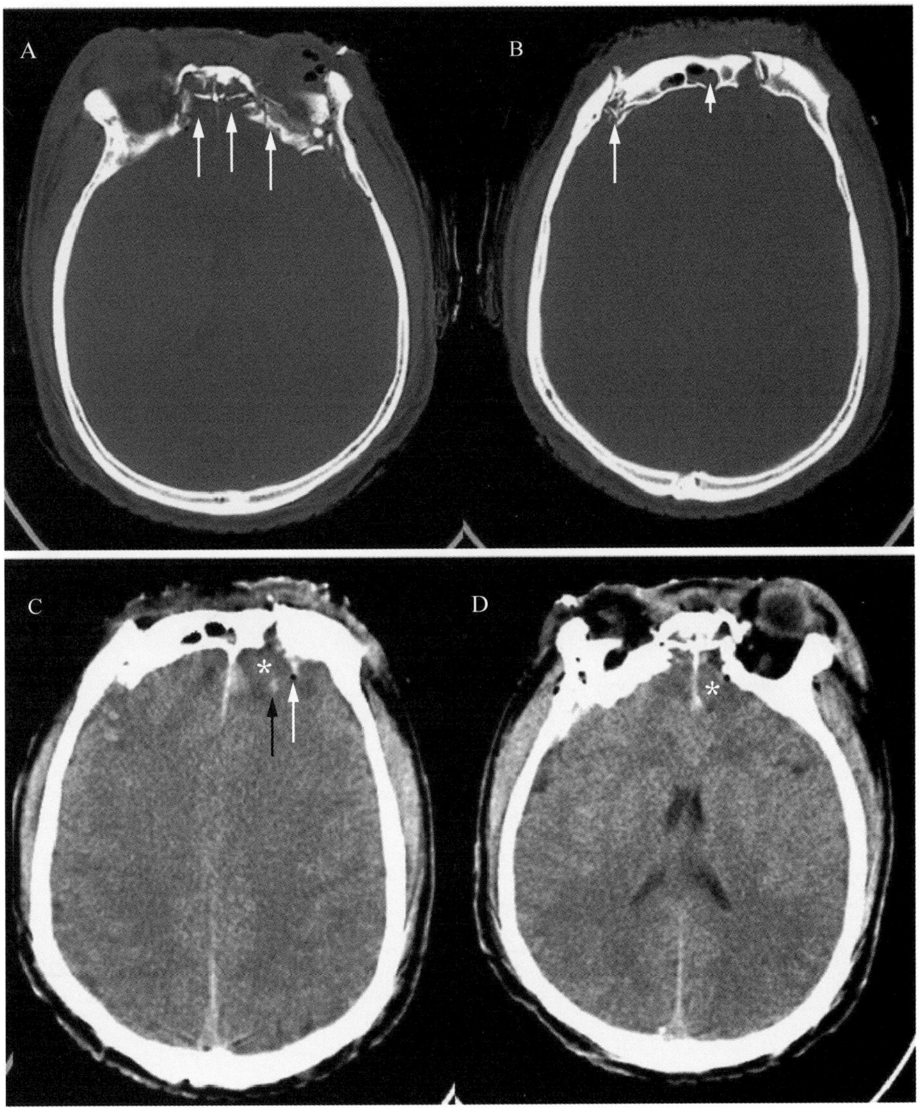

图 4-28　颅面骨多发粉碎性凹陷性骨折（**A** 和 **B**，白色长箭头示），鼻窦内积血（**B**，白色短箭头示），额叶脑挫裂伤并周围水肿及颅内少许积气（**C** 和 **D**，黑色箭头代表脑出血，白色箭头代表积气，白色星号代表水肿）

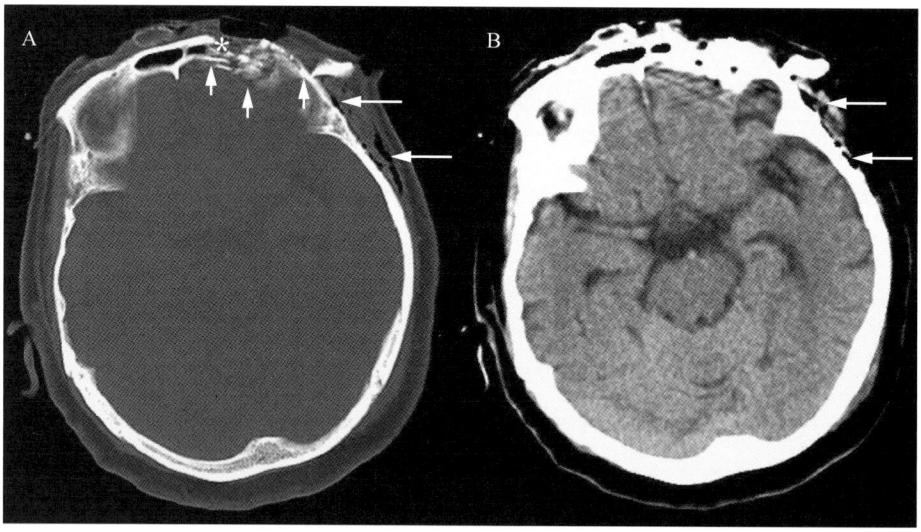

图 4-29 额骨左侧、左侧颧骨、眶壁、左侧颧弓及左侧上颌窦壁粉碎性凹陷性骨折（白色短箭头示），鼻窦内积血（星号示），皮下软组织积气（白色长箭头示）

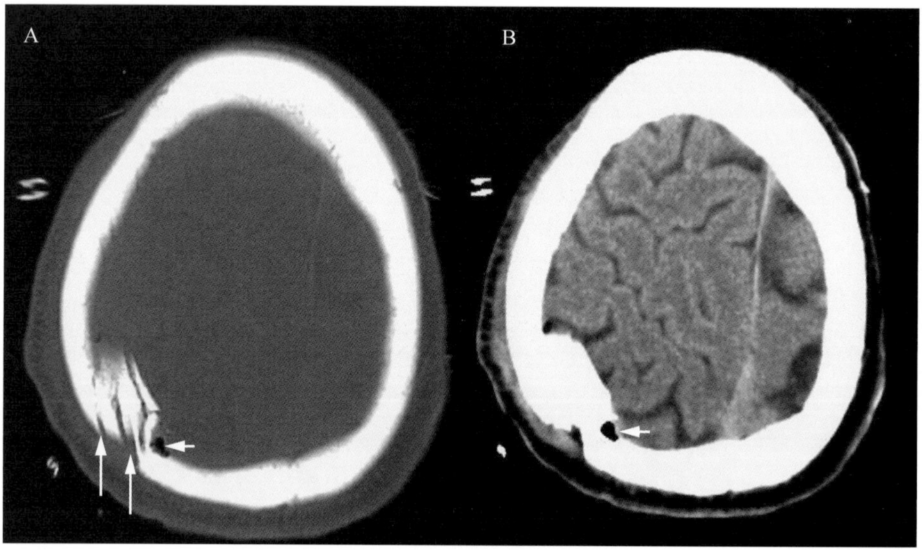

图 4-30 右侧顶骨粉碎性凹陷性骨折（白色长箭头示），颅内少许积气（白色短箭头示）

视骨算法下骨窗的观察，一般情况下的标准算法对颅缝及血管沟的边缘显示模糊。③要左、右颅骨逐层对比，全面观察。单层图像显示的多为血管沟，而骨折多为数层显示。④重视间接征象的观察，颅内积气及鼻窦、乳突气房积血，都是骨折的间接征象，特别是较易漏诊的颅底骨折。⑤通过工作站重建图像，点对点地观察线样低密度影在三维重建图像上的形态，可立体观察其与骨缝、血管沟的关系。⑥辅以其他方法，薄层扫描和高分辨率扫描及后处理骨算法重建有助于颅底骨折的显示。⑦了解病史，如有无脑脊液鼻漏及耳漏，结合间接征象也能对颅底骨折作出诊断。⑧颅骨骨折的愈合是一个连续的过程，在不同时期各有不同特点，动态观察可以提高诊断准确性，儿童颅盖骨骨折多在6个月内完全愈合[13]。

（三）治疗原则

颅骨粉碎性骨折临床上常见，传统的手术方法是清创术时将碎骨片清除丢弃或去骨瓣减压术中丢弃碎骨瓣，3～6个月后用修补材料整复，若伤口出现感染需推迟到伤口愈合半年后才能进行手术。颅骨缺损大于3 cm时一般不能自行愈合，需行颅骨修补[14]。

参考文献

[1] 陈孝平，汪建平. 外科学. 8版. 北京：人民卫生出版社，2014.

[2] 费舟，冯华，江基尧，等. 中华战创伤学. 第2卷，颅脑战创伤. 郑州：郑州大学出版社，2016.

[3] Anzai Y，Fink KR. Imaing of Traumatic Brain Injury. New York：Thieme Medical Publishers，2015：25-29.

[4] Osborn AG. 脑部影像诊断学. 吴卫平，黄旭升，张兴文，译. 2版. 北京：人民卫生出版社，2013.

[5] 范俊飞，于武江，徐有学，等. 骨化性颅骨骨膜下血肿的CT诊断. 实用医学影像学杂志，2014，15（3）：199-200.

[6] 蒋孝先，吕发金，谢惠，等. 正常成人颅骨多层螺旋CT三维重组表现. 中国医学影像学杂志，2010，18：22.

[7] 熊忠邦，李黎光. 颅骨受力对侧骨缝分离1例. 中国法医学杂志，2006，21（5）：6.

[8] 吕岩. 根据颅缝分离特征推断致伤方式1例. 中国法医学杂志，2009，24（6）：420-421.

[9] 上海第一医学院《X线诊断学》编写组. X线诊断学. 上海：上海科学技术出版社，1982.

[10] 张国栋，刘维田，黄春刚，等. 三维CT扫描颅骨凹陷粉碎型骨折96例诊治体会. 医学综述，2011，17（17）：2715-2717.

[11] 李果珍. 临床CT诊断学. 北京：中国科学技术出版社，1994.

[12] 吴恩惠. 头部CT诊断学. 2版. 北京：人民卫生出版社，1995.

[13] 唐学东，孙峰. 16层螺旋CT在颅骨骨折病人中的临床应用. 医疗装备，2010，10（2）：33-34.

[14] 刘培东，宋厚侠，贾继强，等. 钛网支架在开放性颅骨粉碎性骨折内固定中的应用. 中国临床神经外科杂志，2010，15（6）：640.

第五章

原发性颅脑战创伤

第一节　开放性颅脑损伤

开放性颅脑损伤（open craniocerebral injury）是指头皮、颅骨、硬脑膜均破裂的损伤，造成脑脊液流出，脑组织与外界相通。根据致伤物不同，开放性颅脑损伤分为非火器性颅脑开放伤和火器性颅脑开放伤。在和平年代颅脑损伤以非火器伤为主，在战时以枪弹等爆炸性武器所致火器伤多见[1]。

一、非火器性颅脑开放伤

颅脑损伤是全身创伤中致死和致残的首要原因，其中，非火器性颅脑开放伤在平时最为常见，死亡率更高。随着近年来国民经济、交通、建筑业的迅速发展，非火器性颅脑开放伤的致伤原因主要包括：交通事故、工程事故、暴力打击等。交通事故伤在世界范围内均是导致非火器性颅脑开放伤的首要因素，且呈逐年递增的趋势[2-4]。

（一）解剖基础及病理生理变化

头皮和颅骨是保护脑组织的表面屏障，当暴力作用于头部时，依暴力强度大小不同，引起头皮、颅骨、脑组织不同程度损伤，若暴力强度超过头皮及颅骨的防御阈值，头皮、颅骨、脑组织都将受伤。致伤脑组织可发生原发脑损伤，并可在受损脑组织的周围引起一系列不同程度、不同范围的继发损伤，如出血、缺血、水肿、变性、坏死等。

（二）分类

非火器性颅脑开放伤包括头皮开放伤（open scalp injury）、颅骨开放伤（open skull injury）和开放性颅脑损伤。通常将硬脑膜未破裂、颅腔不与外界相通的头皮开放伤、颅骨开放伤列入闭合性颅脑损伤（closed craniocerebral injury）；而将头皮、颅骨及硬脑膜同时损伤，并且颅腔与外界相通的损伤归入开放性颅脑损伤。颅底骨骨折常引起颅底硬脑膜撕裂，形成脑脊液漏，颅腔经鼻腔、鼻窦或中耳与外界相通，成为内开放性颅脑损伤（within the open craniocerebral injury）。

（三）致伤原因与机制

非火器性颅脑开放伤根据伤道特点，分为锐器伤、钝器伤及撞击伤。

1. 锐器伤（sharp injury）

锐器伤多见于刀、剪、匕首、钉、斧、锥、钢筋等刺伤。因锐器前端尖锐锋利，容易切开或穿透头皮、颅骨和脑膜，进入脑组织，伤道较整齐光滑，损伤范围局限，对周围影响很小。但致伤物可能将颅外组织碎片或毛发等异物带入伤道深部，伤及静脉窦或颅内血管，导致颅内出血及深部感染灶形成[5-6]。刀伤伤员会出现头皮、颅骨、硬脑膜甚至脑组织缺损。脑挫裂伤或颅内血肿多由于接触力所致，挫裂伤和血肿常局限于着力点部位（图 5-1）。

2. 钝器伤（blunt injury）

钝器伤常见于棍棒、铁器、砖石等钝物打击。棍棒、石块等击中头部造成的开放伤，其损伤机制类似于闭合性颅脑损伤中的加速伤，致伤物作用范围大，头皮挫裂伤面积大，创口形态不规则，创缘不整，或头皮软组织残缺；有时除着力点有局部脑损伤外，也伴有脑的弥散性损害。而铁棍、木棒等穿入颅内，脑损伤情况类似锐器伤。颅骨损伤多为粉碎性、凹陷性骨折，骨折碎片移位，穿透硬脑膜，刺入脑组织，伤道周围脑组织挫伤明显，可合并有颅内出血及血肿形成[7-8]（图 5-2）。

3. 撞击伤（impact injury）

撞击伤为移动的头部碰撞在相对静止的物体上造成，属于减速性脑损伤，除头部的开放伤之外，常有不同程度的脑对冲伤。着力点损伤与钝器伤类似，可表现为弥漫性脑损伤，伤员意识障碍程度重，预后极差。

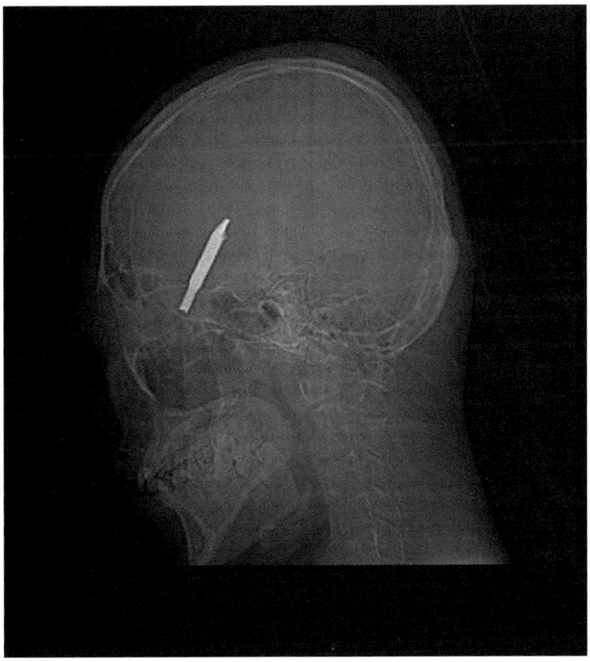

图 5-1　CT 定位像示金属异物刺入颅内，贯穿头皮、颅骨、脑膜及脑组织

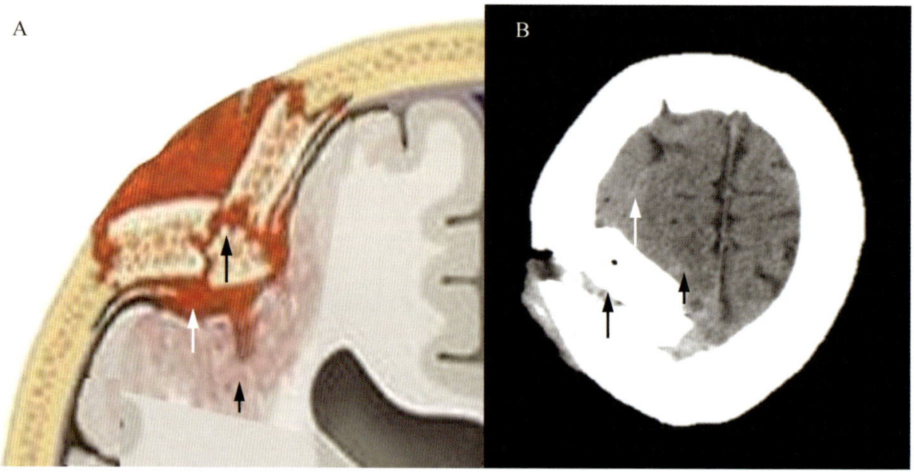

图 5-2 钝器伤后相应颅骨出现凹陷性粉碎性骨折（黑色长箭头示）、蛛网膜下腔出血（白色箭头示）及伤道周围脑组织挫裂伤（黑色短箭头示）。**A.** 示意图；**B.** CT 平扫

（四）临床表现

1. 意识改变

开放性颅脑损伤患者意识变化差别较大。轻者可以始终清醒，如锐器穿刺伤者未伤及功能区亦未引起颅内出血，情况往往良好；若损伤脑干网状结构或弥漫性脑损伤颅内压增高者，可有不同程度的意识障碍。脑损伤越重，意识障碍程度越重。如合并颅内血肿，也可出现中间清醒（好转）期的意识变化过程。

2. 脑局灶症状

因开放伤的脑局部损伤比较严重，故脑局灶症状较多见，如瘫痪、感觉障碍、失语、偏盲、视盘水肿、癫痫等。

3. 生命体征改变

锐器所致的局限性开放伤，生命体征多无明显变化。但如直接伤及脑干、下丘脑等重要结构，或钝器引起广泛脑损伤时，生命体征可有明显改变。另外，头部开放伤大量失血者，可出现失血性休克征象。伤者面色苍白、心率快、口渴、皮肤弹性差；重者脉搏微弱、血压下降、烦躁不安。

4. 脑脊液、脑组织外溢

有些开放性脑损伤患者的伤口处可见脑脊液和（或）脑组织外溢。

5. 感染

伤口未处理或处理不当，极易并发颅内感染，出现高热、惊厥、昏迷及脑膜刺激症状。

6. 多器官功能衰竭

伤者可出现高血糖、消化道出血、电解质紊乱、肝功能异常、肾功能不全等。

（五）影像学检查及表现

神经影像学检查在颅脑开放伤诊断中具有非常高的价值，对于术前判断损伤范围和程度、制订治疗方案、术后随访观察及评估患者预后有重要的指导作用。

头颅 X 线检查可常规拍摄正、侧位片，也可拍摄创伤部位的切线位及颏顶位或汤氏位，有助于颅骨骨折、颅内积气、颅内骨片或异物的诊断，是重要的筛查方式。CT 检查可以快速获取图像，多窗宽、窗位观察不同组织的病变情况，并进行三维重建，从而准确快速地观察损伤范围、动态演变及转归，在临床应用中最为广泛。MRI 检查没有电离辐射损伤，可多参数成像，对显示解剖结构及病变敏感，尤其对弥漫性轴索损伤、脑干和颅后窝的损伤及微小出血敏感，但检查时间相对较长，对需要监护设备的危重患者应用有限。

1. 头皮损伤

（1）头皮血肿：位于头皮和帽状腱膜之间，血肿体积小、较局限、张力高。CT 表现为头皮局限性肿胀，密度增高，密度可均匀或不均匀。

（2）帽状腱膜下血肿：位于腱膜下结缔组织层，不受颅缝限制。CT 表现为广泛、形似帽状的高密度影，范围可达颅骨周围整圈。

（3）骨膜下血肿：血肿局限，不跨越颅缝，张力较高，常伴有骨折。CT 表现为梭形或新月形的高密度影，紧贴颅外板，血肿一般不越过颅缝或者沿着颅缝线分布。慢性期可能发生营养不良性钙化。

2. 颅骨骨折（skull fracture）

颅骨骨折需用骨窗观察。单纯性颅骨骨折 X 线可诊断，但非火器性颅脑开放伤中凹陷性骨折和粉碎性骨折最为常见，往往合并颅内损伤，需 CT、MR 检查。根据骨折形状可分为以下几类：

（1）颅缝分离、错位。

（2）线样骨折：CT 表现为颅骨内外板断裂。

（3）凹陷性骨折：颅板内陷，可测量凹陷程度。

（4）粉碎性骨折：碎骨片分离、陷入或重叠。

（5）洞形骨折：多为锐器伤，表现为局限性颅骨缺损，碎骨片向颅内移位伴颅内异物。

3. 脑挫裂伤（cerebral contusion）

脑挫裂伤为原发性脑损伤，既可以发生于着力点位置，也可以发生于对冲部位。轻者仅见局部脑皮质散在点片状出血；重者脑皮质及其深部的白质广泛挫碎、破裂、坏死，局部出血、水肿，甚至形成脑内血肿。好发于额叶、颞叶。

（1）CT 表现：因外伤因素的影响，主要毗邻于不规则骨性突起或硬膜褶皱处，以额叶前下部和颞叶前下部、皮质或皮质下区域最为常见。CT 表现为损伤区大小和形态不一的、边缘模糊的局部低密度改变，范围甚至可累及至全脑。在低密度区内混杂有点状或斑片状高密度出血灶，脑内渗血可发展成为团状高密度灶，甚至形成脑内较大血肿。亚急性挫裂伤可表现为环形强化，强化可持续至慢性期。慢性挫伤最终可表现为脑软化。若损伤范围大，可引起占位效应，表现为同侧脑室受压，中线结构移位，水肿高峰期过后，占位征象逐渐减轻，后期出现脑萎缩征象：广泛性脑萎缩表现为患侧半球体积变小，中线结构向患侧移位；局限性脑萎缩表现为相邻脑沟、脑池和脑室扩大，脑回变窄，蛛网膜下腔增宽（图 5-3）。

（2）MRI 表现：对于显示非出血性病变较 CT 敏感，FLAIR 序列对高信号的皮质水肿和蛛网膜下腔出血显示最佳。慢性期较为特异，表现为周边含铁血黄素沉积在 T2WI 呈低信号，GRE 序列上可见低信号出血灶的“开花征”。

4. 颅内血肿

颅内血肿是颅脑创伤中最常见、最危险的继发性病变。血液在颅腔内达到一定体积（通常幕上出血≥ 20 ml，幕下出血≥ 10 ml），可形成局限性占位性病变，使脑组织受压，引起颅内压增高及脑疝等。早期及时处理，可在很大程度上改善伤者预后。颅内血肿的发生率约占颅脑损伤的 10%，因致伤原因、创伤机制不同，血肿部位、出血来源和出血量均不同，临床表现亦差异很大。按病程和血肿形成的时间不同，可分为急性血肿（3 天内）、亚急性血肿（3 天至 3 周）、慢性血肿（3 周至数月）。根据血肿的来源和部位不同可分为硬膜外血肿、硬膜下血肿和脑内血肿等。血肿一般为单侧、单发，也可以为双侧或单侧多发，或复合、多发（图 5-4）。

（1）脑内血肿：常伴发脑挫裂伤，浅部血肿多由于挫裂的脑皮质血管破裂所致，常与硬脑膜下血肿同时存在，多位于额极、颞极及其底面；深部血肿系脑深部血管破裂所引起。常表现为不同程度的意识障碍和神经系统体征。

1）CT 表现：圆形、类圆形或不规则形高密度区，可发生在多个不同部位，从皮质到深部脑组织，周围伴低密度水肿区及占位效应。外伤后 2 ～ 3 周血肿变为等密度，4 周后呈低密度。血肿体积小者或年龄小的伤者，血肿变化速度快。急性期不做增强扫描，亚急性期或慢性期增强扫描时血肿边缘可有环形强化，可遗留脑软化灶或囊肿。

2）MRI 表现：血肿信号演变过程与所处期相有关。血肿的信号变化从周边开始向中心部位延伸，中心部分变化较周围慢。急性期血肿，主要为细胞内脱氧血红蛋白，T1WI 呈等或稍低信号，T2WI 呈低信号；亚急性早期（3 天至 1 周），由于细胞内正铁血红蛋

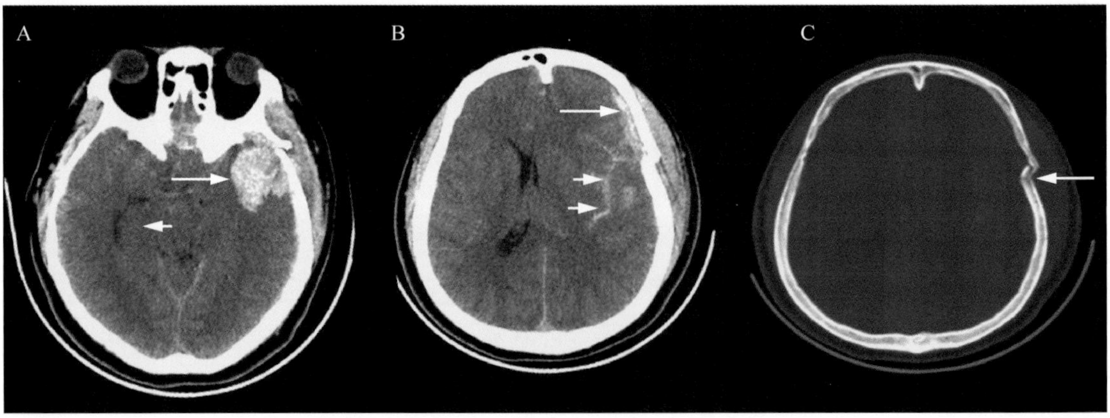

图 5-3 CT 轴位平扫脑窗（**A** 和 **B**）示左侧额顶叶脑挫裂伤并左侧颞叶血肿（**A**，白色长箭头示），左侧额颞顶部硬膜下血肿（**B**，白色长箭头示），左侧侧脑室受压变窄右移，左侧颞叶钩回疝，疝出的钩回、海马压迫中脑（**A**，白色短箭头示），左侧额顶部蛛网膜下腔出血（**B**，白色短箭头示），左侧颞顶部头皮下血肿。骨窗（**C**）示左侧顶骨内陷，成角（白色箭头示）

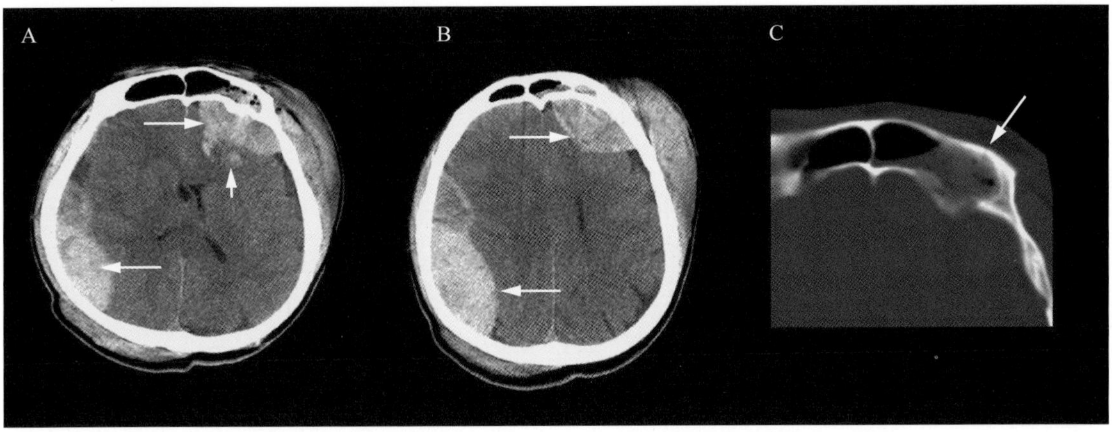

图 5-4　CT 轴位平扫脑窗（**A** 和 **B**）示左侧额部、右侧颞枕部硬膜外血肿（白色长箭头示），呈高密度，其内可见斑片状低密度影，提示活动性出血，左侧额叶脑挫裂伤（白色短箭头示）。骨窗（**C**）示额骨骨折，左侧额部及右侧枕部头皮下血肿，额窦积血（白色箭头示）

白，使得 T1WI 呈高信号，T2WI 仍呈低信号；亚急性晚期，由于细胞裂解后细胞外正铁血红蛋白的作用，T1WI 仍呈高信号，T2WI 信号升高，可与脑脊液信号相似；慢性期血肿 T1WI 呈低信号，T2WI 呈高信号，含铁血黄素和铁蛋白存留于脑实质中，在 T2WI 及 GRE 图像上产生特征性的低信号环。

（2）硬膜外血肿（epidural hematoma）：主要源于脑膜中动脉和静脉窦（上矢状窦、横窦）、脑膜中静脉、板障静脉或导血管破裂以及颅骨骨折出血，血液积聚于颅骨与硬脑膜之间。其与颅骨损伤有密切关系。动脉性硬脑膜外血肿占 90% ～ 95%，最多见于颞部、额顶部和颞顶部；静脉性硬脑膜外血肿占 5% ～ 10%，主要因颅内静脉窦损伤引起，由上矢状窦破裂形成的血肿位于一侧大脑半球或两侧，横窦出血形成的血肿多在颅后窝或骑跨于颅后窝和枕部。典型临床表现为外伤后昏迷、清醒、再昏迷，此外有颅内压增高表现，严重者可出现脑疝。

1）CT 表现：CT 平扫血肿表现为颅骨内板下脑实质外双凸形高密度区，边界锐利，多发生于单侧、幕上，90% ～ 95% 患者存在颅骨骨折；血肿范围一般不会跨越颅缝，若颅缝出现分离或骨折超过颅缝，血肿亦可超过颅缝。血肿密度多均匀，或可在高密度硬脑膜外血肿中出现低密度"漩涡征"，表明硬脑膜外有急性活动性出血。有时血肿内可见低密度气体影。硬脑膜外血肿可见占位效应，中线结构移位，侧脑室受压、变形、移位。血肿可压迫邻近的脑血管，可出现脑水肿或脑梗死。若怀疑大脑纵裂血肿，可以薄层扫描至颅顶，直接或者图像重建观察冠状面，对诊断均有帮助。

2）MRI 表现：硬膜外血肿形态与 CT 表现相似，血肿呈梭形，边界锐利。血肿信号变化规律与血肿所处时期有关，MRI 表现同脑内血肿。

（3）硬膜下血肿（subdural hematoma）：出血积聚于硬脑膜内层与蛛网膜之间的硬脑膜下腔。常为减速性头外伤所致。血源多为脑对冲伤处的皮质动脉、静脉或桥静脉破裂出血，也可为脑内血肿穿破皮质流入硬脑膜下腔所致。硬脑膜下血肿多与脑挫裂伤同时存在，血肿常位于额极、颞极及其底面，因其位于硬脑膜下，血肿可延伸并跨越颅缝，常沿大脑凸面、大脑镰和小脑幕表面延伸。硬脑膜下血肿病程短，病情一般较重，表现为意识障碍进行性加重，无中间清醒期或意识好转期表现，颅内压增高症状出现早，生命体征变化明显，脑疝及去大脑强直亦出现较早。

1）CT 表现：急性硬脑膜下血肿表现为颅骨内板下方新月形或条形高密度区，内缘不甚规则；贫血或大量脑脊液进入血肿内者，血肿呈等密度或低密度。血肿范围广泛，不受颅缝限制，沿着大脑凸面弥漫性延伸，亦可沿大脑镰及小脑幕延伸，但不能越过硬脑膜附着点。冠状位及矢状位重建有利于发现小的或隐匿的硬脑膜下血肿。由于常合并脑挫裂伤，占位征象显著。亚急性期，血肿呈现不均匀密度或分层状，上层为低密度液体，下层为高密度血液。3 周后演变为等密度，依据脑沟消失、灰白质内移可提示诊断。增强扫描可看到远离颅骨内板的皮质和静脉强化，亦可看到连续或断续的线状强化的血肿包膜（由纤维组织和毛细血管构成），从而清晰勾画出包括等密度血肿在内的硬脑膜下血肿的轮廓。

2）MRI 表现：颅骨内板下方新月形或半月形异常信号区。硬脑膜下血肿的信号随血肿所处期相而不同，与急性血肿信号演变一致，也可因蛛网膜破裂，脑脊液混入而呈混杂信号。对于 CT 上双侧等密度硬脑膜下血肿，MRI 更具优势。同时 MRI 可行冠状位和矢状位扫描，利于显示脑底和颅顶部的硬脑膜下血肿。

（4）脑室内出血：多见于脑室邻近的脑内血肿破入脑室，或外伤时脑室瞬间扩张所形成的负压使室管膜下静脉破裂出血所致。进入脑室内的血液出血量小时只占据部分脑室，由于脑脊液稀释而血液不凝固；若出血量大，则可形成脑室铸型，可能形成血肿。

1）CT 表现：脑室内高密度或中等密度影，或可见液-血平面，多见于枕角。脑室内出血易诱发梗阻性脑积水。有时由于创伤性剪切力破坏脉络膜组织，造成局限于脉络膜组织的出血，CT 平扫显示侧脑室内高密度脉络丛。

2）MRI 表现：表现多样，且变化快，常表现为 T1WI 高信号，T2WI 低信号。

5. 弥漫性轴索损伤

弥漫性轴索损伤（diffuse axonal injury，DAI）是头部遭受旋转外力作用，因剪切力而造成以颅中央区域脑内神经轴索肿胀断裂为主要特征的损伤，为不可逆性损伤。好发于神经轴索聚集区，如胼胝体、脑干、灰白质交界处、小脑、内囊和基底核。病灶出血与否取决于剪切力是否损伤白质小血管。诊断方面 MRI 较 CT 优越。

（1）CT 表现：急性期可以表现为阴性。大脑皮髓质交界处、胼胝体、脑干上端、内囊和基底核区等部位的小灶状高密度出血灶，常可提示弥漫性轴索损伤，也可以表现为弥漫性单侧或双侧低密度区或非特异性蛛网膜下腔出血。与脑挫裂伤不同，弥漫性轴索损伤的病灶多发，甚至与外伤作用部位无关。但无出血的组织撕裂，CT 很难发现（图 5-5）。

（2）MRI 表现：优于 CT，无出血处的轴索损伤在 T2WI、质子密度像、FLAIR 均表现为高信号水肿区，同时脑沟、脑池变浅或消失。T2*WI 或磁敏感序列（如 SWI）对出血性病灶敏感，呈低信号。FLAIR 出血性病变表现为中心低信号（出血成分），周围高信号（水肿和轴浆漏出）。急性期 DWI 表现为高信号，ADC 值下降，提示细胞肿胀和细胞毒性水肿。磁共振波谱成像（MRS）可发现常规扫描正常区域的乳酸增高以及亚急性期脑白质 NAA 下降，对预后有一定的提示作用。

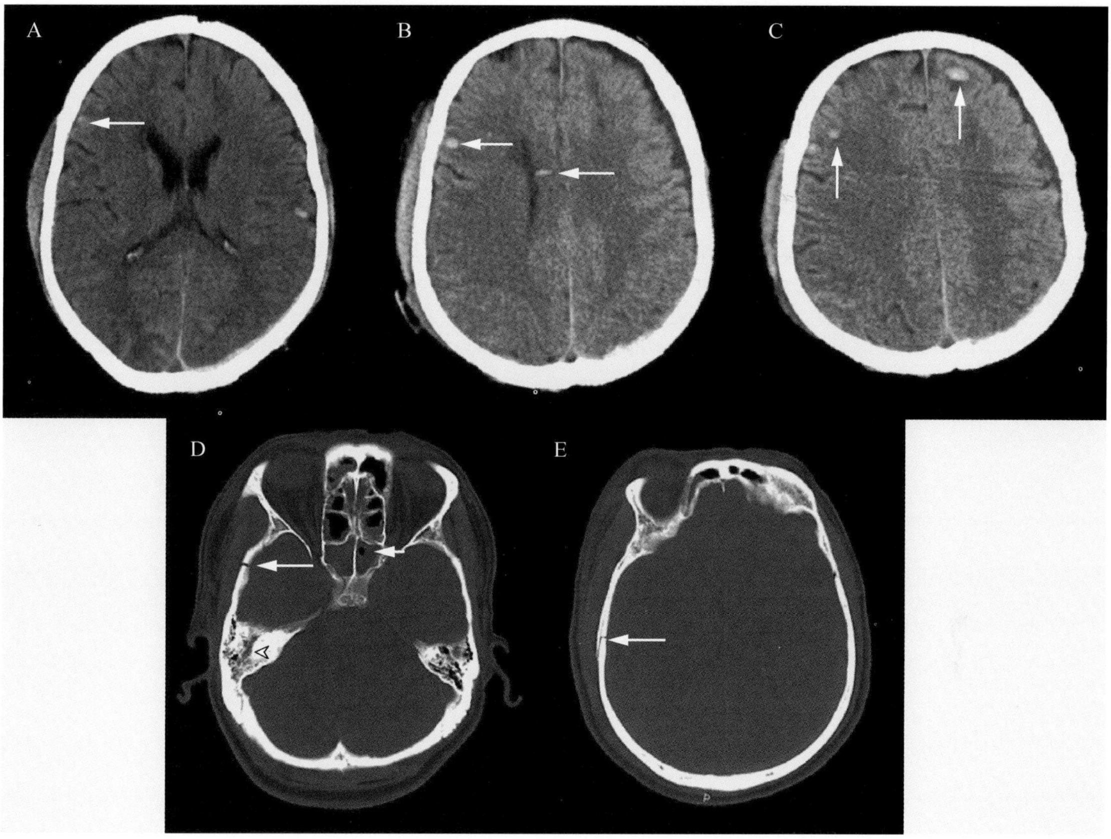

图 5-5　轴位 CT 平扫脑窗（A ～ C）示双侧额顶叶、左侧颞叶及胼胝体体部出血灶（白色箭头示）。骨窗（D ～ E）示右侧颞、顶骨及蝶骨骨折（白色长箭头示），多组副鼻窦积液（白色短箭头示），右侧乳突积液（“ᐃ”示），提示弥漫性轴索损伤可能

6. 外伤性蛛网膜下腔出血

蛛网膜下腔出血是颅内血管破裂后血液存在于软脑膜和蛛网膜之间的蛛网膜下腔，临床表现为头痛、呕吐、意识下降，腰穿呈血性脑脊液。常伴脑挫伤、硬膜下或硬膜外血肿及弥漫性轴索损伤，CT 是首选的影像学检查方法。

（1）CT 表现：CT 对急性蛛网膜下腔出血敏感而准确，表现为局部或广泛的脑沟、脑裂、脑池密度增高。出血位于镰旁蛛网膜下腔时，表现为大脑镰增宽，需注意与正常大脑镰鉴别；有时脚间池的高密度影可能是少量蛛网膜下腔出血的唯一表现。随着出血时间延长，5 ～ 7 天后，CT 常难以显示。Fisher 分级是根据蛛网膜下腔出血的 CT 表现进行分级：1 级在 CT 上表现为阴性；2 级和 3 级分别为厚度小于 1 mm 和大于 1 mm 的蛛网膜下腔出血；4 级为弥漫性蛛网膜下腔出血，或出血蔓延至脑室内或脑实质内。

（2）MRI 表现：MR 检查对蛛网膜下腔出血的诊断在急性期不敏感，在 T1WI 和 T2WI 上不能显示，FLAIR 序列对急性和亚急性蛛网膜下腔出血的敏感性强，表现为高信号，在梯度回波序列上显示磁敏感伪影。

（3）并发症：①血管痉挛，是早期蛛网膜下腔出血存活患者中最常见的致残和致死原因，血管痉挛的高峰期约为发病后 7 天，血管痉挛可导致脑梗死或脑出血。②脑积水，

20% ～ 30% 的蛛网膜下腔出血患者会形成急性脑积水，为蛛网膜颗粒阻塞所致。

7. 硬膜下积液

硬膜下积液（subdural fluid accumulation）也称硬膜下水瘤（subdural hygroma），因外伤后蛛网膜破裂，脑脊液漏入硬脑膜下腔所致，一般为创伤后迅速发生，也可能是硬膜下血肿吸收后形成。多见于婴幼儿、少年，也见于老年人。

（1）CT 表现：颅骨内板下方新月形或弧形低密度区，密度略高于或等于脑脊液，局部脑凸面受压，脑沟变平或消失，积液量大时可以有占位效应，中线结构移位。

（2）MRI 表现：病变呈新月形，各个序列均呈脑脊液信号，部分病例在 T1WI 上可表现为高信号，可能与积液内蛋白质含量高有关。

8. 脑疝

脑疝（brain hernia）即脑组织受压力梯度驱使，被挤入小脑幕裂孔、枕骨大孔、大脑镰下间隙等生理性间隙或病理性孔道中，导致脑组织、血管及脑神经等重要结构受压，出现一系列严重的临床综合征，为颅脑创伤后继发性改变。常见的脑疝有：①扣带回疝（大脑镰下疝）；②小脑扁桃体疝（枕骨大孔疝）；③颞叶钩回疝或小脑幕切迹疝（图 5-6）。

（1）大脑镰下疝：又称扣带回疝，最为常见。CT 和 MRI 表现为大脑镰下方扣带回及胼胝体于大脑镰下方越过中线，移向对侧，侧脑室受压跨中线移位（图 5-7）。

（2）小脑幕切迹疝：CT 和 MRI 表现为松果体下移、脑桥上部和中脑周围脑池受压、中脑移位。有时可见钩回和海马回疝入小脑幕切迹。MRI 轴位可见疝出的脑组织和中脑受压变形，矢状面可见脑干下移（图 5-8）。

（3）枕骨大孔疝：又称小脑扁桃体疝，矢状位可观察到小脑扁桃体下移，疝入枕骨大孔，小脑延髓池受阻

（4）特殊类型脑疝：①双侧小脑幕切迹下疝（又称“中心疝”），双侧颞叶疝入小脑幕切迹，间脑向颅底方向受压，脑脊液在鞍上池回流受阻，中脑及脑桥下移。②小脑幕切迹上疝，小脑越过小脑幕切迹向上移位，四叠体池、被盖部受压。③经蝶谷嵴疝，可分上行性（颅中窝占位）或下行性（额叶占位），脑组织、大脑中动脉疝于蝶谷嵴。

（5）颅外疝：开放性颅脑创伤，脑组织常经硬脑膜或颅骨缺损处疝出颅外。

9. 脑水肿

脑水肿（cerebral edema）即脑实质内水、钠潴留，引起脑容量、重量和颅内压增加，属于继发性脑损伤。轻者可无明显症状和体征，重者出现颅高压症状，以及偏瘫、锥体束征，甚至发生脑疝致伤者死亡。

（1）CT 表现：局限性或弥漫性低密度，密度低于脑白质，CT 值可＜ 20 Hu，脑灰白质界限不清，于伤后 3 ～ 5 h 出现，12 ～ 24 h 显著。脑水肿可为单侧或双侧，若为双侧，脑室可普遍受压变小，甚至脑室、脑沟、脑池消失，中线结构移位，可形成各种脑疝（图 5-9）。

（2）MRI 表现：MRI 显示优于 CT，表现为 T1WI 低信号，T2WI 高信号，FLAIR 呈高信号。DWI 可区分细胞毒性水肿和血管源性水肿，前者水分子弥散受限，DWI 呈高信号，ADC 减低，为不可逆性损伤；后者相反，水分子弥散不受限，DWI 呈低信号，ADC 值升

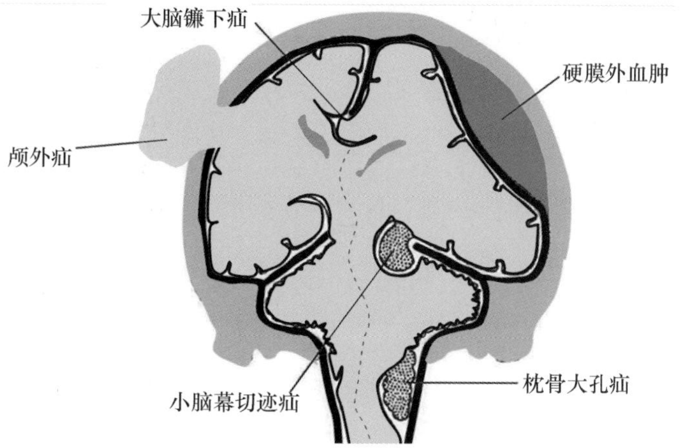

图 5-6　脑疝模式图

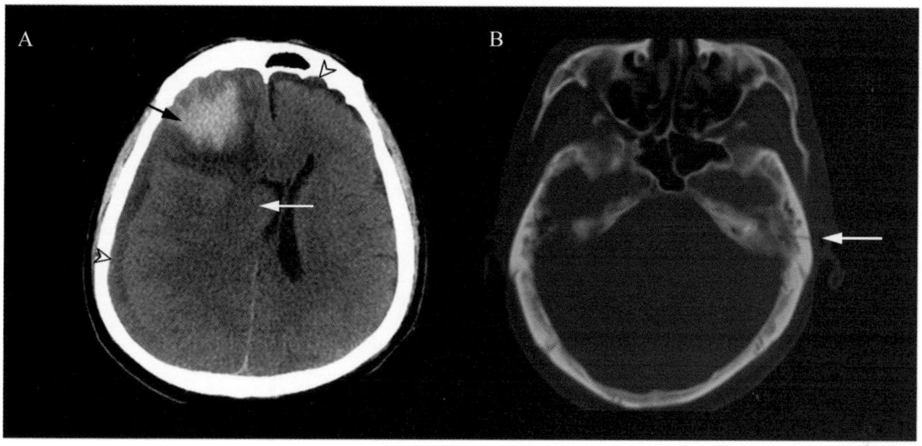

图 5-7　CT 轴位平扫脑窗（**A**）示右侧额叶脑挫裂伤及右侧额叶血肿形成（黑色箭头示）并大脑镰下疝（白色箭头示），右侧额顶部及左侧额部硬膜下积液（“ᐃ”示）；骨窗（**B**）示左侧颞骨骨折（箭头示）

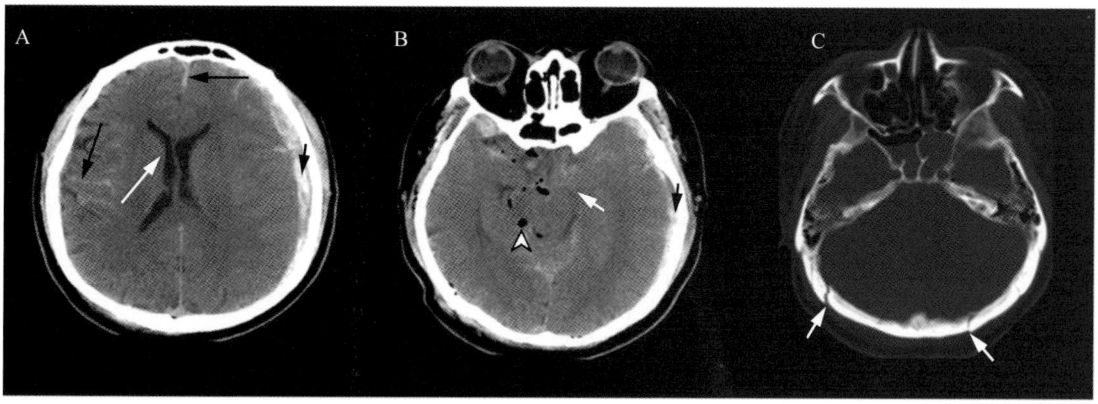

图 5-8　CT 轴位平扫脑窗（**A** 和 **B**）示弥漫性蛛网膜下腔出血（黑色长箭头示），左侧额颞顶部硬膜下血肿（黑色短箭头示），大脑镰下疝（白色长箭头示），小脑幕切迹疝（白色短箭头示），颅内积气（“ᐃ”示）；骨窗（**C**）示枕骨骨折（箭头示）

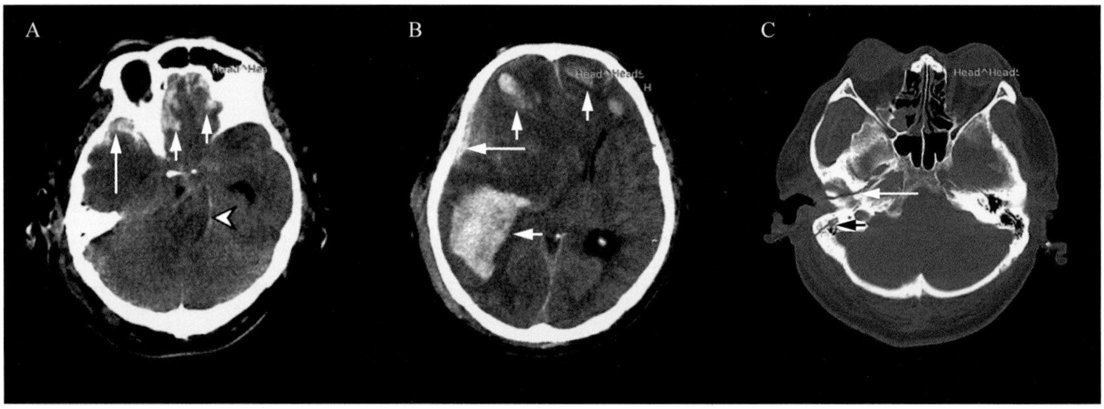

图 5-9 CT 轴位平扫脑窗（**A** 和 **B**）示右侧额颞顶部硬膜下血肿（白色长箭头示），双侧额叶及右侧颞顶叶脑挫裂伤（白色短箭头示），蛛网膜下腔出血（“A”示），弥漫性脑水肿，脑疝形成；骨窗（**C**）示右侧颞骨骨折（白色长箭头示）并右侧乳突气房内积血（黑色短箭头示）

高，为可逆性改变。其余表现同 CT。

10. 外伤性脑缺血 / 梗死

外伤性脑缺血 / 梗死可以为外伤时的直接损伤，也可以为外伤后的继发性脑损伤，导致脑血流动力学异常，造成局灶的、区域性的或者广泛的灌注异常改变。通常继发性脑损伤比原发性脑损伤更具危害性，合并跨大脑镰和（或）小脑幕的脑组织机械性移位的脑疝及处于高凝状态的血液中大量组织因子释放等。80% ～ 90% 会有外伤后脑缺血，最常发生于大脑后动脉供血区，大脑中动脉和大脑前动脉、椎基底动脉相对常见，而穿支动脉及小动脉少见。

（1）CT 表现：基底核区点状、小片状密度减低区，或与供血动脉一致的低密度区，同时需注意复查，以发现梗死灶及梗死灶的变化过程。

（2）MRI 表现：优于 CT，脑缺血数小时内即可发现 MRI 信号改变，尤其 DWI 呈高信号，ADC 值减低，显示为弥散受限，DWI 可以在外伤后 2 h 即发现微小腔隙性梗死灶，尤其对基底核区的早期梗死灶非常敏感。急性期 CT 检查阴性伴有体征的患者，及时 MRI 检查，利于病灶的早期发现。

（3）灌注成像表现：显示病变区灌注减低。

11. 创伤性颅内动脉瘤

由于颅底骨折损伤颅底动脉或局部暴力使血管与硬膜结构发生相对位移、碰撞可引起颅内动脉的动脉瘤，常见于颈内动脉海绵窦段、床突旁段与大脑前动脉远端，而在囊性动脉瘤好发位置（颅内动脉分叉处）较为少见，多数患者在伤后急性期可能并无明显的神经功能损害，易被忽略，少数患者会出现视物模糊、眼球活动受限、眼睑下垂等脑神经损伤症状。2 ～ 3 周内动脉瘤破裂风险极高，可能突发不明原因的严重迟发性颅内出血、蛛网膜下腔出血或鼻、眼部反复出血，是颅脑损伤患者延期死亡的重要原因之一。分为真性动脉瘤（部分动脉壁破裂）、假性动脉瘤（动脉全层破裂形成血肿腔）、混合动脉瘤（假性动脉瘤继发于真性动脉瘤），创伤性颅内动脉瘤多数属于假性动脉瘤。夹层动脉瘤被归类为假性动脉瘤，以后循环椎动脉最为常见。影像学检查是诊断创伤性颅内动脉瘤的重要手段。

CTA、MRA 或 DSA 可直接显示动脉瘤及载瘤动脉，双腔征及内膜瓣是动脉夹层病变的直接征象，CTA、MRA 或 DSA 如发现此征象均可做出诊断。MRA、CTA 均可对受累血管的管腔变化进行评价，包括不规则狭窄、管腔扩张、狭窄伴扩张或完全闭塞。

其他征象包括：①颅底蛛网膜下腔出血，看起来像动脉瘤性蛛网膜下腔出血，在不常见部位较外伤性蛛网膜下腔出血更常见。②可发现后循环（小脑、脑干、丘脑）的新鲜梗死灶，DWI 高信号，ADC 值减低。

12. 外伤性颈动脉海绵窦漏（carotid-cavernous fistula，CCF）

颈内动脉的海绵窦段或其在海绵窦内的分支破裂，与海绵窦之间形成异常的动静脉沟通。可于创伤后立即发生，也可在几周后发生，男性多见。临床表现为颅内杂音，指压患侧颈总动脉杂音减低或消失，搏动性眼球突出，眼眶水肿 / 红斑、视力下降等；如果 CCF 远端的颈内动脉血流量下降，会造成半球缺血，同时局灶性神经功能缺损，涉及第Ⅲ～Ⅵ对脑神经。

（1）DSA 表现：是诊断金标准，可直接显示瘘口。海绵窦早期显影和流出道（包括眼上静脉、内眦静脉和面静脉）逆行显影；根据颈内动脉撕裂的大小，瘘口远端的颈内动脉顺行血流减少或缺乏可作出诊断。

（2）CT 表现：眼上静脉增粗，海绵窦扩大，眼外肌增粗，有时眼下静脉也可同时增粗，可继发眼球突出，眼睑肿胀。CT 增强显示增粗的眼上静脉和增大的海绵窦明显强化。

（3）MRI 表现：由于血管流空效应，平扫即可清晰显示增粗的眼上静脉和增大的海绵窦，同时可以观察海绵窦血液的其他引流途径，如岩上窦、岩下窦、颅底导静脉的显影扩张。MRA 显示海绵窦和眼上静脉与血流相关的信号增多。

13. 颅内异物

颅内异物（intracranial foreign body）临床并不少见，在战时绝大多数为铁磁性，而在和平年代较多的是非铁磁性异物，常伴有不同程度脑组织和（或）脑内血管损伤，根据异物存留的位置、数量及体积等可有不同的临床表现，如头痛、记忆力减退甚至精神症状，部分异物在颅内可能会发生移位，造成脑组织及血管的二次损伤；异物是重要的感染源，易引起颅内感染及脓肿形成；异物周围易出现胶质增生和瘢痕，有导致创伤性癫痫的可能。为了消除异物造成的隐患，对于直径大于 0.5 cm 或造成临床症状者，都应积极予以摘除。

影像学检查是诊断颅内异物的重要检查方法，不仅能够了解颅内异物的残留位置，尤其对因颅内异物所致脑损伤程度显示明确，同时可以了解异物所处位置与周围结构间的关系，可对颅内异物做出定位、定性诊断。

（1）X 线表现：简便易行，可发现骨折及金属异物或不透光异物等，呈高密度致密阴影，能够显示不透光异物的数量、形态、大小及位置。

（2）CT 表现：是诊断颅内异物最常用的影像学检查方法，密度分辨率高。CT 检查不仅能够确定异物的位置，判断异物的性质、大小、数目，而且能清楚地了解异物所致颅脑损伤的位置与程度，如伴发的脑挫伤、脑内血肿、颅骨骨折及骨折移位等情况。同时 CT 三维重建可直观地反映异物在脑内的空间位置、解剖关系、长度、走向、起止点等详细信息。同时眶内异物常经菲薄的颅前窝底穿入颅内，冠状位、矢状位图像可充分显示异物入颅位置。由于这类异物有可能接近颅底大血管，因此术前掌握异物与大血管的相对位置至关重要，CT 血管造影（CTA）能够方便、快捷地显示血管走行，并且能够多方位、多角度观察异物与大血管的空间位置关系，协助制订手术方案。不同成分异物的 CT 表现有所不同。CT 对不透光和半透光异物较 X 线平片敏感，金属性异物密度高而很容易发现，但因其易伴随金属伪影，所以采用骨窗观察可减轻伪影对于异物位置的干扰；同时可发现一些合金、玻璃异物，因其成分致密，吸收射线多，也呈高密度，其伪影明显轻于金属性物质。但对植物性异物、泥沙等透光异物不易检出，通过调节窗宽、窗位可有助于异物显影（图 5-10）。

（3）MRI 表现：也是诊断颅内异物常用的影像学方法，对于较小的木制异物或其他低密度非金属异物的显示率较高，但不宜用于颅内铁磁性异物的诊断。

上述影像学表现在非火器性颅脑开放伤时均可以出现，可合并存在或交替出现。CT

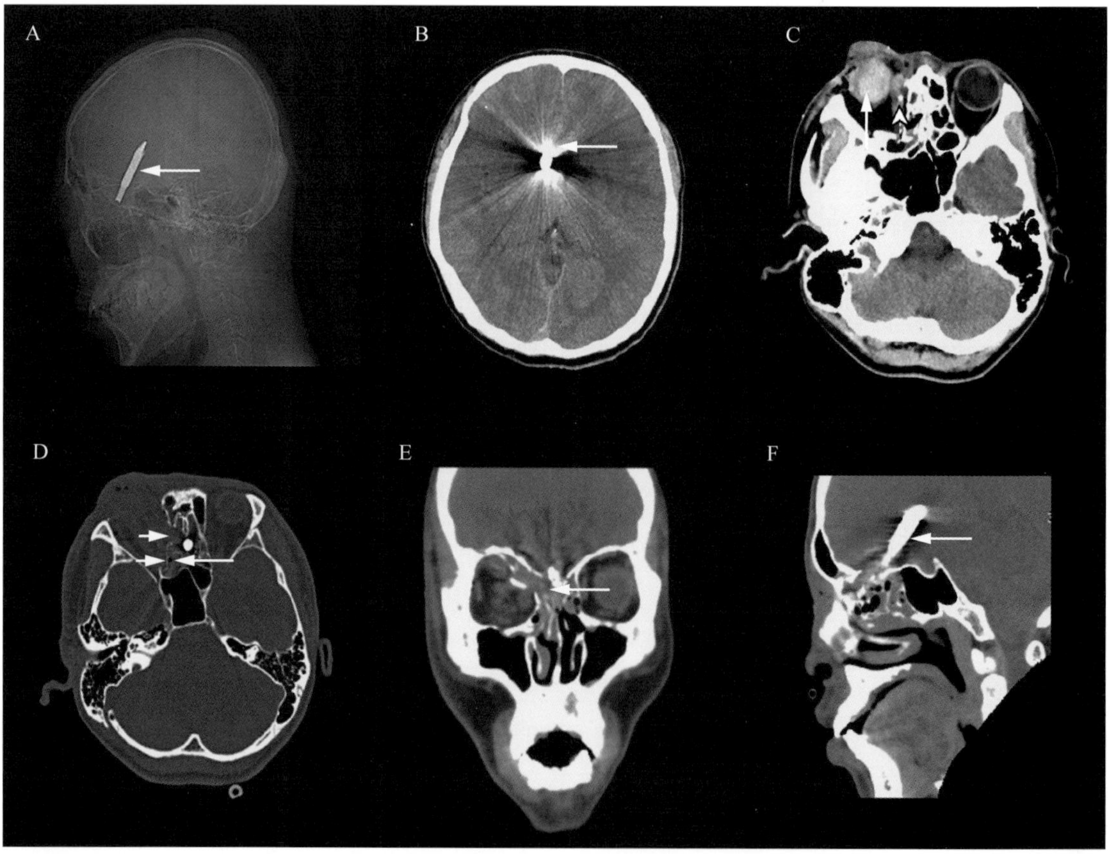

图 5-10 头颅 CT 定位像显示颅前窝金属异物（**A**，白色箭头示），金属异物伪影强，周围脑组织显示欠佳（**B**，白色箭头示），还可见蛛网膜下腔出血，右侧眼球破裂出血（**C**，白色箭头示）、内直肌增粗（**C**，“ᐱ”示），筛窦积血（**D** 和 **E**，白色长箭头示），及筛骨、蝶骨骨折（**D**，白色短箭头示），矢状位显示异物全貌（**F**，白色箭头示）

是观察急性开放性颅脑损伤的首选检查方法，扫描速度快，对急性期出血敏感，能清晰显示颅骨结构，并且允许急救设备进入机房便于危重伤者急救；MRI 对弥漫性轴索损伤、脑干、颅后窝的损伤及微小出血敏感。CT 和 MRI 互为补充，对颅脑开放伤的诊断具有重要意义。

（六）治疗原则

1. 迅速止血、抗休克。迅速控制出血，补充血容量，纠正休克。

2. 创口内留有致伤物者，不可贸然撼动或拔出，以免引起新的损伤。

3. 创口大、破碎脑组织外溢或脑组织向外膨出者，应注意保护显露的脑组织。

4. 昏迷伤员取侧卧位或侧俯卧位，及时清理口及鼻腔血液、呕吐物及分泌物，并防止舌后坠，保持呼吸道通畅，必要时气管插管或气管切开。

5. 早期、彻底清创。

二、火器性颅脑开放伤

火器性颅脑开放伤是战争条件下常见的严重颅脑损伤，在和平时期也有发生。现代高速火器的使用使颅脑损伤的伤情复杂，致死、致残率极高。其主要是由于高速火器直接对颅脑结构造成的破坏作用，以及致伤物瞬间膨胀的空间效应和冲击波的远达效应，常常造成头皮、颅骨粉碎性骨折及脑组织损伤。火器性颅脑开放伤的严重程度主要和致伤火器，如枪弹、弹片及爆炸性飞射物的速度有关，飞射物的速度越高，伤员的死亡率越高。过去一个半世纪的战争和冲突的数据显示，爆炸冲击伤的发生率呈上升趋势，而枪伤的发生率逐渐下降[1, 9-10]。

（一）分类

1. 火器性颅脑开放伤基本类型

按照硬脑膜是否破裂，将火器性颅脑损伤分为非穿透性颅脑损伤和穿透性颅脑损伤[10]。

（1）非穿透性颅脑损伤：指硬脑膜完整的颅脑损伤，常见有以下两种：反跳伤和浅切线伤。反跳伤，指动能较小或已经耗尽的投射物，击中人体后被弹回，形成入口和出口在同一位置的伤口（图 5-11）。浅切线伤，指硬脑膜完整的沟槽状损伤，但引起颅骨和头皮的开放伤。两者都可引起脑组织的裂伤或者挫伤（图 5-12）。

（2）穿透性颅脑损伤：造成头皮、颅骨、硬脑膜穿透的颅脑损伤。主要有三种常见的形式：深切线伤、非贯通伤和贯通伤。深切线伤，指入口与出口相连，造成头皮、颅骨、硬脑膜、脑组织呈沟槽状的颅脑损伤（图 5-13）。非贯通伤，又称盲管伤，指投射物穿入人体后，因能量耗尽而留在脑组织中，形成只有入口而没有出口的脑损伤（图 5-14 和图 5-15）。贯通伤，指动能较大的投射物贯通身体，形成既有入口也有出口的损伤，多由于高速枪伤所致，是颅脑损伤中最严重的一种类型（图 5-16）。

2. 火器性颅脑开放伤特殊类型

即发生在颅脑的特殊部位，累及重要的颅脑结构，具有易感染、病情严重、致残、致

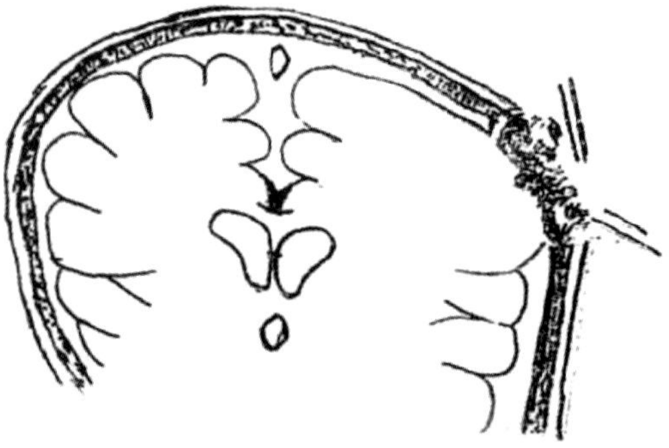

图 5-11　反跳伤示意图

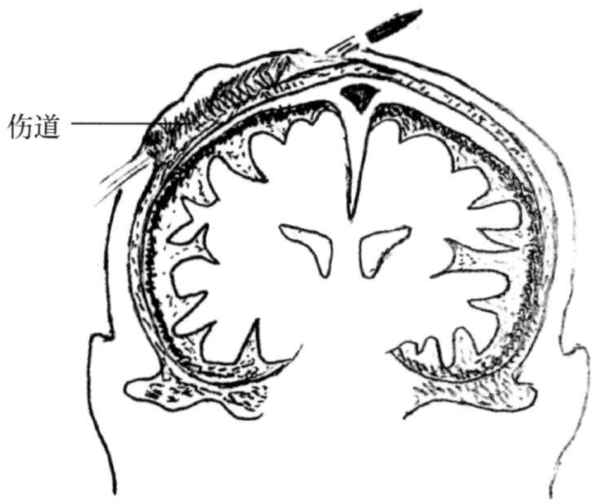

图 5-12　浅切线伤示意图

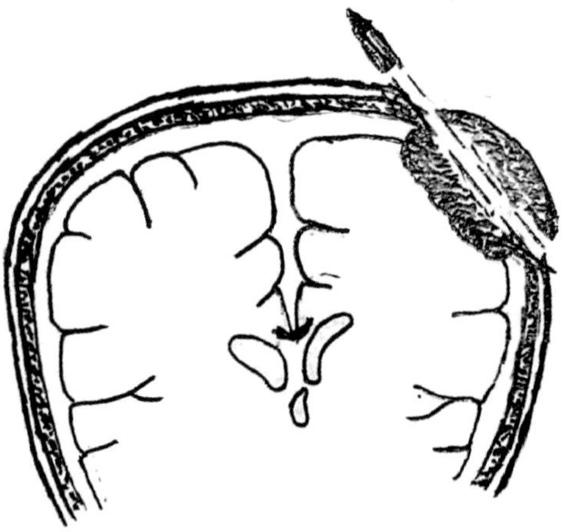

图 5-13　深切线伤示意图（沟槽伤）

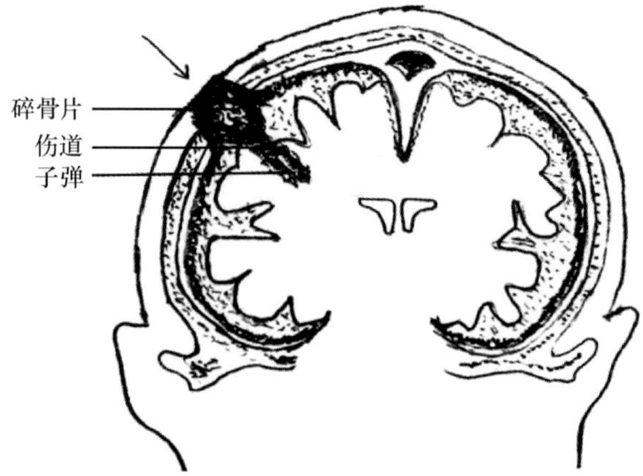

图 5-14　非贯通伤（盲管伤）示意图

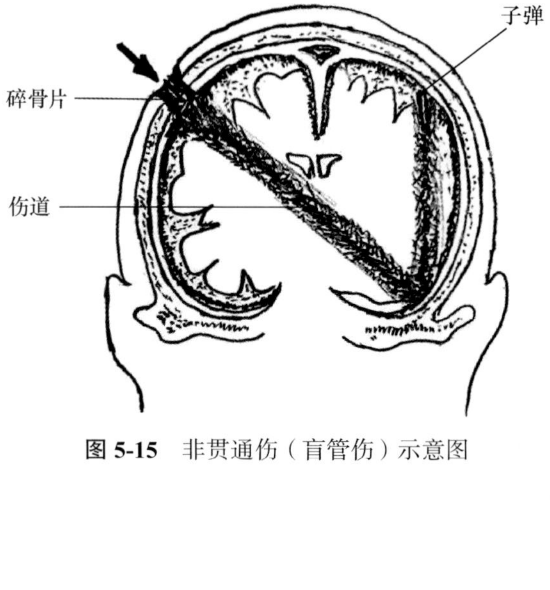

图 5-15　非贯通伤（盲管伤）示意图

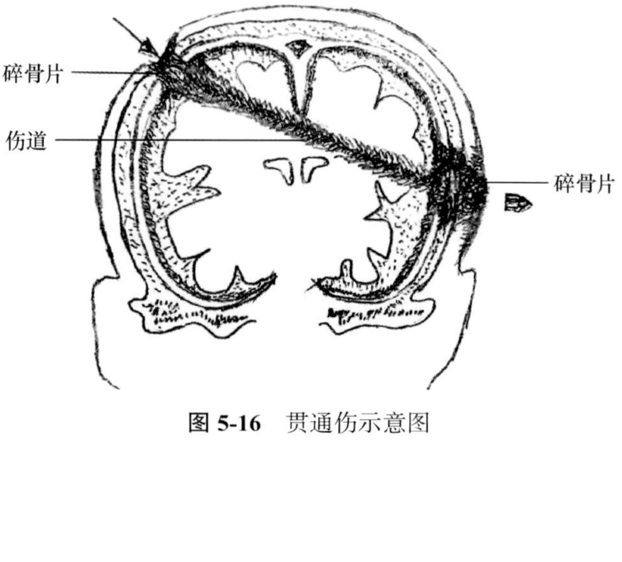

图 5-16　贯通伤示意图

死率高等特点。

（1）静脉窦损伤：多见于火器的直接损伤，也可由骨折的骨片刺伤所致。最常见的静脉窦损伤为上矢状窦，其次为横窦。由于损伤后窦壁坚韧不易回缩，易导致汹涌的致死性大出血。

（2）脑室贯通伤：火器伤所致的伤道穿过脑室、与脑室相通或停留在脑室。其主要的危害是容易造成脑室内出血，并继发感染。

（3）霰弹颅脑损伤：主要由霰弹丸引起的特殊类型颅脑损伤，其所致的颅脑损伤多为非贯通伤，并且易导致金属物体停留在脑内。其危害在于，除导致原发性的脑组织损伤外，多引起继发性的颅内出血和感染。

（4）颅后窝损伤：颅后窝是颅底内面后部的凹陷区，窝的中间部为斜坡，承托着脑桥和延髓等重要的生命中枢，此类损伤可导致损伤者立刻死亡。

（5）颌面部损伤：颌面部血液循环丰富，上接颅脑，下连颈部，是呼吸道和消化道的起端。颌面部损伤后常出血较多，容易形成血肿，可因血肿、水肿影响呼吸道通畅，甚至引起窒息。当颌面部损伤伴发颅底骨折时可引起脑脊液漏和颅底血管损伤。同时口腔颌面部窦腔较多，当窦腔内的大量细菌和脑组织相通时，易引起严重的感染。

（二）解剖基础及病理生理变化

1. 病理改变分区

火器性颅脑损伤的病理改变可分为三个区：原发伤道区、脑挫裂伤区和脑震荡区。病理演变过程大致分为急性期、炎性反应期与并发症期，早期彻底清创对于预防并发症起到重要的作用。

（1）原发伤道区：原发伤道区是指投射物直接击穿组织或脏器后所残留的空腔。伤道内有坏死脑组织夹杂的血液、血块、渗出物和异物等。但其常合并各种类型的颅内血肿，例如硬膜外血肿、对侧硬膜下血肿、脑内血肿、纵裂血肿和脑室内血肿（图5-17）。

（2）脑挫裂伤区：脑挫裂伤区是指高速投射物造成的空腔效应，在原发伤道周围造成颅脑损伤。病理特征主要包括血管断裂、点片状出血，脑细胞结构不清、肿胀或崩解，组织水肿。

（3）脑震荡区：脑震荡区位于脑组织损伤区之外，无明显的病理改变，常表现为神经和神经功能暂时受到抑制，不伴其他继发损害。

2. 火器性颅脑开放伤后机体的病理生理变化

目前颅脑火器伤实验动物模型分为两大类，即高速弹致伤模型（速度大于 300 m/s）和低速弹致伤模型（速度小于 300 m/s）[11]。由于高速投射物动能大，撞击动物后颅脑损伤严重，往往迅速死亡，故多用来研究火器伤后脑的组织学变化。对于低速弹致伤模型，由于动能较小，创伤量明显减少，故实验动物的存活率明显提高，存活时间明显延长，更有利于较长时间地观察病变过程及伤后各种病理生理学改变。

高速投射物所致颅脑损伤的损害范围较广，一般可导致血脑屏障结构的破坏，产生严

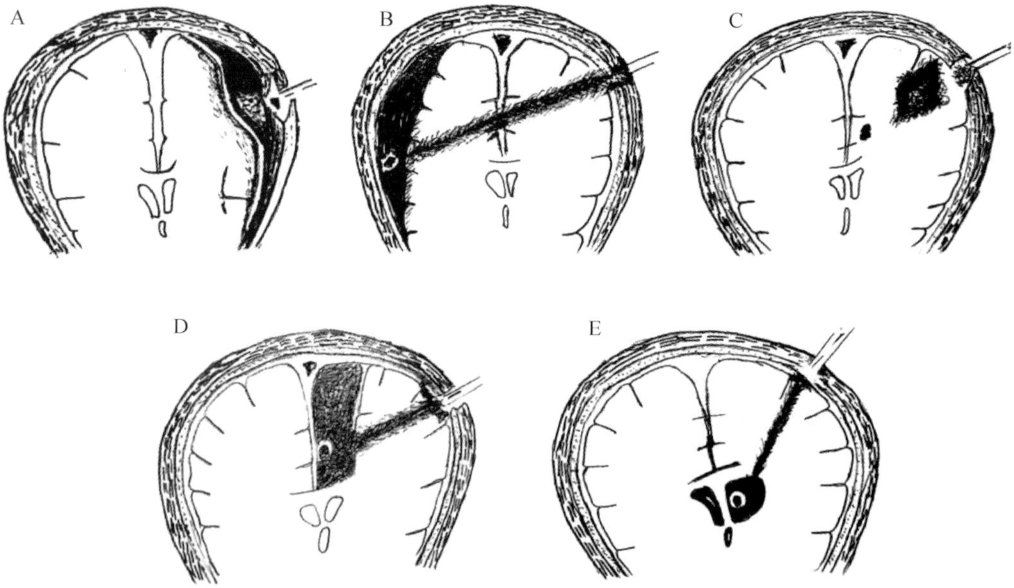

图 5-17 火器性颅脑开放伤不同类型的颅内血肿示意图。**A**. 硬膜外血肿；**B**. 对侧硬膜下血肿；**C**. 脑内血肿；**D**. 纵裂血肿；**E**. 脑室内血肿

重急性脑水肿。在颅脑损伤的原发伤道数毫米范围内，可见大量出血和破碎的脑组织，并存在碎骨片；颅底和大脑半球可见广泛的蛛网膜下腔出血；同时在原发伤道附近脑实质内的血管周围还可见环状出血，并波及丘脑、脑桥、小脑、中脑以及对侧的大脑半球。并且出血部位存在淡染色区，区域内的细胞核计数减少，这是由于高速投射物所致的血脑屏障结构破坏产生的急性脑水肿所致。颅脑火器伤后，脑血流量也会发生明显的降低，可能的原因是投射物导致脑血管的自动调节能力受损。有研究表明在颅脑火器伤早期，颅脑微血管已经发生了明显的病理改变，例如，内皮细胞受损导致的微出血，以及血管扩张和血管痉挛等。

（三）临床表现

伤后意识水平是判断颅脑火器伤后严重程度的重要指标，常用的评估标准为格拉斯哥昏迷量表（GCS）评分。正确地评估患者病情的严重程度，对于患者预后和治疗方法的选择具有重要的作用。但值得注意的是，有的患者会存在中间清醒期，中间清醒期是指受伤当时昏迷，数分钟或者数小时后意识好转，甚至完全清醒，但是当硬膜外血肿形成后，脑受压会引起再度昏迷。患者意识形态的改变取决于原发颅脑损伤的程度、血肿形成的速度和颅内其他损伤的存在，有的甚至达 24 h。因此，对于有颅内血肿形成的患者，应该观察患者的意识动态变化，警惕中间清醒期的发生。不同部位的颅脑损伤可出现相应的症状，例如，蛛网膜下腔出血可引起脑膜刺激征，下丘脑损伤可出现中枢性高热。颅内压增高的常见表现为头痛、恶心、呕吐、视盘水肿。颅内压增高可导致脑血管自动调节能力受损，脑血流下降，进而造成脑缺血。颅内压增高还可影响脑内代谢和血流量，从而产生脑水肿，使脑体积增大，进而加重颅内压。火器性颅脑开放伤早期清创不彻底，易引起颅内感染，临床症状主要有发热、头痛、呕吐、意识障碍、颈项强直等，严重者可遗留肌肉瘫痪、意识障碍、昏迷，甚至死亡。

当火器性颅脑开放伤伤及脑干等重要生命中枢时，可早期发生呼吸窘迫、缓慢或间歇性呼吸，脉搏转为徐缓或细远、脉搏不整及血压下降等中枢性衰竭征象。当颅内血肿出现时，可出现颅内压升高、脑受压以及脑疝，表现为呼吸深慢、脉搏慢而有力、血压升高等。

（四）影像学检查及表现

火器性颅脑开放伤术前伤道的判断对于制订手术路径和手术方案具有重要的作用。因此，要及时了解火器性颅脑外伤后伤道出、入口的部位和数目、形态。对此常采用的方法为 X 线和 CT 检查。

1. X 线检查

对于颅脑火器伤应该在清除表面污泥后，立即拍摄常规 X 线平片。X 线平片检查包括正位、侧位和创伤部位的切线位平片，有助于颅骨骨折、颅内积气、颅内骨片或异物诊断。同时可了解受伤的类型，例如是穿透伤还是非穿透伤，对于确定伤道的情况，了解颅内异物的数目、位置以及是否合并有脑组织多发伤具有重要作用。

2. CT 检查

CT 检查可以快速如实地反映损伤范围及病理改变，可以动态观察病变的发展和转归，对颅骨碎片、弹头片、伤道、颅内血肿、弥漫性脑水肿的诊断有重要作用。但诊断等密度的位于颅底、颅顶或脑干内的体积较小的病变尚有一定困难。

3. MRI 检查

MRI 检查对于等密度的硬膜下血肿、轻度脑挫裂伤、小灶性出血、外伤性脑梗死初期及位于颅底、颅顶或颅后窝等处的薄层血肿，有明显的优势。

4. 脑血管造影

脑血管造影（DSA）不但可以清楚地显示颅内和颅外血管，同时受伤后还可以显示动脉瘤、动静脉畸形的具体位置。其不仅可以显示病变的确切部位，对于病变的范围及严重程度也可以清楚地显示。当病情出现恶化，脑血管造影对于区别脑水肿和颅内血肿也有重要作用。对于火器伤后的颅内出血、蛛网膜下腔出血等，可有助于进一步寻找出血的病因和部位，如动脉瘤、动静脉畸形、动静脉瘘等（图 5-18）。

（五）救治原则

1. 及时给伤口清洁、止血与包扎。
2. 伤情较重者应该给予镇静、止痛及输液，同时给予抗生素治疗。
3. 失血性休克患者按照比例及时补充液体。
4. 昏迷的伤员均应该行气管内插管，注意保持呼吸道通畅，及时清除口腔、鼻腔或气管内的血液、呕吐物或分泌物，防止误吸和窒息；若血氧饱和度低，可应用高频通气，并注射甘露醇。

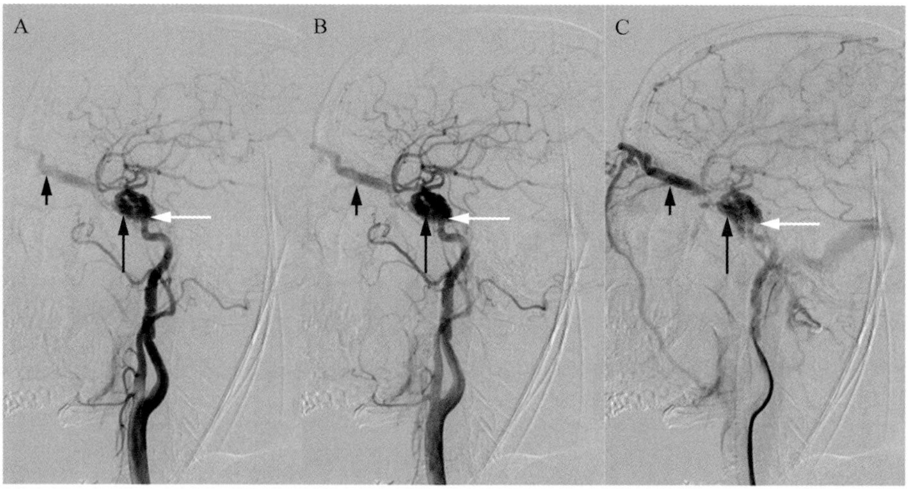

图 5-18 创伤性颈动脉海绵窦瘘 DSA 示颈内动脉与海绵窦血管直接相通（白色箭头），眼上静脉（黑色短箭头）和海绵窦血管（黑色长箭头）早期显影并明显增粗

5. 伤员复苏后迅速行头颅 X 线和 CT 检查，以确定脑损伤程度及创道内异物存留情况，及时发现有无血肿、脑室积血等严重并发症

6. 应该尽早进行清创手术，将含出血、污染、破碎脑组织和各种异物的开放性脑损伤变成止血彻底、清洁、有生机的闭合性伤道。创道内应用过氧化氢（双氧水）、甲硝唑和生理盐水反复灌洗，修复硬脑膜和创伤，并留置持续引流 24 ～ 48 h。

7. 对于合并颅内血肿和脑室积血者，于伤口部位扩大骨窗清创，有利于清除血肿和血凝块，一般清创手术在伤后 24 h 完成，最迟不宜超过 72 h。

8. 手术后常规由静脉输注大剂量抗生素 7 ～ 10 天，并使用神经功能活化剂及抗癫痫药物等。

第二节　闭合性颅脑损伤

一、脑震荡

脑震荡（cerebral concussion，CB）是最常见的脑外伤，属于轻度创伤性脑损伤（mild traumatic brain injury，mTBI）。2012 年运动相关性脑震荡国际学术会议将脑震荡的定义修改为：钝性力或突然加速、减速、旋转力等生物机械力作用于头部、面部、颈部或身体其他部位，传导至头部引起的急性、短暂性神经功能障碍，而常规影像学检查没有异常发现的一组临床综合征[12]。受伤部位多在枕部或额部，且多见于减速伤。在战斗时，大多数的脑震荡是由炸弹爆炸冲击造成的钝挫伤。脑震荡和其他形式的 mTBI 症状通常具有自限性，并可在几周内自愈，但仍有 10% ～ 15% 的个体会发展为长期症状或者震荡后综合征（postconcussivesyndrome，PCS），表现为患者伤后迁延不愈的头晕、头痛、易疲、易怒、注意力集中障碍、睡眠障碍或记忆困难等症状。

（一）解剖基础

神经丝和微小管等超微结构沿轴突长轴方向排列，共同组成了快速轴突转运的结构基础。快速轴突转运包括：从细胞体到外围的膜相关物质的快速运动（顺行轴突转运）或反方向运动（逆行轴突转运）。驱动蛋白（kinesins）和动力蛋白（dyneins）的分子运动与微小管联合使物质在细胞体与轴突终端间运动，而 mTBI 时轴突的微小管和神经丝破坏；除了 mTBI 损伤力的机械性破坏，由细胞内钙激活中性蛋白酶的蛋白水解作用可导致这些超微结构的延迟性、渐进性损伤。由于以上作用导致轴突转运中断，使伤后数小时至数天内与此转运系统相关的蛋白质在受伤部位累积。

（二）致病因素及发病机制

轻度创伤性脑损伤（mTBI）是处于坚硬颅骨腔内的富有弹性的脑组织由于受到瞬时加速力或减速力的作用后变形的结果。脑周围的脑脊液有一定的缓冲作用，当直接或间接作用于头部的线性力、旋转力、剪切力超过了缓冲限度就可能造成脑震荡。旋转力对中脑和间脑网状激活系统的正常细胞有损伤作用，能够引起意识丧失，脑干上部、穹窿、胼胝体、颞叶、额叶也可受到影响，致使脑的生理、神经传导、离子调节、能量利用、细胞代谢、脑血流量等发生变化。谷氨酸等兴奋性神经递质过度释放，神经元过度兴奋，引起神经元细胞膜内外的 K^+和 Ca^{2+}不平衡，产生细胞兴奋毒性。脑血流量的减少，细胞获得的葡萄糖低于正常，伴随线粒体活性减低，细胞无氧代谢增加，导致乳酸堆积。脑震荡后神经元对颅内压、脑血流量、缺氧等的变化非常敏感，尽管这些变化是可逆的，但一些神经元可能在变化过程中死亡。

脑震荡之后还可能出现血脑屏障的破坏，并伴有微量出血以及星形细胞增生，活化的小胶质细胞在血管周围聚集。此外，在局灶性血管周围出现含铁血黄素聚集以及成分为磷酸化 tau（p-tau）蛋白的神经原纤维缠结（neurofibrillary tangle，NFT）。震荡后综合征（PCS）患者大脑中出现的局灶性异常 p-tau 蛋白与局灶性轴索损伤、微量出血、星形胶质细胞增生和血管周围小胶质细胞增生很类似，这提示 p-tau 蛋白可能与轴索损伤、血脑屏障破坏和神经炎症相关。

（三）病理改变

脑震荡没有肉眼可见的组织形态学改变，只有显微镜下可见的器质性损害。动物实验和对合并严重损伤或晚期并发症后死亡进行的尸体解剖证明，脑震荡具有一系列病理形态变化。光镜下可见脑组织水肿、充血，静脉血流变慢，但无静脉血流淤滞；灰质、白质、胼胝体、软脑膜和室管膜下面有小而不明显的点状出血；有时可见脑的毛细血管轻度断裂和破裂；神经元肿胀，Nissl 小体显著减少，尤以核周明显，严重者 Nissl 小体消失；神经轴突（尤其在脑干部位）出现增粗、肿胀，有的轴突弯曲或呈串珠状，断端可见收缩球，收缩球以脑桥、延髓和大脑脚等部位多见。电镜下可见神经细胞粗面内质网脱颗粒、中央染色体溶解、线粒体显著肿大、基质水肿、嵴消失等。这种电镜下的改变通常是良性的，并且是可逆转的。

（四）临床表现

患者常有如下临床表现：

（1）意识丧失：颅脑创伤后立即出现短暂的意识丧失，历时数分钟至十多分钟，一般不超过半小时。

（2）逆行性遗忘：意识恢复之后，患者常有头疼、恶心、呕吐、眩晕、畏光及乏力等症状，同时常伴有明显的近事遗忘（逆行性遗忘）现象，即对受伤前后的经过不能回忆。脑震荡的程度愈重、原发昏迷时间愈长，其近事遗忘的现象也愈显著，但对过去的旧记忆并无损害。

（3）自主神经和脑干功能紊乱：患者遭受外力时，不仅有大脑和上脑干功能的暂时中断，同时也有延髓及颈髓的抑制，使血管神经中枢及自主神经调节也发生紊乱，引起心率减慢、血压下降、面色苍白、出冷汗、呼吸浅弱继而暂停、四肢松软等一系列反应。

（4）头痛、头晕：脑震荡恢复期患者常有头晕、头疼、恶心、呕吐、耳鸣、失眠等症状，一般多在数周至数月逐渐消失，但亦有部分患者存在长期头晕、头疼、失眠、烦躁、注意力不集中和记忆力下降等症状，其中有部分是属于恢复期症状。

（5）精神状态改变：患者常有情绪不稳定，表现为烦躁、谵妄、激动、欣快、痴呆、抑郁、恐惧等，少数患者表现为精神异常。

（6）其他：患者可有注意力不集中、思考问题迟缓、判断能力降低等，严重者可有尿失禁。

（五）脑震荡分级和诊断

1. 脑震荡分级

根据外力对脑组织的损伤程度不一，脑震荡分为以下 5 个等级。

（1）1 级脑震荡：发生短暂的、轻微的思维混乱，患者看上去有些迷糊，可在 5 ～ 15 min 完全清醒，没有昏迷、后遗症或后遗综合征，而且也没有意识丧失。

（2）2 级脑震荡：人体大脑突然被重物敲击而发生轻微的混乱和明显的创伤后遗忘。创伤后（顺行性）遗忘是指对受伤后紧接着发生的事情或从受伤那一刻开始发生的事情的失忆。

（3）3 级脑震荡：和 2 级脑震荡症状相似，但表现为逆行性遗忘。逆行性遗忘是指受伤前的记忆消失。

（4）4 级脑震荡：患者意识丧失小于或等于 5 min，可能昏迷、昏睡、反应迟钝、意识模糊、嗜睡或完全警觉。患者意识的恢复需要经过精神错乱、昏迷、意识模糊、接近神志清醒伴有自主动作及完全恢复等阶段。

（5）5 级脑震荡：患者经历了 5 min 或更长时间的麻痹性昏迷或意识丧失，涉及大脑的损伤，并且有更长时间的顺行或逆行性遗忘。5 级脑震荡后的恢复可表现为两种类型：A 型患者经历了从麻痹性昏迷到昏迷、意识模糊、清醒和完全警觉，和 4 级脑震荡相似但是更严重；B 型患者经历了与呼吸循环衰竭相关的昏迷，并且昏迷和检查者的关系比较密切，尤其是在评估的早期，患者必须要维持身体的基本功能。

2. 脑震荡临床常用诊断标准

（1）脑外伤病史；

（2）短暂意识障碍＜ 30 min；

（3）逆行性遗忘；

（4）无神经系统阳性体征；

（5）CT、MRI 无明显异常。

（六）影像学检查及表现

脑震荡过去一直被认为仅仅是中枢神经系统短暂性、自愈性的功能障碍，在解剖、影像和病理生理学上未发现明显可见的器质性损害，临床上所表现的一过性功能障碍相关症状可能与头部所受外力导致神经细胞分子结构紊乱、中间神经元受损、神经传导阻滞及脑室内脑脊液冲击等因素有关。脑震荡后存在的相关临床症状一般持续在数小时以内，绝大部分伤者可在数周内完全恢复正常，不遗留任何功能障碍症状。但研究数据显示，部分脑震荡患者在伤后很长时间仍存在相关不适症状，称为震荡后综合征（PCS）。以往的研究认为脑震荡患者无明显的大脑组织结构异常，不能用常规成像检查。随着神经影像学的发展，对脑震荡的认识也不断深入。以下简述影像学检查方法在 mTBI 中的应用。

1. X 线检查

头颅平片简单易行，可根据颅骨骨折征象推测有无颅内脑损伤的发生；颅骨骨折的存在可大大增加颅内损伤发生的可能，但缺乏特异性，对于检测颅内出血性损伤的敏感性很低。而 mTBI 患者很少发生颅骨骨折，头颅平片对于 mTBI 患者检测的敏感性和特异性均较低，临床价值有限。

2. CT 检查

CT 检查在创伤性脑损伤中应用最为广泛，其优势为快速、禁忌证少，并能够很容易检测出需要急诊手术处理的颅内出血性损伤。其对于中、重度 TBI 患者具有相对较大的诊断价值，而对于 mTBI 患者，特别是 CT 检查阴性者，其在病情评估及预后判断方面的作用有限。

3. MRI 检查

常规 MRI 和 CT 一样，均是显示宏观层面的大的结构性损伤，对 mTBI 价值有限，但相比常规 CT，MRI T2WI 及 FLAIR 序列对检测创伤性脑损伤及出血更敏感。

近年来，多种功能磁共振成像（functional magnetic resonance imaging，fMRI）技术的发展为活体脑组织的结构与功能研究提供了一种无创性方法，因为脑震荡常无临床症状，难以评估，所以 fMRI 是诊断和评估该病的有效方法。

（1）磁敏感加权成像（SWI）：该技术主要利用组织间磁敏感差异形成图像对比，是目前显示脑出血和脑微出血最敏感的序列，而 mTBI 的常规影像学检查通常正常，因此 SWI 序列应作为脑损伤的常规和首选影像检查序列，其可以在 mTBI 早期检测出更多与创伤性轴索损伤有关的小的白质出血灶，避免漏诊和评估不当（图 5-19）。

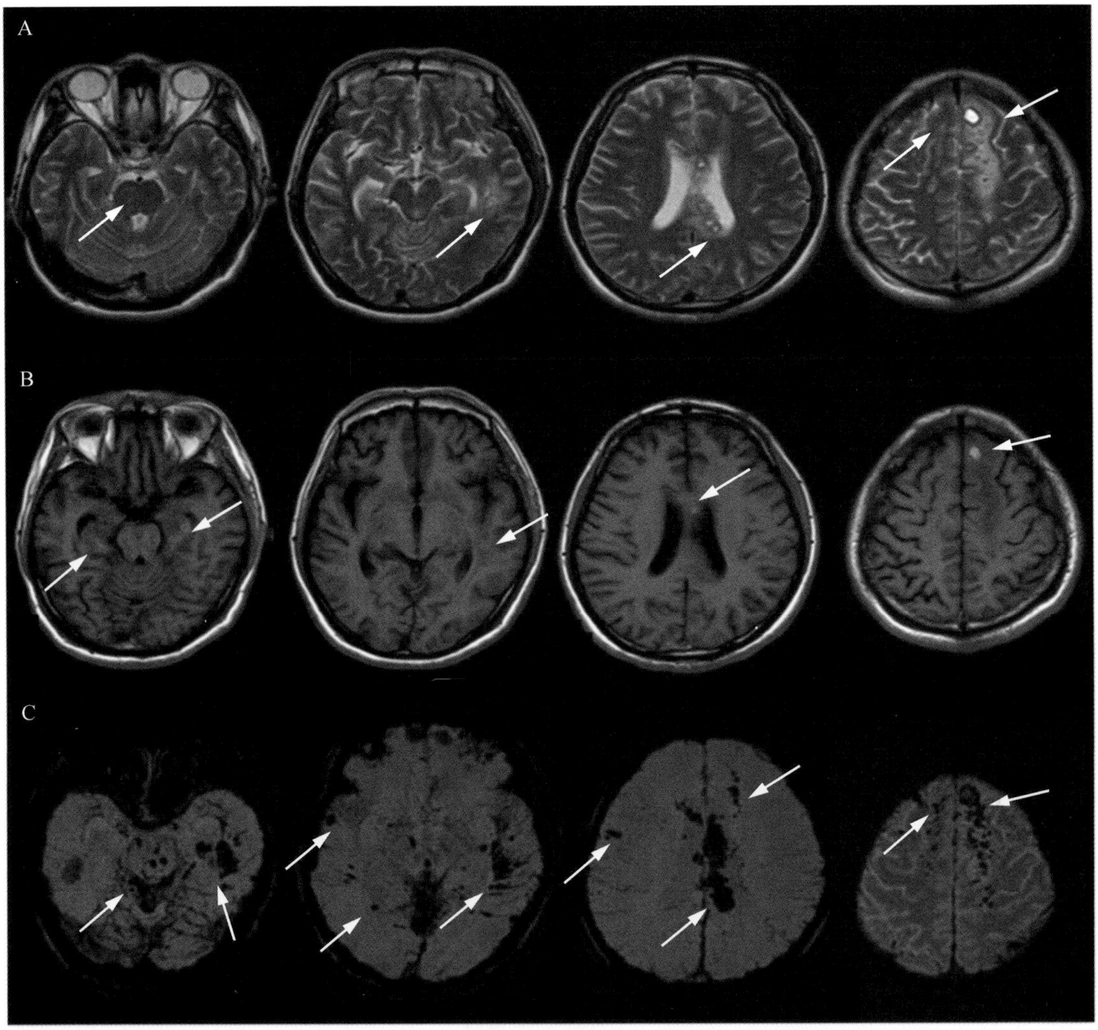

图 5-19 轴位 MR-T2WI（**A**）和 T1WI（**B**）示双侧额叶、左侧颞叶、胼胝体多发点片状短 T1 长 T2 信号影，提示弥漫性轴索损伤；SWI（**C**）示脑内弥漫性低信号，较常规 MR 平扫显示病灶更多

（2）弥散张量成像（DTI）：可在体观察、评价脑白质纤维的完整性，主要参数包括白质的各向异性分数（fractional anisotropy，FA）和平均扩散率（mean diffusivity，MD），还可间接反映髓鞘化程度或纤维束的完整性。研究表明，脑震荡损伤与白质微观结构和纤维束完整性的改变有关，mTBI 患者胼胝体、穹窿、双侧钩束和双侧丘脑上辐射区 FA 值显著降低，而左侧钩束、下纵束和左侧丘脑后辐射区 MD 值显著增高，且上述白质异常区域指标与 PCS 症状具有明显相关性[13]。因此，必要时对 mTBI 患者进行 DTI 检查更能精准评估病情，指导治疗。

（3）弥散峰度成像（DKI）：是在 DTI 技术的基础上发展而来的一种新技术，相比传统弥散技术即 DWI 和 DTI，DKI 技术对探测水分子在人体微环境内的扩散运动更加敏感，能提供更丰富的扩散信息，在 DTI 技术的应用基础上，DKI 技术还可预测 mTBI 患者的预后。

（4）动脉自旋标记（ASL）：是一种以自由扩散的内在示踪剂测量组织灌注的 MRI

技术，主要参数为脑血流量（CBF），CBF 值的变化可直观反映 mTBI 患者不同时期脑微循环的改变情况。研究表明，mTBI 患者的脑血流变化与症状相关，如眩晕、焦虑等脑震荡症状与 CBF 降低有关，晕动症与双侧额叶和左枕叶 CBF 值降低相关性较高[14]。因此，mTBI 行 ASL 检查有助于进一步了解脑震荡发病机制和指导临床治疗。

（5）血氧水平依赖功能磁共振成像（blood oxygen level dependent fMRI，BOLD-fMRI）：是利用大脑活动区域局部血液中氧合血红蛋白与去氧血红蛋白比例的变化所引起的局部组织 T2 改变，从而在 T2 加权像上反映出脑组织局部活动功能的一种 MR 成像技术，可用来研究大脑的皮质活动。研究显示脑震荡患者基底核区、丘脑下部、大脑皮质及脑干部位的超微结构损伤导致 PCS 患者伴随各种各样的后期临床症状；脑震荡亚急性期 PCS 患者背外侧前额叶、海马、楔前叶在双侧大脑半球之间的功能连接程度降低，提示患者在脑网络连接层次上受到损伤；另外，研究发现 PCS 患者在静息状态下存在局部一致性的异常。因此，进行 BOLD-fMRI 成像有助于探索 PCS 患者的神经功能障碍机制[15]。

（6）磁共振波谱（MRS）成像：该技术可非侵入性地显示脑组织内代谢物，并反映其含量。^{1}H-MRS 作为 TBI 研究的重要方法，具有较高的病理特异性，可实时监测脑内代谢物变化。研究表明 TBI 患者损伤后 24 h 内脑内胆碱（Cho）升高，N- 乙酰天冬氨酸（NAA）弥漫性降低并在数天内持续降低，而患者康复后 NAA 恢复正常，另外 NAA 和乳酸（Lac）值与 GCS 评分明显相关[16]。

（七）鉴别诊断

脑震荡主要须与脑挫裂伤进行鉴别，因为二者临床表现相似但治疗方式不同。脑震荡患者头部 CT 检查常为阴性，而脑挫裂伤患者 CT 或 MRI 能发现颅内明显的脑挫裂伤病灶。

（八）治疗原则

脑震荡无需特殊治疗，一般只需休息和对症处理，同时注意各种生命体征变化。

二、脑挫裂伤

脑挫裂伤（cerebral contusion and laceration）是指暴力作用于头部，造成脑组织的器质性损伤，是常见的原发性脑损伤，可发生于受暴力直接作用的相应部位或附近，产生冲击伤，但是比较常见的是脑挫裂伤出现在远离打击点的部位，即暴力作用点的对应点，产生严重的对冲伤。损伤主要发生于大脑皮质，好发于额极、颞极及其基底[17]。

脑挫裂伤包括脑挫伤和脑裂伤两种病理类型。脑挫伤是指单纯脑实质损伤，可有脑皮质和深层的散发小缺血灶、脑水肿和脑肿胀，而软脑膜完整。脑裂伤是指脑实质破损伴软脑膜撕裂，软脑膜、血管和脑组织同时有破裂，并伴有外伤性蛛网膜下腔出血。两者多同时发生，故称脑挫裂伤。

脑挫裂伤作为常见病、多发病，是当今威胁人类生命的主要疾病之一，其死亡率在各类创伤中居首位，重型脑挫裂伤的死亡率可高达 30% ～ 50%。随着我国脑挫裂伤的发生率逐年增加，虽然对该病的救治手段不断提高，但治疗效果仍不够理想。因此，加强脑挫裂伤的基础和临床研究，提高战创伤治疗水平，已成为军事医疗关注的热点，具有重大的社会和军事影响。

（一）解剖基础

颅前窝底粗糙，形状凹凸，存在相对锐利的解剖结构如鸡冠、蝶骨嵴和大脑；而颅后窝光滑、不锐利、平坦，当枕部直接着力的减速性对冲伤发生时，创伤性外力作用使运动中颅骨突然停止，而脑组织由于惯性，继续维持运动并产生位移，由于颅前窝底凹凸不平、粗糙锐利，脑组织受到强烈摩擦和撞击，产生脑挫裂伤，受力部位冲击伤常不是特别严重，但双额叶底部及颞叶所受的对冲伤较重。

（二）致病因素及发病机制

一般脑凸面挫裂伤多发生在暴力的直接作用部位（加速伤），而颅底接触面的脑挫裂伤则易发生在受伤的对冲部位，临床上称之为对冲性脑挫裂伤。这类损伤较为严重，并常以额、颞叶前端和底部为多。由以上两种受伤机制所致的脑挫裂伤在临床上较为常见。对冲性脑挫裂伤的发生部位与外力的作用点、作用方向和颅内的解剖特点密切相关，以枕顶部受力时，产生对侧额极、额底和颞极的广泛性损伤最为常见，而枕叶的对冲性损伤却很少有。这是由于前颅底和蝶骨嵴表面粗糙不平，外力作用使其与对侧额极和颞极发生撞击，产生相对摩擦而造成损伤；而当额部遭受打击后，脑组织向后移动，但由于枕叶撞击于光滑、平坦的小脑幕上，外力得以缓冲，而很少造成损伤。此外，由其他受伤机制造成的脑组织的变形、旋转和剪应力也可造成损伤，往往见于不同介质的结构之间，并以挫伤及点状出血为主（旋转伤）。

（三）病理改变

脑挫裂伤的病理改变轻重不一。轻者可见脑表面淤血、水肿，有片状出血灶，脑脊液可呈血性。重者脑实质挫碎、破裂，局部出血，甚至形成血肿，受损组织缺血坏死，显微镜下可见神经元胞质空泡形成，Nissl 小体消失，胞核碎裂、溶解，神经轴突肿胀。严重者可有皮质和白质的挫碎、破裂，局部出血、水肿甚至血肿，皮质血管栓塞，脑组织糜烂、坏死，挫裂区周围点片状出血灶和软化灶呈楔形深入脑白质，4 ～ 5 天后坏死的组织开始液化，1 ～ 3 周时局部坏死、液化的区域逐渐吸收囊变，周围胶质增生，邻近脑萎缩，蛛网膜增厚并与硬脑膜和脑组织粘连，形成脑膜脑瘢痕[1]。

在重型脑损伤，尤其合并硬膜下血肿时，常发生弥漫性脑肿胀，以小儿和青年多见，一般多在伤后 24h 内发生，短者伤后 20 ～ 30min 即可出现。其病理形态变化可分为三期：

（1）早期：伤后数天，显微镜下以脑实质内点状出血、水肿和坏死为主要变化，脑皮质分层结构不清或消失，灰质和白质分界不清，神经细胞大片消失或缺血变性，神经轴索肿胀、断裂、崩解，星形细胞变性，少突胶质细胞肿胀，血管充血水肿，血管周围间隙扩大。

（2）中期：大致在损伤后数天至数周，损伤部位出现修复性病理改变，皮质内出现大小不等的出血，损伤区皮质结构消失，病灶逐渐出现小胶质细胞增生，形成格子细胞，吞噬崩解的髓鞘及细胞碎片，星形细胞及少突胶质细胞增生肥大，白细胞浸润，从而进入修复过程。

（3）晚期：挫伤后数月或数年，病变为胶质瘢痕所代替，陈旧病灶区脑膜与脑实质瘢痕粘连，神经细胞消失或减少，相邻脑组织萎缩。

（四）临床表现

脑挫裂伤的临床表现因致伤因素和损伤部位的不同而各异，悬殊甚大。轻者可没有原发性意识障碍，如单纯的闭合性凹陷性骨折，头颅挤压伤即有可能属于此种情况；而重者可致深度昏迷，严重功能损伤，甚至死亡。

（五）影像学检查及表现

脑挫裂伤是一种脑组织的器质性损伤，常伴有其他严重并发症，其临床症状危重、病理改变复杂、发展进程较快，如不及时诊断和救治，常常导致较高的致残率和死亡率。影像学检查对颅脑损伤的诊断和预后具有重要的临床意义，不同检查方法对显示脑挫裂伤的病灶情况、病理生理、组织代谢、血流变化等演变过程各具优势，尤其是磁共振成像（MRI）可以进一步揭示脑挫裂伤的病理变化，为临床有效治疗提供影像学指导。

1. X 线检查

在伤情允许的情况下，颅骨 X 线平片检查仍有一定价值，它可了解骨折的具体部位及类型，有助于分析致伤机制和判断伤情。

2. CT 检查

CT 检查对脑挫裂伤与脑震荡可以做出明确的鉴别诊断，并能清楚地显示脑挫裂伤的部位、程度及有无继发损害，如颅内出血、血肿和脑水肿等情况。同时，可根据脑室和脑池的大小、形态和移位的情况，间接估计颅内压的高低。尤为重要的是，对一些不典型的病例，可以通过定期 CT 扫描，动态地观察脑水肿的演变或有无迟发性颅内血肿的发生。

脑挫裂伤区 CT 表现可见点片状高密度区，或高密度与低密度互相混杂，同时脑室可因脑水肿受压变形，弥漫性脑肿胀可见于一侧或两侧大脑半球，侧脑室受压缩小或消失，中线结构向对侧移位；并发蛛网膜下腔出血时，纵裂池呈纵形宽带状高密度影。脑挫裂伤区的脑组织坏死液化后，表现为 CT 值近脑脊液的低密度区，可长期存在。脑挫裂伤范围越大，占位效应越明显，重者出现脑疝征象。水肿高峰期过后，占位征象逐渐减轻，后期出现脑萎缩征象。

在临床上依据脑挫裂伤的程度和病情发展的时间，CT 表现各异，可大致分为以下 3 期：

（1）急性期：临床症状出现早，一般在数小时内。CT 表现为散在的斑点状或斑片状高低密度混杂病灶，部分病例出现不同程度的脑水肿，表现为病灶周围的低密度影，且损伤侧的侧脑室压力增大，脑沟及脑池呈不同程度受压，部分出现中线结构向对侧移位。也有一部分病例表现为散在的出血点而融合形成小血肿，少数病例甚至出现弥漫性脑肿胀，合并蛛网膜下腔出血时表现为纵裂池、脑池等处的高密度改变（图 5-20A，图 5-21A）。

（2）进展期：临床症状较急性期出现晚，患者入院时意识障碍程度往往相对较轻，但

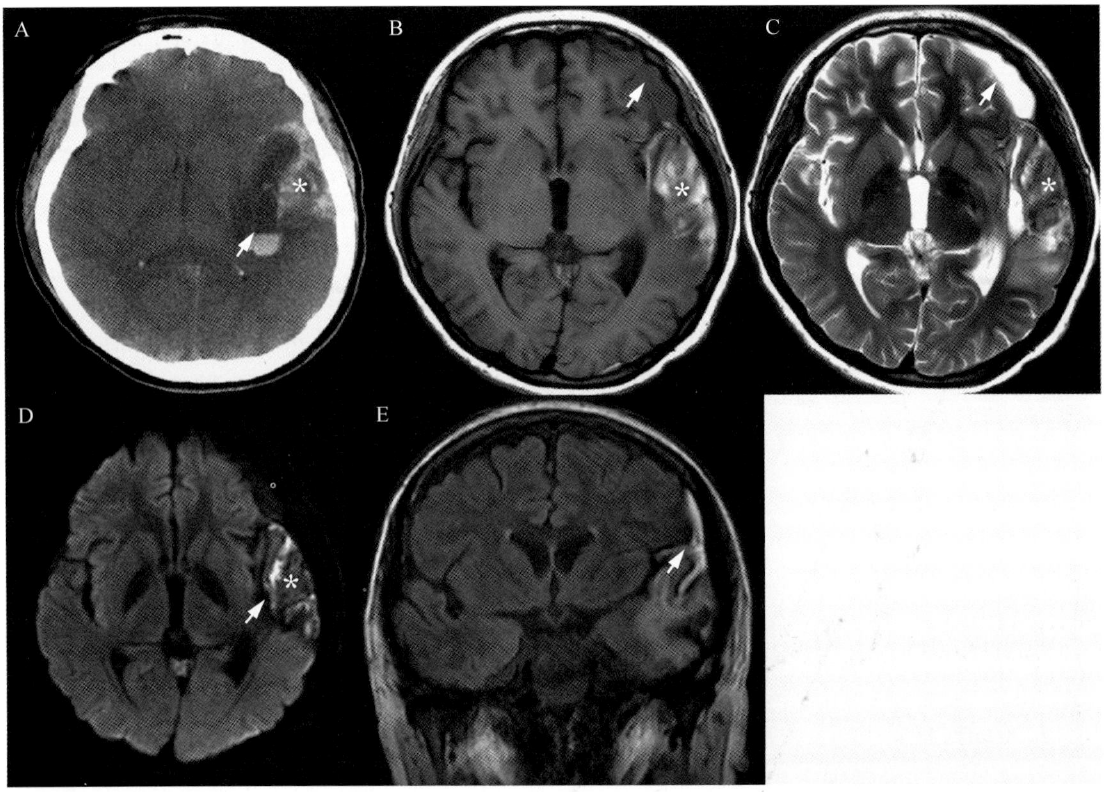

图 5-20 患者女，20 岁，车祸致脑挫裂伤。**A.** CT 平扫示左侧颞叶不均匀片状高密度影（白色星号示），内缘见一短小液平（白色箭头示），有占位效应，中线略向右移位。**B** 和 **C.** 外伤后 21 天复查 MRI，T1WI 轴位（**B**）与 T2WI 轴位（**C**）示左侧颞叶片状高信号（白色星号示），以 T1 为著，提示出血为亚急性期，同时左侧额部硬膜下积液（白色箭头示）。**D.** DWI 示左侧颞叶病变呈不均匀混杂信号（白色星号示），周围见环形低信号（白色箭头示）。**E.** FLAIR 序列示病变区呈高信号，周围脑沟内见高信号出血（白色箭头示）

治疗过程中其病情多变，甚至迅速恶化、死亡。头颅 CT 呈现病灶区高低混杂密度影，周围出现不同程度的脑水肿，动态 CT 可发现脑挫裂伤病灶扩大、融合，形成脑内小血肿，周围出现重度弥漫性脑水肿，两侧脑室前角受压明显，环池、基底池模糊、缩小，但中线结构移位不明显。部分在 CT 上出现近似脑脊液的低密度坏死液化区，并可长期存在。

（3）迟发期：临床症状出现较晚，24 h 内常表现为充血水肿，未形成血肿或 CT 不易分辨病灶。而脑水肿常为颅脑损伤发展过程中的一种常见继发表现，可分为局限性脑水肿和弥漫性脑水肿，以脑组织密度减低和占位效应使颅内压力增高为主要特点。

3. MRI 检查

CT 检查对颅脑损伤后的脑水肿改变存在一定的漏诊率，同时对病变范围较小（< 15 mm）的脑内非出血灶也难以显示，这是因为以病理改变为脑水肿而导致的 CT 值差异变化需要一定时间。MRI 恰好能准确显示这一病理变化，因此临床上常用 MRI 作为 CT 检查的一种重要补充手段，在急性脑损伤的诊断中被广泛认可。

（1）MRI 平扫：MRI 自旋回波（spin echo，SE）序列 T1WI、T2WI 不仅可以敏感地

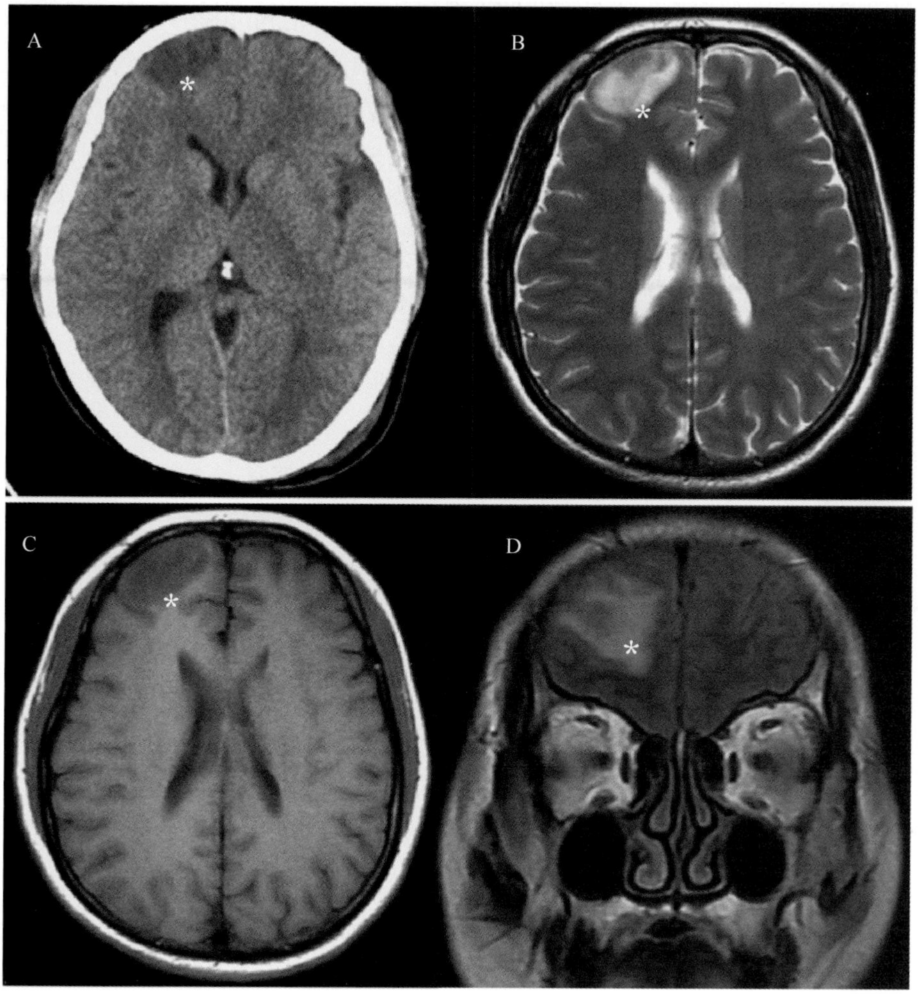

图 5-21　患者女，49 岁，右额叶脑挫裂伤（星号示）。**A**. CT 平扫示右侧额叶病变呈片状低密度影，病变区肿胀，脑沟显示不清。**B**. 轴位 T2WI 显示病变区呈高信号。**C**. 轴位 T1WI 显示右侧额叶低信号。**D**. FLAIR 示病变区呈高信号

发现脑出血，还能凭借观察血红蛋白演变过程的信号变化来推测脑血肿的发生时间（图 5-20 B 和 C，图 5-21 B 和 C），同时还能显示流空的异常血管影，对判断血肿的发生原因具有重要的临床价值[18]。另外，SE 序列的 T1WI、T2WI 优势在于能清晰显示脑水肿，脑水肿通常呈长 T1、T2 信号，即 T1WI 为低信号，T2WI 为高信号。

液体衰减反转恢复序列（fluid-attenuated inversion recovery，FLAIR）是一种特殊的反转恢复（IR）SE 序列，它的特点是在 SE 序列或快速自旋回波（fast spin echo，FSE）序列前附加一个 180° 反转脉冲，抑制在常规 T2WI 表现为高信号的自由水信号，对结合水（病变性水肿）则不能抑制而表现为高信号，从而突显病灶（尤其是脑室周缘的病变），对脑挫裂伤具有一定的诊断价值[19]，尤其能准确显示局灶性脑水肿和微量蛛网膜下腔出血，均呈高信号，对诊断皮质水肿和蛛网膜下腔出血最为敏感（图 5-20 E，图 5-21 D）。

（2）弥散加权成像（DWI）：DWI 能从分子水平动态反映脑挫裂伤的病理生理变化，

有利于了解脑挫裂伤的严重程度。脑挫裂伤最主要的表现是脑出血和脑水肿，脑出血又可加重脑水肿，脑水肿根据病理生理可分为4型，分别为细胞毒性脑水肿、血管源性脑水肿、渗透性脑水肿和间质性脑水肿。当脑损伤时，最常见的是前两种类型脑水肿。脑挫裂伤中心DWI主要为高低混杂信号（图5-20 D），ADC图为低信号；而创伤周围区域DWI呈等信号，ADC呈高信号。这主要是由于病灶内微血管的破裂出血，造成组织严重缺血、水肿，导致该部位的细胞弥散能力很大程度降低，表观扩散系数随之明显降低，提示病灶中心逐步向细胞坏死发展。挫裂伤周围区域ADC明显增高，这是由于TBI早期血脑屏障的破坏导致细胞外水分子体积增多、血管源性水肿形成，但是随着时间进展，细胞毒性水肿开始出现，并逐渐成为水肿形成的主导因素，因此该部位的ADC值早期较坏死区明显增高，随后ADC值降低，出现细胞毒性水肿[20]。

（3）磁敏感加权成像（SWI）：脑挫裂伤的脑内出血病灶在SWI序列表现为脑实质内边界清楚的斑点状、类圆形低信号影，且能显示脑内微小病灶及隐匿性的脑微出血[21]。蛛网膜下腔出血在SWI序列上主要表现为脑沟内的低信号影，且出血范围较常规MRI检查方法更大。

（4）动脉自旋标记（ASL）灌注成像：脑创伤后不仅病灶及病灶周围的血流灌注降低，其他脑区的血流灌注也会降低，ASL的优势是可在体反映脑挫裂伤后脑组织的血流灌注缺损。

（5）磁共振波谱（MRS）：脑挫裂伤周围水肿区的MRS变化早于CT或MRI，能在一定程度上反映脑挫裂伤的损伤程度，有利于指导治疗方案的制订，并为疗效评估提供依据[22]。

（六）鉴别诊断

根据病史、临床表现及影像学表现，脑挫裂伤诊断不难，但其常合并其他颅脑损伤，因此应进行细致、全面的检查，以明确诊断，及时处理。

（七）治疗

脑挫裂伤的治疗以非手术治疗为主，应尽量减少脑损伤后的一系列病理生理反应，严密观察颅内有无继发血肿，维持机体内外环境的生理平衡，预防各种合并症的发生。除非颅内有继发性血肿或难以控制的颅内高压需手术外，一般不需外科处理。尽早的合理治疗是减少伤残率、降低死亡率的关键。

1. 非手术治疗

（1）一般处理：轻、中型脑挫裂伤者主要予以对症治疗、防治脑水肿、密切观察病情和进行颅内压监护，必要时复查CT扫描。

（2）特殊处理：伤后早期即出现中枢性高热、频繁去脑强直、间脑发作或持续性癫痫者，应及早开始亚低温治疗。

（3）降低颅内高压：早期予以过度换气、大剂量激素，并在颅内压监护下进行脱水治疗，伤情严重者予以亚低温冬眠疗法。

（4）脑功能恢复治疗：当病情较稳定时，应给予促进神经功能恢复的药物，同时开始功能锻炼。

2. 手术治疗

原发性脑挫裂伤一般不需要手术治疗，但当有继发性损害引起颅内高压时需要手术治疗以防止脑疝形成。对伴有颅内血肿 30 ml 以上、CT 显示明显占位效应、非手术治疗效果欠佳、颅内压超过 4.0 kPa（30 mmHg）或顺应性较差者，应及时施行开颅手术清除血肿。近年来国内外采用标准大骨瓣手术方法治疗严重广泛的脑挫裂伤、恶性颅内高压取得良好效果。

（八）预后

脑挫裂伤较轻者，意识障碍程度不深，据统计 GCS 在 8 分以上者，90% 的患者预后良好。脑挫裂伤严重者，意识障碍程度较深，无自主动作，肌张力低下或增高，深浅反射消失，有或无病理反射，眼球不动，无角膜反射，双侧瞳孔对光反射消失，下颌后坠，呼吸有鼾声，血压偏高，GCS 为 5 分以下者，90% 预后不良。在颅内压监护下，颅内压超过 5.33 kPa（40 mmHg），经治疗后不能降至 2.7 kPa（20 mmHg）以下者，预后亦较差。

三、弥漫性轴索损伤

弥漫性轴索损伤（diffuse axonal injury，DAI）是一种原发性闭合性脑损伤，是创伤性脑损伤（TBI）中的一种特殊亚型，是 TBI 第二常见的脑实质损伤，仅次于皮质挫伤，临床研究发现此类患者占重型脑损伤患者的 20% ～ 30%。DAI 是头部受钝性外力作用，产生角加速度和（或）旋转加速度引起的以神经轴索断裂为特征的脑白质广泛性轴索损伤。它既可作为原发性脑损伤而独立存在，也可与其他重型原发性脑损伤同时发生，作为伴发损伤而存在，多见于车祸伤和高空坠落伤。过去认为其是导致外伤患者严重致死、致残或植物存活状态的主要原因[23]。DAI 临床表现往往较重且缺乏特异性，病情急、致残率、病死率高是其特点，严重威胁患者的生命及生存质量，因此早期正确诊断对于临床治疗方案的制订非常重要。DAI 损伤部位常呈局灶性、非对称性分布，好发于大脑灰白质交界处的皮质下和深部白质（额、颞叶常见），其次为胼胝体、内囊，中脑和脑桥不太常见。脑灰白质交界区、胼胝体及脑干上端背外侧这三个区域的损伤被称为 DAI 三联征。

（一）解剖基础

所有的神经元都只有一个轴突，从细胞体发出后，其起始部呈圆锥状，称为轴丘，其余全长粗细较恒定。神经元轴突细长，表面光滑，分支少，一般仅发出少数侧支，并与轴突呈直角。末端分支较多，称为终末分支。轴突末端与其他神经元的树突或胞体形成突触或直接到达效应器。轴突的长短与神经元的种类有关，短的仅数微米，长的可达 1 m 以上。轴突与树突的主要不同点，除了形态和传导冲动的方向不同外，在光镜下观察，轴突内不含 nissl 小体。轴突的胞膜称为轴膜，其上除个别部位以外，一般没有递质的受体。轴突终末分支的末端有许多含神经递质的小泡，称为突触小泡。轴突内的胞质称为轴浆，其中无核糖体，因而不能制造蛋白质。轴突内的神经丝和微管不断更新，这些新的结构不断在胞体内形成后进入轴突内，旧的结构不断在轴突的末梢分解。神经丝和微管在轴突内构成网架，从轴丘开始不断地向轴突末端方向移动，称为轴质（轴浆）流动，参与轴突内的物质运输。由于损伤的剪应力作用于轴突，使之受牵拉而功能丧失，导致传递冲动的功能被阻断。一般不伴有骨折、脑挫伤或颅内压增高，但可引起昏迷，甚至死亡。

（二）致病因素与发病机制

DAI 产生不是由于直接撞击头部引起的，大多数与颅骨骨折无关，而是由高速机动车碰撞引起的，并且是由加速 / 减速的突然变化产生的旋转惯性力引起的动态变形，不是冲击损伤。突然的加速或减速运动使各种组织间产生相对位移，形成剪应力致使神经轴索、毛细血管损伤。脑内剪应力形成是 DAI 的启动环节。头颅在加速或减速负荷（亦称惯性负荷）作用下脑内出现剪应力是普遍现象。剪应力的大小和分布取决于惯性负荷的物理特征。弥漫施力、瞬间作用及旋转效应所引起的剪应力最为突出。颅脑创伤过程中，头颅在惯性负荷的作用下，由于脑内结构的差异，剪应力的出现是普遍现象，旋转效应及瞬间加速所引起的剪应力最为突出。损伤的生物力学效应使轴膜受牵拉，启动机械敏感性离子通道，进而活化膜钙通道，导致钙离子大量内流引起钙超载，继而介导神经轴索的损伤性变化。

（三）病理改变

国内外有学者对创伤后人和大鼠 DAI 的轴索、髓鞘进行了病理形态学研究。光镜下发现神经轴索明显肿胀、断裂，并形成轴缩球（axonal retraction ball，ARB）；电镜下见轴突的神经纤维丝等细胞骨架破坏，髓鞘肿胀、增厚、模糊，不同程度的板层分离、折叠和内陷，失去正常结构。轴索的破坏随时间推移而逐渐加重，电镜下见轴索髓鞘板层显著分离，局部断裂，线粒体空泡变，并向周边集聚，部分区域胞质溶解。其中，DAI 的特征性病理改变——轴缩球形成的原因是由轴索断裂后，断端轴浆溢出膨大所致。病理学的诊断依据是镜下可见损伤区域轴缩球的形成。目前关于轴缩球的形成机制有三种学说：经典学说、沃勒变形和 Ca^{2+}学说。经典学说认为，导致轴缩球的形成是外力直接作用造成神经轴索断裂的结果；沃勒变性认为，轴索受到牵拉损伤后，导致轴突运输障碍，局部神经轴索肿胀而形成轴缩球；Ca^{2+}学说认为，轴索损伤后细胞膜通透性增加，Ca^{2+}内流，激活中性蛋白酶而导致细胞崩解，神经丝变性，轴突运输中断。

Adams 提出 DAI 的病理分级可分为三级：① Ⅰ 级，显微镜下见轴缩球，分布于全脑轴索聚集区，以胼胝体和矢状窦旁白质区为多；② Ⅱ 级，除具 Ⅰ 级特点外，大体可见胼胝体有组织撕裂性出血点（灶）；③ Ⅲ 级，除具 Ⅱ 级的特点外，大体可见脑干上端背外侧有组织撕裂性出血点（灶）。

（四）临床表现

弥漫性轴索损伤（DAI）几乎发生于所有致命的 TBI 中，并且在急性期存活的中度或重度损伤患者中几乎有 3/4 存在 DAI。DAI 可能发生在任何年龄，但以 15 ～ 24 岁年轻人发病率最高。男性患病率至少是女性的 2 倍。

DAI 的典型症状是在无明确神经系统定位体征的情况下，迅速发展为昏迷，伴一侧或双侧瞳孔散大、颅内压增高等，主要原因是轴索损伤致使皮质和皮质下中枢失去联系。DAI 是创伤性脑损伤后昏迷的主要原因，且患者昏迷持续的时间取决于创伤性脑损伤的性质和严重程度。DAI 在脑损伤中普遍存在，并非只是重度损伤才有，亦出现在轻度脑损伤、脑震荡中，病理学检查是诊断轴索损伤的金标准，但并不适用于临床，此时影像学检查就具有非常重要的作用。虽然 DAI 本身很少导致死亡，但严重的 DAI 可能导致持续的植物人状态。

（五）影像学检查及表现

1. CT 检查

CT 平扫具有快速、方便、对出血灶敏感的优点，因此是颅脑损伤患者首选的影像学检查方法。但 CT 不能直接诊断 DAI，主要依靠损伤轴索周围的肿胀或出血等间接征象来推断 DAI 的存在（图 5-22 A）。轴索肿胀表现为幕上半球多脑叶弥漫性密度减低，灰白质

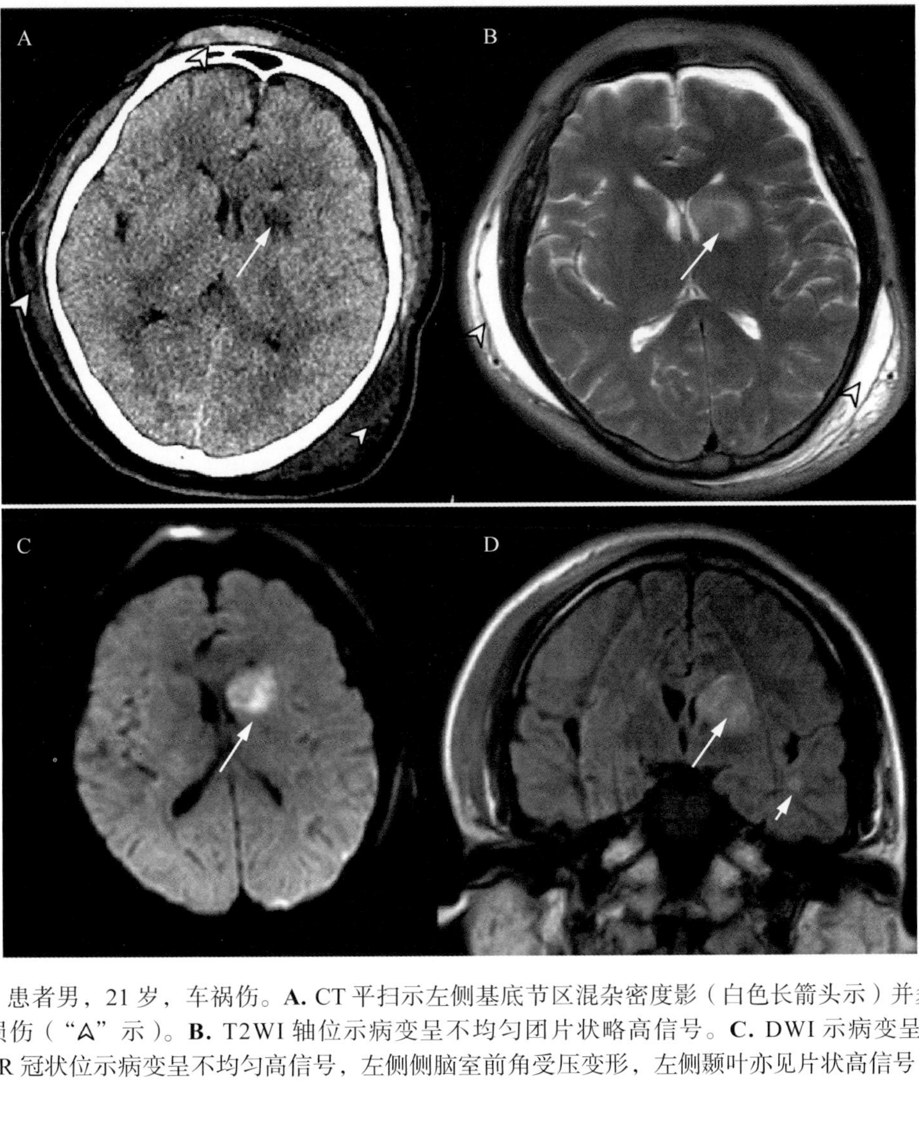

图 5-22　患者男，21 岁，车祸伤。**A.** CT 平扫示左侧基底节区混杂密度影（白色长箭头示）并多发头皮软组织损伤（“ᐃ”示）。**B.** T2WI 轴位示病变呈不均匀团片状略高信号。**C.** DWI 示病变呈高信号。**D.** FLAIR 冠状位示病变呈不均匀高信号，左侧侧脑室前角受压变形，左侧颞叶亦见片状高信号（白色短箭头示）

界限不清，脑室和脑池受压、变窄或消失。出血主要表现为灰白质交界区、胼胝体、脑干、基底节区等部位多发或单发小的圆形或卵圆形高密度影，大面积出血灶少见。另外，由于CT密度分辨率较低，对脑内微出血灶和非出血性病灶显示欠佳，且颅后窝存在颅骨伪影干扰，影响对颅后窝病变的显示，因此CT对DAI患者的临床评估具有局限性。

发生DAI时，由于神经轴索受到剪应力损伤的受力部位和力量大小不同，其损伤的程度和病理表现也不尽一致，在CT扫描中不同分型可以表现出不同的特征。具体分型及CT扫描特征如下所述。

（1）皮质下型（Ⅰ型）：CT表现为皮质下（与白质交界处）点状出血，无中线移位及占位效应。

（2）中央型（Ⅱ型）：CT表现为丘脑、胼胝体、侧脑室、第三脑室、脑池和纵裂等的出血和积血。

（3）脑干型（Ⅲ型）：CT表现为脑干点状出血或伴小脑非占位性小出血，脑干水肿。

（4）混合型（Ⅳ型）：①Ⅳ a型，CT表现为皮质下型加中央型特征；②Ⅳ b型，CT表现为脑干型加中央型和（或）皮质下型特征。

2. MRI 检查

MRI具有无颅骨伪影干扰、高分辨率等优势，且能够进行多方位、多序列成像，从而提高检测敏感性；并且，MRI对组织水肿改变具有较高的敏感性和特异性，能够弥补CT检查的不足。

（1）常规MRI检查：对于非出血性DAI，T1WI通常表现正常，T2WI和FLAIR序列表现为高信号（水肿）；而对于出血性DAI，T1WI、T2WI以及FLAIR序列均表现为点片状高信号，且以皮质下白质和胼胝体多见（图5-22 B和D，图5-23 A和B，图5-24 A、B和D），增强扫描常无强化（图5-23 D）。

（2）功能MRI检查：同脑挫裂伤一样，SWI对DAI的微出血非常敏感，典型表现为沿小血管走行分布的多灶性、点状、条索状、不规则状或串珠状的低信号影，该征象不仅能作为DAI影像诊断的标志，而且能较准确地评估DAI致大脑损伤的严重程度[24-25]，即SWI检出病灶数量越多、分布脑叶越多，临床症状越重。

弥散加权技术（包括DWI和DTI）能反映DAI的病理状态以及神经轴索的完整性。当病灶区在DWI呈高信号、ADC呈低信号时提示出血性DAI，病理基础为微出血和轴索断裂导致脑细胞缺血、缺氧而呈现细胞毒性水肿（图5-22 C，图5-23 C，图5-24 C）；当DWI和ADC上均表现为高信号时提示非出血性DAI，病理基础为血管源性水肿。研究表明，DAI后神经纤维的细胞膜通透性增高，轴索运输障碍甚至中断及细胞器聚集，使得水分子沿神经轴索主方向的弥散下降，表现为FA值下降[26-27]，FA值下降不仅直接反映了神经纤维的完整性受损，并且FA值的下降程度与预后严重性显著相关，即部分预后较好的患者后期FA值可以升高，而预后很差的患者FA值变化不明显[28]。

部分学者通过使用^{1}H-MRS对DAI进行研究，结果发现昏迷时间越长的患者NAA/Cr、NAA/Cho值越低，Cho/Cr值越高[29]，这也间接肯定了早期^{1}H-MRS检测对评估DAI损伤程度和患者预后有重要价值。

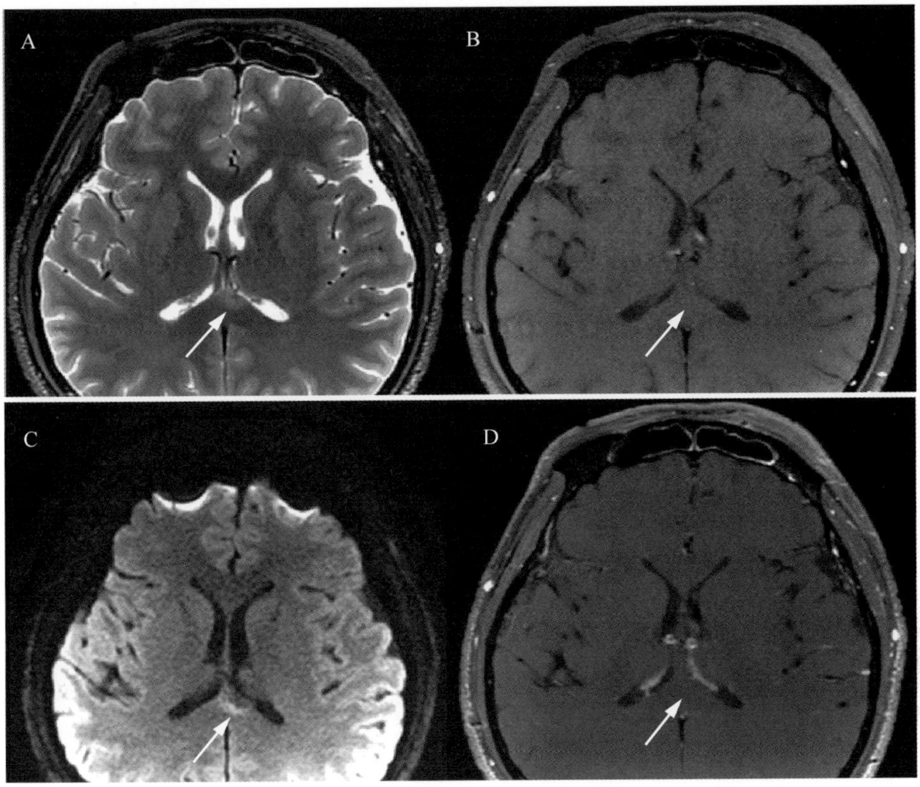

图 5-23　患者男，38 岁，头部被砸伤致弥漫性轴索损伤。**A.** T2WI 轴位示胼胝体压部斑片状高信号（箭头示）。**B.** T1WI 轴位示病变呈等信号。**C.** DWI 示病变区呈不均匀高信号。**D.** 增强扫描轴位示病变未见强化

另外，有研究发现当进行静息态 BOLD 成像时，DAI 患者的功能连接表现异常增强，提示损伤后脑内产生了一种代偿性适应过程[30]。

（六）诊断标准

弥漫性轴索损伤（DAI）虽然具有一定的临床和影像学特征，但 DAI 常与脑挫裂伤并存出现，单一特征无法进行临床诊断，需满足以下临床诊断标准：

（1）有确切头部外伤史，特别是受伤机制复杂。

（2）受伤后即出现持续时间超过 6 h 的昏迷状态。

（3）CT 或 MRI 检查发现大脑灰白质交界区、胼胝体等好发部位存在直径小于 20 mm 的散发出血灶或非出血灶（包括挫伤灶或脑水肿），SWI 对微小出血灶检出敏感。

（4）临床表现重，但影像学检查改变不明显或颅内压不高。

（5）发病后数月或 1 年复查 CT 或 MRI 可见弥漫性脑萎缩、脑积水等表现，遗留明显神经功能障碍或以植物人状态生存。

（七）鉴别诊断

由于 DAI 是临床上大多数重型颅脑损伤患者昏迷、死亡等神经功能损害的最主要原因，因此尽早准确鉴别出 DAI 对患者救治意义重大。但 DAI 与脑挫裂伤常并存出现，如

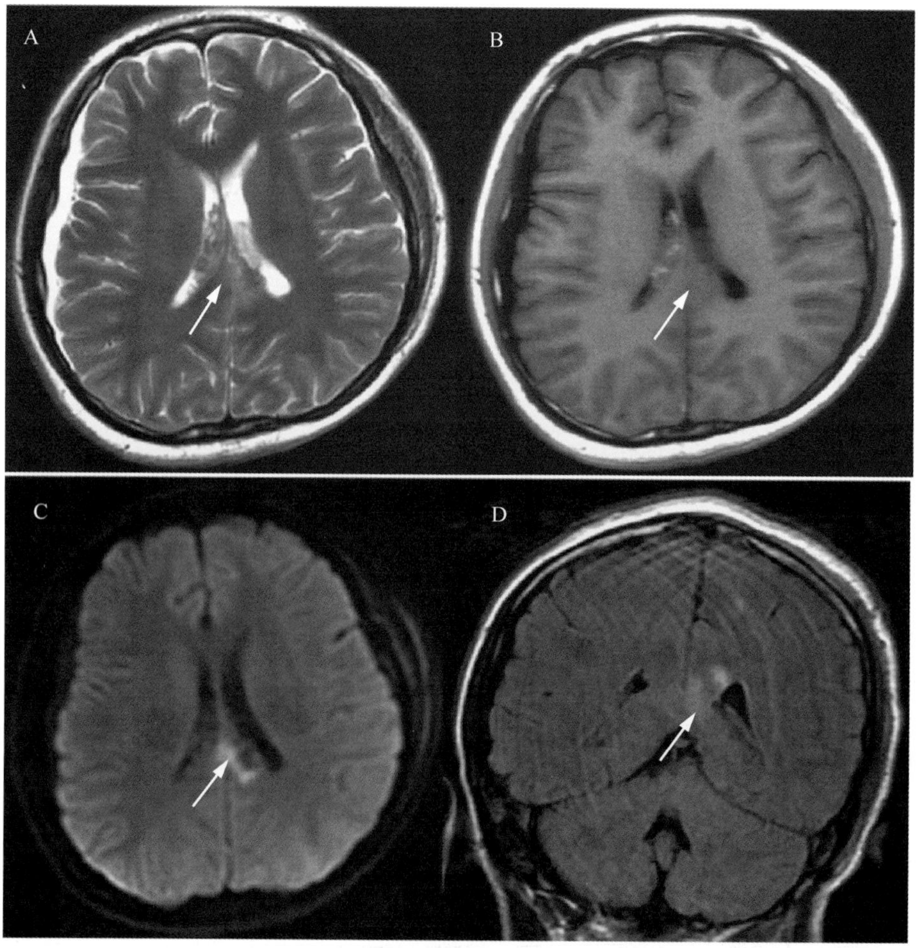

图 5-24 患者女，21 岁，车祸伤。**A.** T2WI 轴位示胼胝体压部片状高信号，边界不清（箭头示）。**B.** T1WI 轴位示病变呈等信号。**C.** DWI 示病变呈不均匀高信号。**D.** FLAIR 示病变呈不均匀高信号

何界定单纯脑挫裂伤与合并 DAI 的脑挫裂伤目前仍比较困难，相对而言，脑挫裂伤主要发生于大脑皮质，好发于额极、颞极及其基底，DAI 好发于灰白质交界区、胼胝体和脑干。

（八）治疗原则

目前，尚无针对 DAI 的特异性治疗方法，临床主要采用综合性治疗，以减轻脑组织水肿、降低颅内压、阻断继发性损害和防治并发症为目的。

第三节　特殊类型脑损伤

一、静脉窦损伤

静脉窦损伤主要是由于静脉窦附近的粉碎性颅骨骨折的骨片刺伤，或强烈外力造成的颅骨线性骨折导致静脉窦撕裂，也可由锐器直接割裂而损伤。一般来说，位置表浅的静脉

窦较容易损伤。临床上以上矢状窦最多见，横窦、窦汇及乙状窦损伤次之，海绵窦、下矢状窦和岩上窦损伤较少见。静脉窦损伤根据损伤程度可分为部分撕裂及完全撕裂，其中部分撕裂占大多数。

（一）解剖基础

静脉窦是硬脑膜窦的一种，是硬脑膜内外层之间分离而形成的含静脉血腔隙。窦腔内无瓣膜，截面呈三角形，其内有内皮组织覆盖，且有小梁结构，但是管壁缺乏平滑肌结构。硬脑膜窦还包括蛛网膜颗粒（Pacchionian granulation），它是蛛网膜突入到静脉窦内形成的颗粒状突起，直径可达 10 mm，影像学上容易误诊为静脉窦血栓或其他病变。

静脉窦可分为两组：上组主要引流颅脑和颅骨的大部分，包括上矢状窦、下矢状窦、直窦、枕窦、横窦、乙状窦以及窦汇；下组主要引流浅表大脑中静脉、脑的下表面和眼眶静脉血液，主要包括海绵窦、海绵间窦、岩上窦、岩下窦、基底静脉丛、蝶顶窦、椎静脉丛以及边缘窦。

（二）致病因素及发病机制

创伤性脑损伤（TBI）可触发静脉窦血栓形成[31]。血肿或骨折等因素可压迫静脉窦，并导致静脉窦闭塞。大多数静脉窦闭塞患者的临床症状轻微。然而，少数静脉窦闭塞患者存在恶性颅内高压，甚至有出血性脑梗死、脑出血或水肿等严重并发症。

颅骨骨折和跨静脉窦硬膜外血肿是静脉窦闭塞发生的相关危险因素[32]。颅骨骨折穿过静脉窦容易损伤窦壁，从而促进静脉血栓形成。静脉窦壁损伤和外部压迫均可参与静脉窦血栓形成，导致静脉窦闭塞（图 5-25）。

静脉窦闭塞可导致颅内血流动力学异常，导致严重的神经功能障碍，从而影响患者

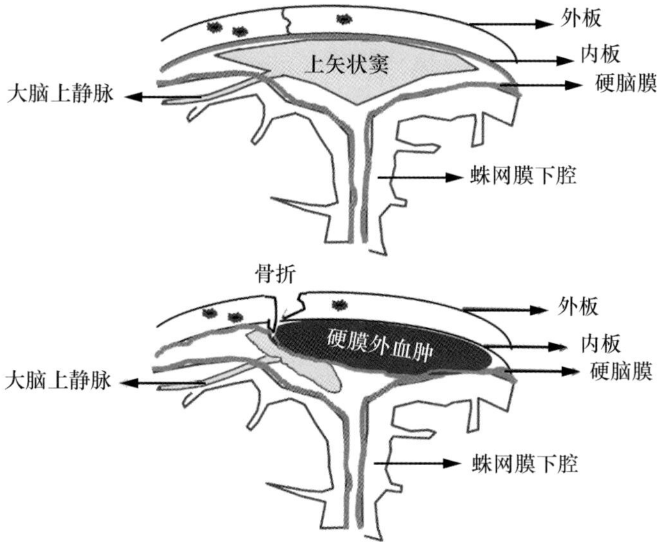

图 5-25　A. 图示静脉窦正常解剖结构；**B.** 当发生跨窦颅骨骨折或跨窦硬膜外血肿时，静脉窦壁容易发生损伤，或者受压导致静脉窦血栓形成

的预后。早期发现及诊断静脉窦闭塞有助于及早开始治疗，改善患者预后。然而，在脑损伤中，静脉窦闭塞的症状往往被与脑损伤相关的症状所掩盖，导致静脉窦闭塞无法早期发现，此时，选择合适的影像学检查方法以及准确评估尤为重要。

（三）静脉窦闭塞分型和严重程度分级

1. 静脉窦闭塞分型

根据文献报道，静脉窦闭塞可分为三型：①Ⅰ型为“血栓形成阻塞型”，静脉窦闭塞是由静脉窦血栓形成所致；②Ⅱ型为“压迫型”，是由于硬膜外血肿横跨窦或颅骨骨折压迫窦导致静脉窦闭塞；③Ⅲ型为混合型，即静脉窦闭塞是由静脉窦血栓形成和压迫共同引起。静脉窦闭塞会影响上、下游静脉窦的血流，从而导致这些窦的进一步闭塞。

2. 静脉窦闭塞严重程度分级

根据已有报道，可以使用以下方法对静脉窦闭塞进行严重程度分级[33]。硬脑膜静脉窦可分为 16 部分：①上矢状窦分为 3 部分，即前部 1/3、中央 1/3 和后部 1/3；②横窦每侧分为内 1/2 和外 1/2，双侧横窦共 4 部分；③乙状窦两侧分为垂直段和水平段两部分，双侧共 4 部分；④直窦 1 部分；⑤下矢状窦 1 部分；⑥颈静脉球和颈内静脉近端各 1 部分；⑦大脑大静脉 1 部分。每个受累部分给予 1 分，患者的受累静脉窦数目决定了严重程度评分，分数越高，累及范围越广泛，程度越严重。

（四）影像学检查及表现

创伤性静脉窦闭塞的临床症状随病情的严重程度而不同，虽然缺乏特异性，当颅脑损伤发生时，尤以合并颅内高压以及不明原因的头痛或癫痫的患者，需要考虑创伤性静脉窦闭塞。

薄层 CT 可消除部分容积效应对成像质量的影响，提高颅骨骨折和硬膜外小血肿的检出率，对静脉窦损伤的诊断具有提示意义。然而，对于高度怀疑创伤性静脉窦闭塞的患者，在条件允许的情况下，磁共振静脉成像（magnetic resonance venography，MRV）可作为首选，最常用的 MRV 技术是时间飞跃法静脉成像（time of flight MRV，TOF-MRV）、相位对比法静脉成像（phase contrast MRV，PC-MRV）和对比增强静脉成像（contrast enhancement MRV，CE-MRV）。TOF-MRV 因其无须使用造影剂，后处理简便易行，可作为主要成像方式，但 TOF-MRV 的成像质量较差，且存在一定比例的假阳性，在能够充分合作且无过敏史的患者中，可首选 CE-MRV 作为成像方式。对于不配合或病情严重的患者，MRV 的采集受到限制，CT 静脉血管成像（computed tomography venography，CTV）可作为主要检查方法，能够安全、快速地进行成像并发现病变[34]。由于 CTV 或者 CE-MRV 需要注射造影剂，为了防止因为扫描时间较早而导致出现静脉窦假性充盈缺损，推荐进行多时相或者双时相采集。DSA 很少用于创伤后静脉窦损伤的诊断，但可以作为重要补充。因此，对于窦区颅骨骨折或存在窦区硬膜外血肿的患者，应尽早进行 CTV 或 MRV 评估，CTV 图像与原始 CT 图像相结合，有助于确定静脉窦闭塞发生的原因，还能直接显示静脉窦血栓形成和继发性脑改变，以早期诊断，早期治疗，防止进一步的颅脑损害。

在 CT 平扫图像上，窦区颅骨骨折可表现为上矢状窦凹陷性骨折或者横跨静脉窦的线性颅骨骨折，窦区硬膜外血肿表现为横跨静脉窦的硬膜外血肿，可同时伴有静脉窦走行区的颅内气肿；静脉窦血栓可表现为静脉窦内高密度影，上矢状窦血栓可表现为高密度三角征；当静脉窦病变引起脑静脉性梗死时，在相应窦的引流区域可表现为低密度，当发生出血时可见高密度影。静脉窦积气是静脉窦损伤的影像学征象，可作为静脉血管成像的指征。

在 MR 上，静脉窦血栓的直接征象为静脉窦流空信号消失，被异常信号取代。静脉窦血栓根据所处时期的不同可表现为不同信号模式：急性期（＜ 1 周）T1WI 为等或稍高信号，T2WI 为低信号，在急性颅脑损伤所致静脉窦血栓形成的诊断中，需要注意勿将 T2WI 低信号与正常静脉窦流空所表现的低信号相混淆；亚急性期（1 ～ 2 周）T1WI 及 T2WI 信号均为高信号；慢性期（＞ 2 周）一般表现为 T2WI 等或高信号，T1WI 等或低信号。当出现静脉性梗死时，常伴有脑实质肿胀和水肿，皮质脑沟消失和程度不等的占位效应，静脉性梗死容易继发出血。

在 CE-MRV 或者 CTV 上，创伤性静脉窦闭塞的直接征象为静脉窦内充盈缺损，可表现为空三角征（delta 征），即增强后上矢状窦后角可见一无造影剂充盈的空的三角形影。受累静脉窦和线性颅骨骨折之间可形成交叉，使骨折压迫的部位出现静脉窦充盈缺损。TOF-MRV 或 PC-MRV 表现为静脉窦显影不连续，有时可以见到位于皮质的侧支静脉开放。单个静脉窦受累多见，但也可出现多个静脉窦受累。

图 5-26 为一例外伤性静脉窦闭塞患者的影像学表现。

在没有任何影像学证据显示跨窦颅骨骨折或硬膜外血肿时，静脉窦闭塞的发生可能有以下原因：①创伤撕裂静脉，引起静脉内血栓形成，血栓延伸到静脉窦，从而诱发静脉窦血栓形成；②上游或下游静脉窦的血栓形成或闭塞影响其他静脉窦的血流动力学，从而在该静脉窦的远端形成静脉窦血栓；③影像技术无法显示的微小颅骨骨折损伤静脉窦内皮细胞所致。

（五）鉴别诊断

1. 窦先天性闭锁或发育不良

窦先天性闭锁或发育不良多见于横窦。静脉窦闭锁表现为静脉窦血流的不连续显影，或者明确的充盈缺损征象，需要与静脉窦先天性发育不良进行鉴别。静脉窦发育不良边界清晰，且与对侧静脉窦强化一致，但较对侧静脉窦细小，静脉窦先天不发育表现为直接缺如。

2. 蛛网膜颗粒压迹

蛛网膜颗粒可有较大的变异，包括位置和大小。总体表现为圆形或椭圆形，CT 呈现低密度，MR 呈现与脑脊液信号强度一致的 T1WI 低信号及 T2WI 高信号，密度或者信号均匀，增强扫描无强化，可压迫邻近颅骨。

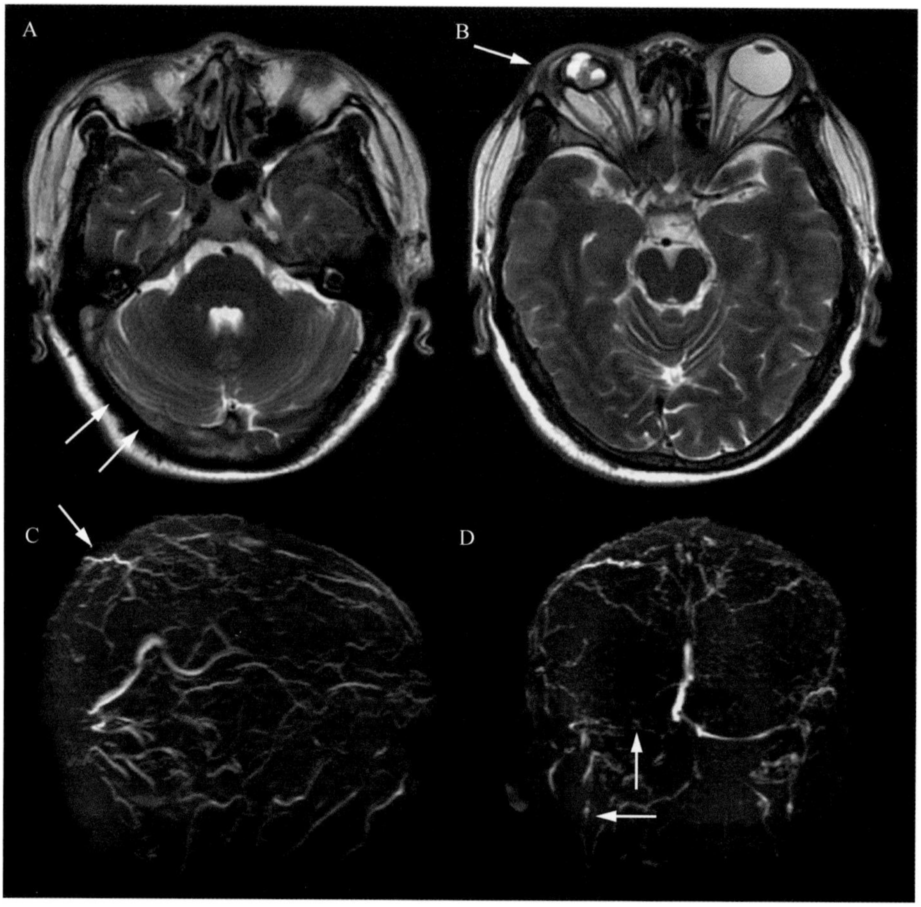

图 5-26 38 岁男性患者，右眼外伤（**B**，箭头示），2 周后头痛。MRI T2WI 可见上矢状窦及右侧横窦正常流空信号消失（**A**，箭头示），MRV 可见上矢状窦、右侧横窦、颈内静脉未见显影，静脉窦血栓形成（**C** 和 **D**，箭头示）

（六）治疗原则

手术解除静脉窦压迫，主要为跨窦骨折的修复和硬膜外血肿清除，以及抗凝治疗静脉窦内血栓。

二、头颅及颈部血管损伤

头颅及颈部血管损伤是一组异质性很强的外伤性改变，体现在致伤病因的多样性、损伤部位与所致疾病的多样性以及临床表现的多样性。病因多样性指轻微创伤到严重创伤皆可致病；损伤部位与所致疾病的多样性指动静脉可单独受累，也可同时受累，最终导致包括夹层、假性动脉瘤等在内的多种创伤性疾病；临床表现多样性指患者既可无症状，也可直接致死。

（一）解剖基础

颅脑血供丰富，动脉系统包括颈内动脉系统和椎基底动脉系统，静脉系统主要包括颅外静脉系统及颅内静脉系统。

（二）致病因素及发病机制

头颈部血管损伤通常与面部和颈椎骨折有关，根据损伤部位的不同分为颈动脉损伤、椎动脉损伤、颅内动脉损伤以及颅外动脉损伤[35]，不同血管损伤的致病因素与发病机制略有差异。

（三）影像学检查及表现

由于头颈部血管损伤所致创伤性疾病的多样性，并且可造成严重并发症，因此早期影像学的精准诊断与评估就极其重要。DSA 一直是血管性病变诊断的金标准，但由于其是有创性检查，常不作为首选。另外，MRI 由于检查时间长，在创伤患者中也不作为首选。因此，这里以 CT 为主介绍几种常见血管损伤的影像学表现。

1. 动脉夹层

CT 平扫常表现为受累血管的血管壁模糊，壁间可见新月形高密度影（血肿）。CTA 表现为受累血管段整体扩张，但管腔欠规则，典型表现呈“双腔改变”，假腔较大，真腔受假腔压迫变狭窄（图 5-27）；受累血管近端及远端血管可出现狭窄，甚至整根血管似“珠线样”改变，或管腔闭塞，典型表现为锥形闭塞。另外，真腔由于造影剂填充呈明显高密度，而假腔由于造影剂较少，密度相对较低。

2. 假性动脉瘤

CT 平扫表现为受累血管呈瘤样膨出，且膨出部分密度较高，而与正常血管连接管腔密度较低。CTA 表现为与正常血管连接的血管腔密度增高，造影剂通畅，而膨出部分未见造影剂填充，此时 CTA 的密度差异与 CT 平扫刚好翻转。

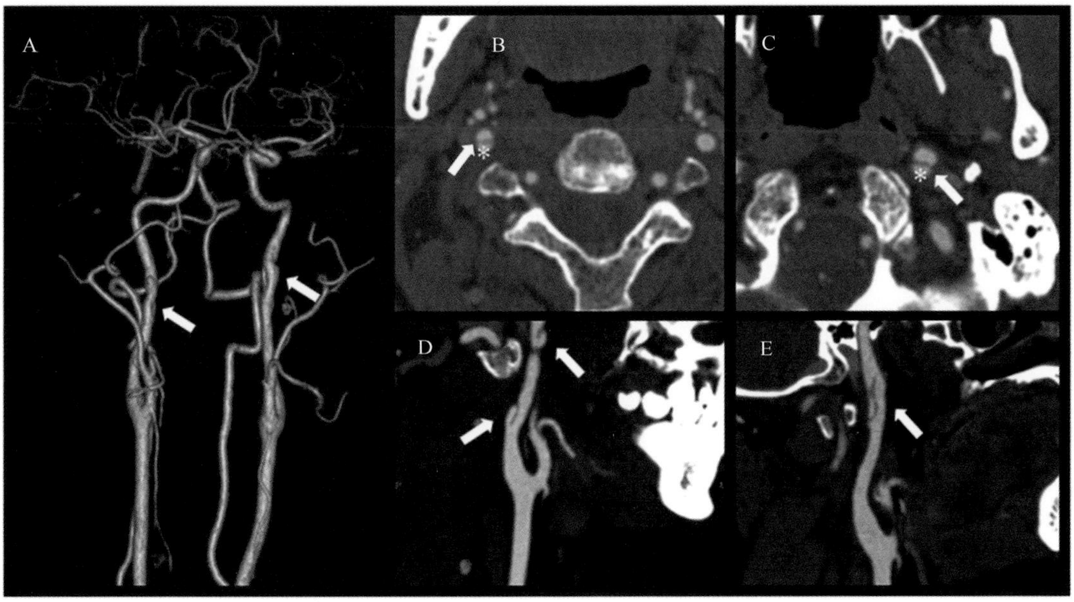

图 5-27 51 岁男性患者，脑外伤后头痛 1 周就诊，CTA VR 图可见双侧颈内动脉 C1 段管腔局部扩张，粗细不均（**A**，箭头示）；CTA 原始图可见“双腔征”及位于两腔之间的低密度内膜片（**B** 和 **C**，箭头示），真腔管腔变窄（**B** 和 **C**，星号示）；多平面重建可以更好地显示内膜片及真假腔结构（**D** 和 **E**）

3. 外伤性动静脉瘘（颈动脉海绵窦瘘）

CT 平扫显示血管欠佳，但可见骨折、眼球突起、前间隔软组织肿胀和眼外肌扩大等间接征象。CTA 表现为眼上静脉、海绵窦和（或）岩上窦增大。另外，由于 MR 血管成像无需造影剂，在诊断劲动脉海绵窦瘘时与 CTA 具有同样的价值（图 5-28）。

（四）鉴别诊断

创伤性血管损伤有时可能很难与动脉粥样硬化性疾病引起的管腔不规则相区分，此时需要密切结合病史和先前的影像学资料。影像学上存在动脉管壁血肿以及在其他节段没有钙化或非钙化斑块，可能提示夹层而非动脉粥样硬化。

另外，创伤性血管损伤需要与血管发育不良进行鉴别。发育不良的颈内动脉或椎动脉往往与颈动脉管或横突孔小有关，通过 CT 观察上述结构，对鉴别创伤性血管损伤与血管发育不良有一定的帮助。

（五）治疗方案

创伤性血管由于致伤病因多样，所致疾病种类及严重程度不一致，因此治疗应个体分析、采取综合治疗方案。

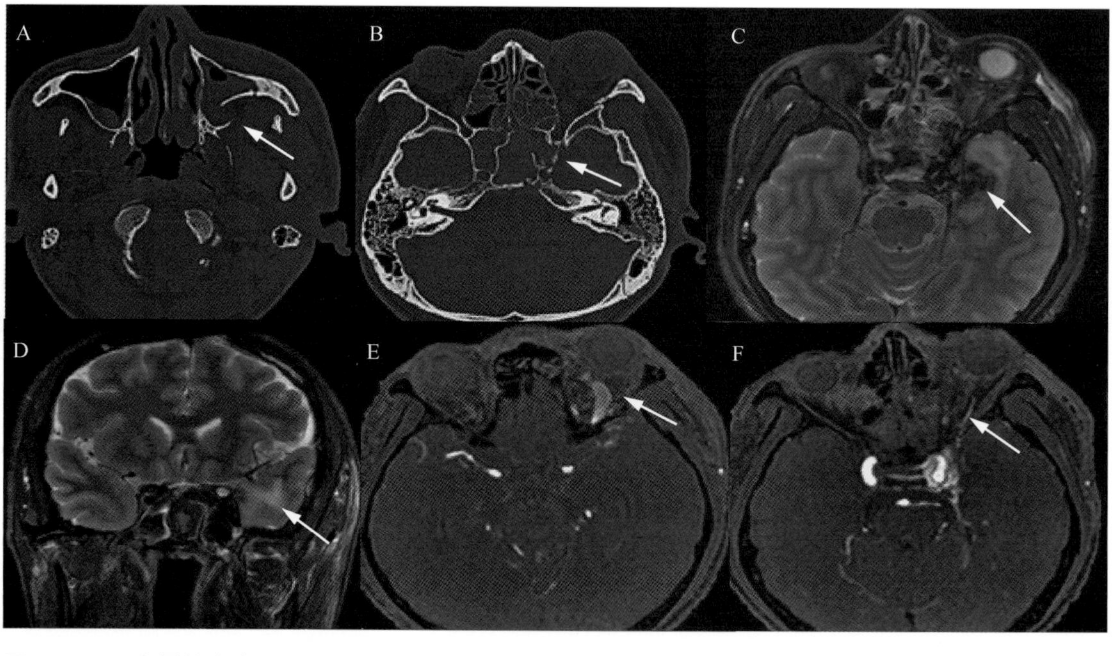

图 5-28 38 岁男性患者，眼眶 CT 显示左侧上颌窦后外侧壁骨折（**A**），左侧视神经管骨折（**B**）；MR T2WI 横断面及冠状面显示左侧海绵窦增大，呈流空改变（**C**），左侧颞叶脑挫裂伤（**D**）。MRA 血管成像显示左侧眼上静脉显著扩张（**E**），左侧海绵窦增大，信号增高，眼动脉显示可（**F**），确诊为颈动脉海绵窦瘘

三、脑室损伤

脑室损伤多见于伤道较长的非贯通伤以及贯通伤，伤情大多数比较严重，常由于脑室内大量出血，在伤后数小时病情迅速恶化，甚至来不及救治[36]。大多数是侧脑室的损伤；第三脑室和第四脑室损伤，由于常伴有丘脑下部和脑干损伤，一般救治比较困难。

（一）解剖基础

脑室系统包括左右侧脑室、第三脑室、中脑导水管和第四脑室。双侧侧脑室经过室间孔（Monro 孔）与第三脑室沟通，中脑导水管将第三脑室和第四脑室连接起来。脑室腔内充满脑脊液，内壁衬有室管膜。脑室结构复杂，周围结构丰富，与众多动脉和静脉关系密切。

（二）致病因素及发病机制

脑室损伤因素包括贯通伤或非贯通伤导致的脑室结构损伤，以及闭合性颅脑损伤引起的穹窿、透明隔或脉络丛室管膜下静脉撕裂引起的脑室内出血。但外伤后脑室内出血的真正机制尚不清楚，目前最认可的机制是脑室周围组织结构挫伤引起的出血破入脑室。

（三）临床表现

临床表现可轻可重。损伤较轻时，伤员可意识清楚，神经系统症状较少。损伤严重时，常见症状可有昏迷、持续性高热、颈强直、颅内压增高，甚至出现瞳孔散大、去脑强直和呼吸不整的濒危状态。

（四）影像学检查

1. 颅骨 X 线或 CT 检查，根据脑部伤道是否通过脑室，可以确诊。

2. 头部 CT 检查发现脑室内异物存留，异物可在脑室内移动，有时可见气体进入脑室内。

3. 高分辨率 CT 扫描可以早期诊断脑室内出血，表现可同 CT 出血表现，常表现为铸型，同时可观察到脑室周围结构（尤其是基底节区）出血。图 5-29 和图 5-30 显示 2 名外伤后脑室内出血患者的影像。

（五）鉴别诊断

其他原因导致的脑室内出血，如高血压性脑出血破入脑室、颅内动脉瘤破裂、血管畸形、全身出血倾向等，应考虑与单纯外伤性脑室内出血鉴别。

（六）治疗

轻度脑室损伤，无明显症状时，仅进行脑清创术，不必处理脑室损伤；严重脑室损伤，由于脑室内积满血块，伤情危重，需要尽早手术来挽救伤员生命。目前脑室内出血的治疗方法包括脑室外引流和溶栓药物（如组织型纤溶酶原激活剂）的应用。表现为急性颅高压性脑积水的患者可进行脑室分流术。

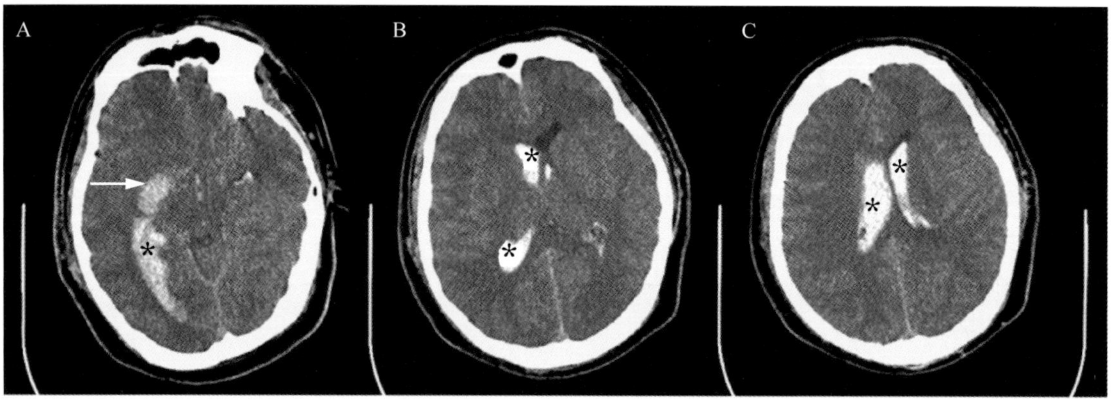

图 5-29 患者男性，25 岁，车祸后行头颅 CT 检查，发现右侧基底节区脑出血（箭头示），破入脑室系统，侧脑室内出血成铸型特征（星号示）。患者未见明显脑挫裂伤，未见骨折

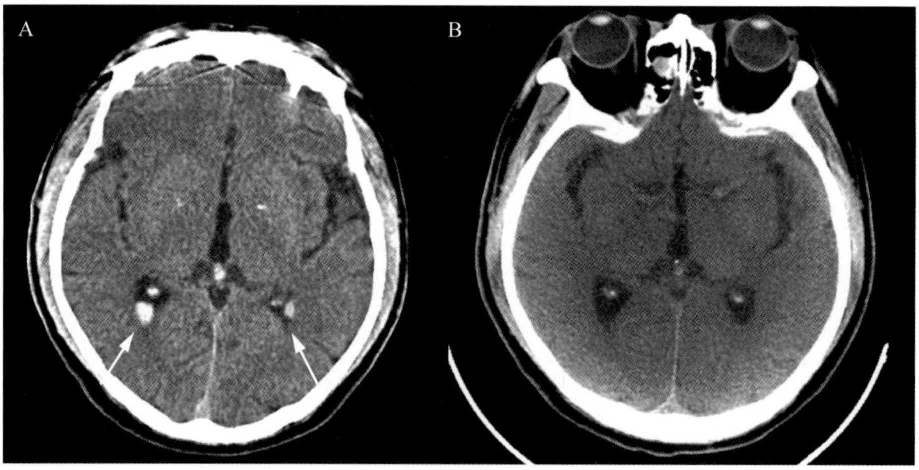

图 5-30 患者男性，65 岁，行走摔伤后行 CT 检查，发现双侧侧脑室后角内出血（**A**，箭头示），见液平面，头颅 CTA 检查未发现异常，临床确诊为外伤性脑室内出血，保守治疗。9 天后复查，脑室内出血吸收（**B**）

四、颅脑爆震伤

颅脑爆震伤与通常和创伤有关的碰撞或撞击不同，是指爆炸产生直接的冲击波能量和冲击波冲击头部，导致冲击伤。在伊拉克和阿富汗战争中服役的受伤士兵中，有一半左右经历了颅脑爆震伤，成为伊拉克和阿富汗战争中的“标志性损伤”。颅脑爆震伤最常发生在诸如军事袭击、地雷爆炸和汽车炸弹袭击等事件中，是军事武器造成的独特的伤害模式，是导致军队非战斗减员和战后军人生活问题的重要因素。颅脑爆震伤病情复杂，从常用的颅脑损伤分型来看，颅脑爆震伤的创伤谱涵盖了从轻型到特重型的全部类型，并且有其独有的特点[37]。

（一）致病因素及发病机制

爆炸事件造成的伤害有多种类型，包括：①第一级爆震伤，为爆炸超压对器官的直接影响；②第二级爆震伤，为弹片、物体或材料向受害者投掷造成的继发性爆炸损伤；③第三级爆震伤，即受害者被扔到空中并击中其他物体；④第四级爆震伤，其特征是爆炸产生的热效应引起的烧伤[38]。

目前认为，大脑是易受冲击波损伤的器官，然而对冲击波能量传导至大脑的主要途径尚不十分清楚。对于原发性冲击伤，至少有三种传导途径：①通过直接经颅传播；②通过血管系统传播；③从脊髓中的脑脊液传到枕大孔。同时爆炸事件是发生于封闭的环境还是开放的环境，会影响死亡率和损伤严重程度。有研究显示，与露天环境相比，封闭环境中的损伤严重程度和死亡率显著增加，同时爆震伤的百分比也增加。

（二）临床表现

患者临床上可表现为震荡后综合征，包括逆行性健忘症、执行功能受损、头痛、混乱、注意力不集中、情绪障碍、睡眠模式改变和焦虑等。

（三）影像学表现

颅脑爆震伤与闭合性颅脑损伤十分相似，暴露在爆炸中会造成一系列的伤害，从轻微损伤到致命的伤害。水肿、挫伤、弥漫性轴索损伤、血肿和出血都可以发生。影像学表现没有特异性，可以有多种与闭合性颅脑损伤相似的表现，包括线性骨折、颅骨凹陷性骨折、颅底骨折、硬膜外血肿、硬膜下血肿、锐性挫伤、闭合性挫伤、脑干损伤、蛛网膜下腔出血、脑室内出血、弥漫性脑水肿、脑疝形成及中线结构移位，同时可伴有不同程度的其他部位损伤。有研究指出，大脑中线移位和基底池消失与颅内压升高和不良预后有关。

对颅脑爆震伤的诊断仍然处于研究之中，有研究者提出对鼓膜穿孔的检测以及对动眼功能障碍的评估，与颅脑爆震伤存在联系，同时，有研究者指出某些血清生物标志物可能作为诊断颅脑爆震伤的指标。神经影像学的进展使其也逐步应用于颅脑爆震伤的诊断和评估中。弥散张量成像（DTI）由于其检测白质损伤的潜力，是目前研究的热点，而传统的CT或MRI成像通常无法检测到。DTI通过测量多个方向上的扩散，实现了体素各向异性分数（FA）的计算，进而可以评估白质束的完整性。有研究显示，TBI后FA的变化与功能恢复相关。DTI还可以用来显示大脑内部的功能连接，因此可用来评估颅脑爆震伤发生后的功能连接变化。

（四）治疗

颅脑爆震伤的治疗主要为手术治疗解除颅内压升高及抗凝治疗。在冲击伤后的数小时内，脑肿胀很快发生，通过早期颅骨切除减低颅内压，可以降低死亡率。考虑到颅脑创伤的复杂性，以及通常为多发伤的情况，颅脑爆震伤的治疗常常需要综合治疗，使用多种组合疗法。

五、高原脑损伤

高原，指高海拔（1500 ～ 3500 m）、极高海拔（3500 ～ 5500 m）或极端海拔（5500 m

以上）地区，其主要特点是低压缺氧，容易对机体造成损害，常见损害包括高原脑水肿或高原肺水肿，导致中枢神经系统、循环及呼吸系统的功能损害。随着交通方式的进步，前往高海拔地区的人群增多，在高海拔地区发生意外伤害的比率迅速上升，如交通事故损伤、登山者外伤等。高海拔地区创伤性脑损伤（TBI）是最严重的急性疾病之一，具有伤情重、易出现各种并发症及死亡率高的特点[38]。

（一）致病因素及发病机制

高海拔地区氧分压低，容易导致机体缺氧，当身体遭受低压缺氧时，低动脉氧分压可引起脑血管扩张，改变脑血流。与海拔有关的脑组织改变的确切机制和过程尚不完全清楚，但可以导致类似脑损伤之后的改变，包括脑肿胀、脑水肿、颅内压增高、灌注受损、缺血性损伤和凋亡。因此，在高海拔地区运输或救治脑损伤患者中，同时将面临继发性脑缺氧损伤的风险。有三种与高原有关的缺氧损伤急症：急性高原病、高原脑水肿和高原肺水肿。当这些急症发生时，可引起一系列全身和大脑变化，这些变化包括脑血流量增加和（或）血管源性水肿，这两种情况都可能导致脑肿胀和颅内压升高。血管源性水肿可能是由于血脑屏障通透性的破坏引起，可在病情较重的患者中观察到。

（二）临床表现

在高原脑损伤中，由于高海拔往往与低氧条件有关，暴露在高原可能会加剧或增加继发性脑损伤的风险，同时，有研究指出，TBI 后暴露在低压环境中会增加对损伤神经的炎症反应和继发性脑损伤的严重程度。继发性脑损伤与不良预后相关。40% 的脑外伤患者病情进展恶化是由于继发性脑损伤所致，包括颅内出血、感染、脑水肿、缺氧、缺血、脑积水、低血压、颅内压升高和脑疝。最常见的继发性脑损伤原因是缺氧和（或）低血压。继发性脑损伤也可由血脑屏障的破坏引起，反过来加重脑水肿、神经炎症和颅内压。随着颅内压的增加，脑灌注减少可导致脑缺血。

（三）影像学表现

影像学表现除具有原发性脑损伤的各自影像学特征以外，还可以存在脑肿胀以及脑水肿的影像学特征。脑肿胀 CT 主要表现为脑容积增加导致的脑室受压，还可表现为大脑半球密度弥漫性增高，灰白质界限不清或消失，脑干、基底节及小脑的密度不同程度增高[39]；脑水肿 CT 表现为大脑半球顶枕叶一侧或两侧不对称的弥漫性低密度区，周围脑组织、脑干、基底节及小脑相对地密度增高。

MRI 对脑水肿的诊断敏感性更高，陈辉武等根据高原脑水肿的直接和间接表现，确立了高原脑水肿的 MRI 诊断标准：①皮髓质分界不清楚；②大脑灰质水肿、双侧苍白球对称性肾形水肿、脑干水肿、丘脑对称性水肿及脑裂变窄；③大脑白质对称性弥漫性水肿，可累及内、外囊；④脑室、脑沟变窄；⑤胼胝体水肿；⑥小脑水肿。其中第③、④、⑤项最易发生[40]。

（四）治疗

高原地区低大气压、低氧分压的特点常致机体缺氧，代偿性红细胞增多，血液黏滞度高，流速相对缓慢。这些因素影响脑血氧供应，因此采取积极措施保证氧供至关重要；早期脱水治疗，可起到降低颅内压的作用，但要注意血流改变而导致脑血流量减低的情况。仔细监测和控制颅内压、血压和脑灌注压能够减低高原脑损伤相关的死亡率。高原脑损伤患者的康复明显较平原地区为慢，尤其是语言、意识等高级神经功能，主要原因可能也是高原缺氧所致。

参考文献

[1] 费舟，冯华，江基尧，等 . 中华战创伤学 . 第 2 卷，颅脑战创伤 . 郑州：郑州大学出版社，2016.

[2] Leijdesdorff HA，van Dijck JT，Krijnen P，et al. Injury pattern，hospital triage，and mortality of 1250 patients with severe traumatic brain injury caused by road traffic accidents. J Neurotrauma，2014，31（5）：459-465.

[3] Gerritsen Herman，Samim Mariam，Peters Hans，et al. Incidence，course and risk factors of head injury：a retrospective cohort study. BMJ Open，2018，8：e020364.

[4] Lawrence T，Helmy A，Bouamra O，et al. Traumatic brain injury in England and Wales：prospective audit of epidemiology，complications and standardised mortality. BMJ Open，2016，6：e012197.

[5] Shi Lin，Sun Yue，Chen Limin，et al. Diagnosis and treatment of a penetrating brain injury caused by a welding electrode：a case report. Medicine（Baltimore），2019，98：e14528.

[6] Li Zhenxing，Chen Jigang，Qu Xiaolin，et al. Management of a steel bar injury penetrating the head and neck：a case report and review of the literature. World Neurosurg，2019，123：168-173.

[7] Amirah SN，Khairul O，Hazfalinda HN，et al. Blunt force trauma to skull with various instruments. Malays J Pathol，2014，36：33-39.

[8] Rahul K，Venkatakrishna R，Aditya P. The role of neuroimaging in the latent period of blunt traumatic cerebrovascular injury. Open Neuroimag J，2011，5：225-231.

[9] 宗兆文，杨磊 . 现代战争中颅脑创伤的流行病学变化特点和救治需求 . 创伤外科杂志，2018，20（05）：85-87.

[10] Eskridge SL，Macera CA，Galarneau MR，et al. Injuries from combat explosions in Iraq：injury type，location，and severity. Injury，2012，43：1678-1682.

[11] Campos-Pires Rita，Yonis Amina，Macdonald Warren，et al. A novel in vitro model of blast traumatic brain injury. J Vis Exp，2018，undefined：undefined.

[12] Churchill N，Hutchison M，Graham S，et al. Symptom correlates of cerebral blood flow following acute concussion. Neuroimage Clinical，2017，16：234-239.

[13] 王聚宝 . 弥散张量成像在脑震荡综合征中的应用研究 . 苏州：苏州大学，2011.

[14] 谢秀海，汤光宇，赵振国，等 . 3D ASL 成像对轻型颅脑损伤评估价值分析 . 中国临床医学影像杂志，2018，29（10）：689-691.

[15] 鲁兴启，李洁，丁建平 . 脑震荡后综合征 MRI 研究进展 . 中国医学影像技术，2018，34（03）：456-459.

[16] 李扬彬，曹卫国，谭理连，等 . 氢质子磁共振波谱对创伤性脑损伤的分析 . 广东医学，2007，15（3）：3-5.

[17] 陈宁，郑侠，曾上飞，等 . 进展型额叶脑挫裂伤救治的影像学量化研究 . 中国医师进修杂志，2010，33（26）：52-54.

[18] 李雪霞，钱会绒，梁秋萍，等 . 3.0 T 磁共振诊断脑挫裂伤价值及序列优化 . 实用医技杂志，2015（4）：362-364.

[19] 林雅明，姜涛，林依东，等. MRI FLAIR 对脑挫裂伤的诊断价值. 医学影像学杂志，2006，8：781-783.
[20] 张程程，鲁宏. 脑挫裂伤的影像诊断研究进展. 海南医学，2015，(3)：400-403.
[21] 吴敏. 3.0T 磁共振磁敏感加权成像在脑挫裂伤的应用价值. 南宁：广西医科大学，2015.
[22] Santbrink HV，Schouten JW，Steyerberg EW，et al. Serial transcranial Doppler measurements in traumatic brain injury with special focus on the early posttraumatic period. Acta Neurochirurgica，2002，144（11）：1141-1149.
[23] 李明敏，魏後吉，王任直，等. 弥漫性轴索损伤的发病机制及治疗进展. 中华医学杂志，2013，93（5）：397-399.
[24] 寇欣. 脑弥漫性轴索损伤的 CT，MRI 及 MRS 影像特征分析. 广西医科大学学报，2016，33（4）：723-725.
[25] 张一帆，张国来. 弥漫性轴索损伤影像学诊断的研究进展. 中国临床神经外科杂志，2016，(7)：442-444.
[26] 王敏红，翟建. 脑弥漫性轴索损伤影像学研究进展. 医学综述，2015，21（8）：1443-1446.
[27] 孙丞辉，邹浩，韩顺琪，等. 弥漫性轴索损伤诊断研究进展. 中国司法鉴定，2015，(6)：80-84.
[28] 况红姝，龚洪翰. 弥漫性轴索损伤的磁共振成像新技术研究进展. 实用医学杂志，2014，(24)：4042-4043.
[29] 张海都. 弥漫性轴索损伤共振频谱及弥散张量成像定量研究. 汕头：汕头大学，2009.
[30] Palacios EM，Sala-Llonch R，Junque C，et al. White matter integrity related to functional working memory networks in traumatic brain injury. Neurology，2012，78（12）：852-860.
[31] Reiff DA，Haricharan RN，Bullington NM，et al. Traumatic brain injury is associated with the development of deep vein thrombosis independent of pharmacological prophylaxis. J Trauma，2009，66(5)：1436-1440.
[32] 王保奇，闫军. 创伤性颅脑损伤继发静脉窦闭塞早期诊断的危险因素分析. 临床医学研究与实践，2017，2（33）：14-15.
[33] Li J，Wei L，Xu B，et al. Risk factors and early diagnosis of cerebral venous sinus occlusion secondary to traumatic brain injury. Neurol India，2015，63（6）：881-888.
[34] Almandoz D，Kelly HR，Schaefer PW，et al. Prevalence of traumatic dural venous sinus thrombosis in high-risk acute blunt head trauma patients evaluated with multidetector CT venography. Radiology，2010，255（2）：570-577.
[35] Kohler R，Vargas MI，Masterson K，et al. CT and MR angiography features of traumatic vascular injuries of the neck. American Journal of Roentgenology，2011，196（6）：W800.
[36] 张东，赵继宗，富壮，等. 创伤性脑室内出血 50 例分析. 首都医科大学学报，2000，21（4）：330-332.
[37] Poca MA，Sahuquillo J，Mataró M，et al. Ventricular enlargement after moderate or severe head injury：a frequent and neglected problem. Journal of neurotrauma，2005，22（11）：1303-1310.
[38] Atzema C，Mower WR，Hoffman JR，et al. Prevalence and prognosis of traumatic intraventricular hemorrhage in patients with blunt head trauma. J Trauma，2006，60（5）：1010-1017.
[39] 张春雷，王玉海，蔡桑，等. 外伤性急性弥漫性脑肿胀的临床分型及治疗. 中华神经外科杂志，2012，28（10）：1054-1056.
[40] 陈辉武，王劲武，刘洁，等. 高原脑水肿的 MRI 诊断. 西南国防医药，2006，16（5）：525-527.

第六章 继发性颅脑战创伤

第一节 硬膜外血肿

一、概述

硬膜外血肿（epidural hematoma，EDH）指颅内出血积聚于硬脑膜与颅骨内板之间形成的血肿，在颅脑损伤中相对常见，约占全部颅脑损伤的 2%，占需住院外伤性颅脑损伤的 10%，占全部颅内血肿的 20% ～ 30%。硬膜外血肿可见于任何年龄患者，以 20 ～ 30 岁青壮年较为多见，50 ～ 60 岁以上少见；随着年龄增长，硬脑膜与颅骨内板粘连逐渐紧密，故老年人硬膜外血肿少见[1]。硬膜外血肿总体死亡率为 5% ～ 43%，儿童死亡率较低（5% ～ 10%），40 岁以上老年患者死亡率较高（35% ～ 50%）。

硬膜外血肿典型发生部位在损伤着力点，与硬膜下血肿多发生于着力点对侧不同。20% 硬膜外血肿可伴发硬膜下血肿，少数硬膜外血肿可伴发原发性脑损伤。

硬膜外血肿位于紧密结合的颅骨内板和硬脑膜之间，故血肿范围较局限且边缘非常清晰。85% ～ 95% 的硬膜外血肿患者可合并邻近部位颅骨骨折。少数硬膜外血肿可自行溶解，主要因血肿内血液经骨折线进入帽状腱膜下自行减压所致。

（一）解剖基础

颅骨与脑之间有三层脑膜，由外向内依次为硬脑膜、蛛网膜、软脑膜。最外层硬脑膜又分外层（即颅骨的内骨膜，又称为内骨膜层）和内层（即所谓脑膜层），外层紧贴于颅骨内板，特别是在骨缝处附着更为紧密，故正常时不存在硬膜外间隙；内、外层之间除静脉窦外也彼此连接紧密。此外，硬脑膜与颅底骨附着紧密，与穹窿骨附着相对疏松。

硬脑膜与颅骨内板之间为硬膜外腔，正常时互相附着，但可剥离，系一潜在腔隙，有脑膜动脉走行其间；硬脑膜与蛛网膜之间为硬膜下腔，有静脉穿行，如桥静脉；蛛网膜与软脑膜之间为蛛网膜下腔，内有脑脊液流动。

（二）致病因素及发病机制

硬膜外血肿主要由头部外伤引起。颅骨骨折或外力致使脑膜血管破裂，血液进入硬膜外间隙，积聚的血液使硬脑膜与颅骨内板互相剥离形成硬膜外血肿。硬膜外血肿的血液来源包括动脉源性和静脉源性。大多数硬膜外血肿来源于动脉出血，最常见为脑膜中动脉分支出血，也可见于脑膜前动脉。约 15% 硬膜外血肿来源于静脉损伤，主要静脉窦损伤所致。静脉源性硬膜外血肿通常较动脉源性硬膜外血肿进展稍慢。动脉源性硬膜外血肿多位于颞区（约占 75% 以上），其次为颞顶区、额顶区。由于硬脑膜与颅骨附着相对紧密，血肿被局限，内部压力相对高，故血肿呈梭形或双凸透镜形。静脉源性硬膜外血肿通常发生在三个部位：窦汇损伤引起颅后窝硬膜外血肿、蝶顶窦损伤引起颅中窝硬膜外血肿，上矢状窦损伤引起颅顶硬膜外血肿。静脉源性硬膜外血肿还可发生于横窦和乙状窦。静脉源性硬膜外血肿可导致静脉窦移位，使其远离颅骨内板。

（三）临床表现及分期

1. 临床表现

硬膜外血肿的临床表现与血肿的部位、增长速度和并发的颅内损伤有关。患者典型的临床表现为外伤后出现短暂的意识障碍，而后好转，即出现中间清醒期，再然后出现迟发性的意识障碍。出血的程度不同，中间清醒期的长短可不同。

2. 分期

硬膜外血肿的分期仍存在一定争议。常见有两种分期：急性期为 0 ～ 2 天，亚急性期 3 天至 2 周，慢性期大于 2 周；或急性期 0 ～ 3 天，亚急性期 4 天至 3 周，慢性期大于 3 周。本书采取后一种分期法。硬膜外血肿以急性期最多见，约占 85%；亚急性硬膜外血肿约占 12%；慢性硬膜外血肿约占 3%。

二、急性硬膜外血肿

急性硬膜外血肿为外伤后 0 ～ 3 天内的血肿，可合并其他类型血肿，构成复合型血肿，其中以外伤着力点处硬膜外血肿合并对冲部位硬膜下血肿较为常见，合并脑内血肿少见。

（一）临床表现

1. 意识障碍

急性硬膜外血肿患者多数伤后昏迷时间较短，少数甚至无原发昏迷。有原发昏迷者伤后短时间内即清醒，后血肿形成并逐渐增大，颅内压增高及脑疝形成，出现再次昏迷，两次昏迷之间的清醒过程称为“中间清醒期”。各种颅内血肿中，急性硬膜外血肿患者中间清醒期最为常见，伤后持续性昏迷者仅占少数。中间清醒期时间的长短，与损伤血管的种类及血管管径的大小有密切关系。大动脉出血急，可在短时间内形成血肿，其中间清醒期短，再次昏迷出现较早，多数在数小时内出现。个别严重者或合并严重脑挫裂伤者，原发性昏迷未恢复，继发性昏迷又出现，中间清醒期不明显，似持续性昏迷。

2. 颅内压增高

在初次昏迷或再次昏迷之前，因颅内压增高，可有剧烈头痛、恶心、呕吐、躁动不安、血压升高、脉压增大、心跳及呼吸缓慢等表现。

3. 神经系统损害的症状和体征

幕上硬膜外血肿可压迫运动区、感觉区和语言中枢，出现中枢性面瘫、肢体麻木、运动性失语、感觉性失语、混合性失语等；矢状窦旁硬膜外血肿可表现为下肢瘫痪。

4. 脑疝症状

小脑幕切迹疝形成后，出现昏迷、血肿侧瞳孔散大、对光反射消失、对侧肢体瘫痪、肌张力增高、腱反射亢进、病理反射阳性等大脑脚综合征（Weber 综合征）表现。脑疝形成后可在短期内进入脑疝晚期，出现双侧瞳孔散大、病理性呼吸、去大脑强直等。若不迅速手术清除血肿减压，将因继发严重脑干损害致生命中枢衰竭而死亡。偶见血肿迅速形成，致脑干向对侧移位嵌压于对侧小脑幕上，表现为对侧瞳孔散大、同侧肢体瘫痪等不典型体征，需要立即辅助检查确诊。幕下血肿出现共济失调、眼球震颤、颈项强直等，因颅后窝体积狭小，其下内侧为延髓和枕骨大孔，血肿继续增大或救治不及时，可因枕骨大孔疝形成，导致突然出现呼吸、心搏停止而死亡。

（二）影像学检查及表现

1. 颅骨 X 线平片

X 线平片对判断急性硬膜外血肿有一定价值，因为大多数硬膜外血肿伴有颅骨骨折，90% 以上位于血肿同侧。若见骨折线跨越血管沟槽或其通路，要考虑该区有硬膜外血肿存在的可能，其中以脑膜中动脉沟和静脉窦区的骨折线最为重要。颅后窝硬膜外血肿虽较少发生，但血肿伴有枕骨骨折者高达 95%，有时可伴有人字缝分离。此外，根据钙化松果体移位情况可大致判断血肿位置。

2. 脑血管造影

脑血管造影分为 3 期，动脉期、微血管期、静脉期。根据造影剂外溢和血管移位情况可确定血肿的存在、部位、范围及是否有活动性出血。

动脉期表现为脑膜中动脉移位及造影剂外溢。脑膜中动脉移位在颞顶区硬膜外血肿的发生率最高，颞部硬膜外血肿使脑膜中动脉离开颅板内移时，在额仰投照的前后位片上，可见眼眶外侧的脑膜中动脉的外凸弧形变为平直，或呈相反的内凸弧形，内移投影于眼眶内；颅中窝底的硬膜外血肿则可见侧位片上脑膜中动脉向上移位，其下凸弧形变平直，甚至呈相反的上凸弧形。造影剂外溢表现为不规则点状、片状不透光影，不像显影血管有一定的形态，此征象的出现可提示出血来源，但一般只能在外伤后数小时内见到。

微血管期表现为颅骨和脑表面血管之间出现梭形或弓形无血管区，为脑外血肿的重要征象。微血管期动脉内造影剂排空，静脉血管尚未被充盈，造影剂滞留于微血管使脑组织被“染色”，故对无血管区的显示最清楚、完整，可显示血肿的硬膜侧边缘十分光滑锐利。当血肿压力大于硬膜的张力，无血管区呈梭形；当血肿压力小于硬膜张力，无血管区呈弓形。

静脉期主要表现为静脉窦的移位。观察静脉窦移位，以侧位片显示比较满意。例如，上矢状窦损伤所致的硬膜外血肿使上矢状窦受压向下离开颅骨内板；颅后窝硬膜外血肿常可见窦汇离开颅骨内板前移。静脉期偶见静脉窦损伤所致的造影剂外溢现象。

3. CT 扫描

CT 扫描是重症伤员的首选检查项目，不仅能迅速明确诊断，缩短术前准备时间，而且可显示血肿发生的位置，为手术提供准确定位。一般而言，CT 阳性表现诊断在急性期优于 MRI。典型的 CT 表现为颅骨内板和脑组织之间的双凸形或梭形的高密度影，CT 值多介于 40 ～ 80 Hu，其内缘多清楚锐利，边界不跨越颅缝（图 6-1 和图 6-2）。约 2/3 急性期硬膜外血肿密度均匀；1/3 的病例呈高、低混杂密度，提示存在活动性出血。硬膜外血肿可见占位效应，表现为同侧脑室受压、变形、移位，中线结构向对侧移位。硬膜外血肿多合并邻近部位骨折，骨窗位可清晰显示骨折线。当血肿位于大脑纵裂区，可显示为中线区的双凸形高密度影。

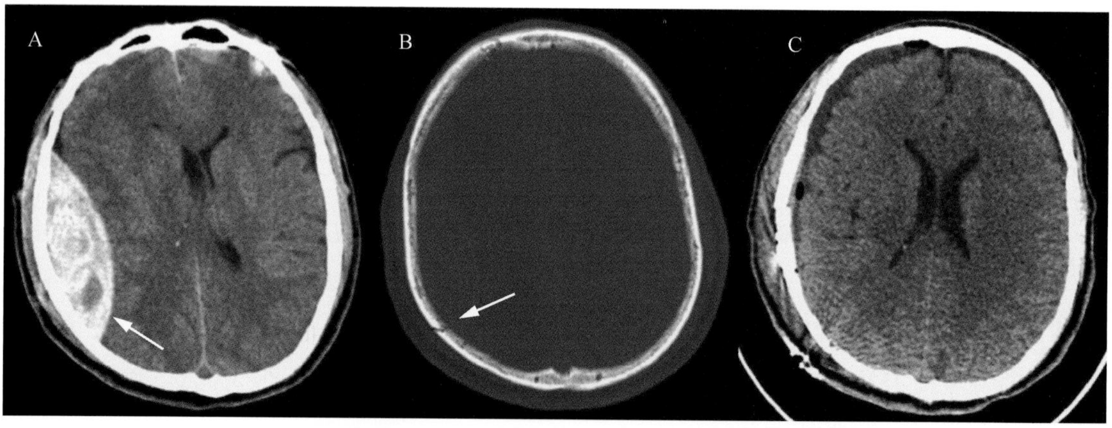

图 6-1 患者男，48 岁，高处坠落摔伤 6 h。**A.** 右侧额顶部颅骨内板下方双凸形混杂高密度影（箭头示）；**B.** 右侧顶骨可见骨折线影（箭头示）；**C.** 术后血肿消失

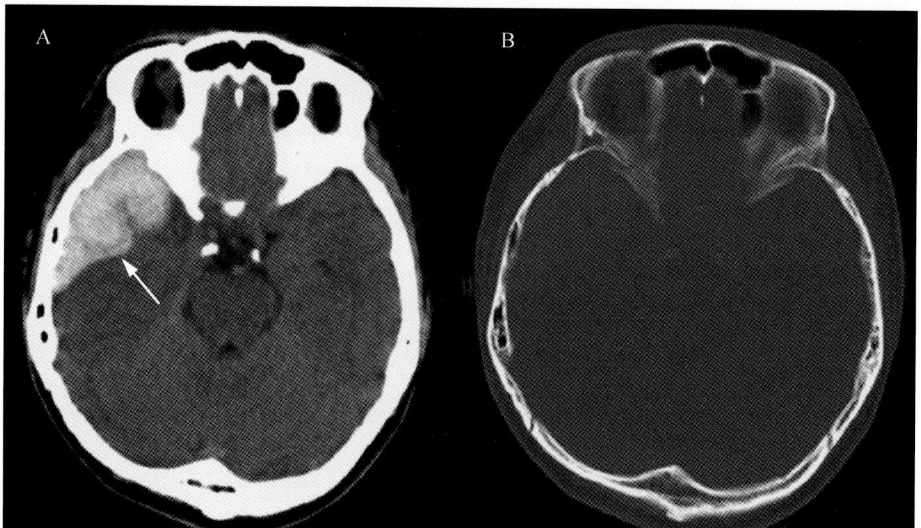

图 6-2 患者女，28 岁，外伤 2 h。**A.** 右侧颞部颅骨内板下方梭形均匀高密度影（箭头示）；**B.** 未见明显骨折线影

4. MRI

MRI 由于成像时间较长，多不用于急性期检查。MRI 显示硬膜外血肿形态与 CT 表现相似，呈边界锐利的梭形或双凸形。急性硬膜外血肿 T1WI 呈等信号，其内缘可见低信号的硬脑膜，T2WI 呈低信号。急性硬膜外血肿 T2WI 呈低信号主要是由于急性期红细胞内脱氧血红蛋白形成，造成红细胞内外局部磁场不均匀而使质子失相过程加快所致。因低场 MR 设备对此期的磁场变化不敏感，所以急性期血肿不易在低场 MR 设备上显示。

（三）诊断要点

CT 为急性硬膜外血肿首选检查。典型影像学表现为颅骨内板下方梭形或双凸形高密度影（CT）或异常信号影（MRI），边界清晰，不跨越颅缝，常伴颅骨骨折，可有占位效应。结合外伤史，易诊断。

（四）鉴别诊断

急性硬膜外血肿需与急性硬膜下血肿相鉴别，影像表现典型者易于鉴别。急性硬膜下血肿通常表现为颅骨内板下方新月形高密度影，范围广泛，可跨越颅缝。但有时急性硬膜下血肿亦可呈梭形高密度影，此时鉴别有一定困难，但是血肿范围广泛与否及是否合并骨折等征象有助于鉴别。

（五）治疗

外伤性急性硬膜外血肿的治疗包括手术治疗和保守治疗（非手术治疗），无论患者施行手术与否，均需进行及时、合理的非手术治疗。临床上主要根据患者的意识状态、瞳孔变化、CT 扫描及 GCS 评分决定其治疗方案。

1. 非手术治疗

对于意识清醒或轻度嗜睡、瞳孔无变化、血肿量幕上＜ 30 ml、幕下＜ 10 ml、层厚＜ 10 mm、中线结构移位＜ 10 mm 且病情稳定者，可在严密观察病情的前提下予以保守治疗。保守治疗期间，应密切注意意识、瞳孔及生命体征的变化，并利用 CT 进行动态观察，一旦出现手术指征应急诊施行手术，清除血肿，以缓解颅内高压。

2. 手术治疗

手术方式包括骨瓣开颅术、钻孔探查术、钻孔穿刺抽吸术、钻孔置管引流术。骨瓣开颅术主要适用于血肿定位准确的患者；钻孔探查术适用于在紧急情况下对病情急剧恶化、来不及行诊断性检查的患者；钻孔穿刺抽吸术用于特急性硬膜外血肿的紧急抢救，可暂时部分缓解颅高压，赢得时间，常常用于院前或术前急救；钻孔置管引流术适用于病情相对稳定、出血量 20 ～ 50 ml、经 CT 明确定位、中线移位达 0.5 cm 以上、无继续出血的患者。

（六）预后

急性硬膜外血肿的死亡率与术前患者的意识水平相关。术前昏迷的患者死亡率大约为 40%；术前昏迷并有脑干损伤者，死亡率可高达 50% 以上，而术前清醒、不伴有局部神经功能损害的患者，死亡率几乎为零。

高龄、临床状态差、血肿体积较大、手术不及时、严重的中线移位和术后颅内压持续较高者，均提示预后不良。无其他严重并发症且原发性脑损伤较轻者，预后良好，合并有硬膜下血肿、脑内血肿或脑挫裂伤者预后较差。

三、亚急性硬膜外血肿

外伤后第 4 天至 3 周内硬膜外血肿为亚急性硬膜外血肿。自 CT 应用以后，亚急性硬膜外血肿的发现率明显增加，但应与迟发性硬膜外血肿的概念结合起来进行诊断。临床上可发现少数迟发性硬脑膜外血肿，即首次 CT 扫描时无明显影像学异常，但在相隔几小时甚至十多天之后再次 CT 扫描时发现硬膜外血肿。迟发性硬膜外血肿的原因可能是患者头部创伤时存在硬脑膜的出血源，但因伤后脑组织水肿及某些引起颅内压增高的因素，形成了填塞效应而对出血源有压迫作用。但随后通过强力脱水、脑脊液引流、清除颅内血肿及手术减压等措施，或因全身性低血压的影响而使高颅压迅速降低，突然失去了填塞效应，造成硬脑膜自颅骨剥离，引起迟发性硬膜外血肿。

（一）影像学检查及表现

1. CT 扫描

CT 扫描表现为颅骨与脑组织之间梭形的稍高、等或低密度影。增强 CT 扫描可有血肿内缘的包膜强化，有助于等密度血肿的诊断（图 6-3 和图 6-4）。

2. MRI

亚急性硬膜外血肿在 T1WI 上开始出现高信号，一般由血肿的周缘开始。T1WI 信号改变是由于脱氧血红蛋白转变为正铁血红蛋白产生的顺磁性所致。此期的第 6～8 天，血肿在 T2WI 信号逐步升高，该变化主要是由于此期红细胞破裂，细胞内脱氧血红蛋白或正铁血红蛋白释放出来，使由于红细胞内外磁场不均匀所致的加速失相位效应逐渐消失所致。

（二）治疗原则

少数症状轻微、意识清楚、血肿量低于 30 ml 的患者，可应用非手术治疗。对已经出现意识障碍的患者，应及时手术治疗。

（三）预后

轻者血肿可完全吸收，对已经出现意识障碍的患者及时手术治疗可缓解病情。

四、慢性硬膜外血肿

血肿未完全吸收或清除，迁延至 3 周以上称为慢性硬膜外血肿。血肿开始有钙化现象可作为慢性硬膜外血肿的诊断依据。

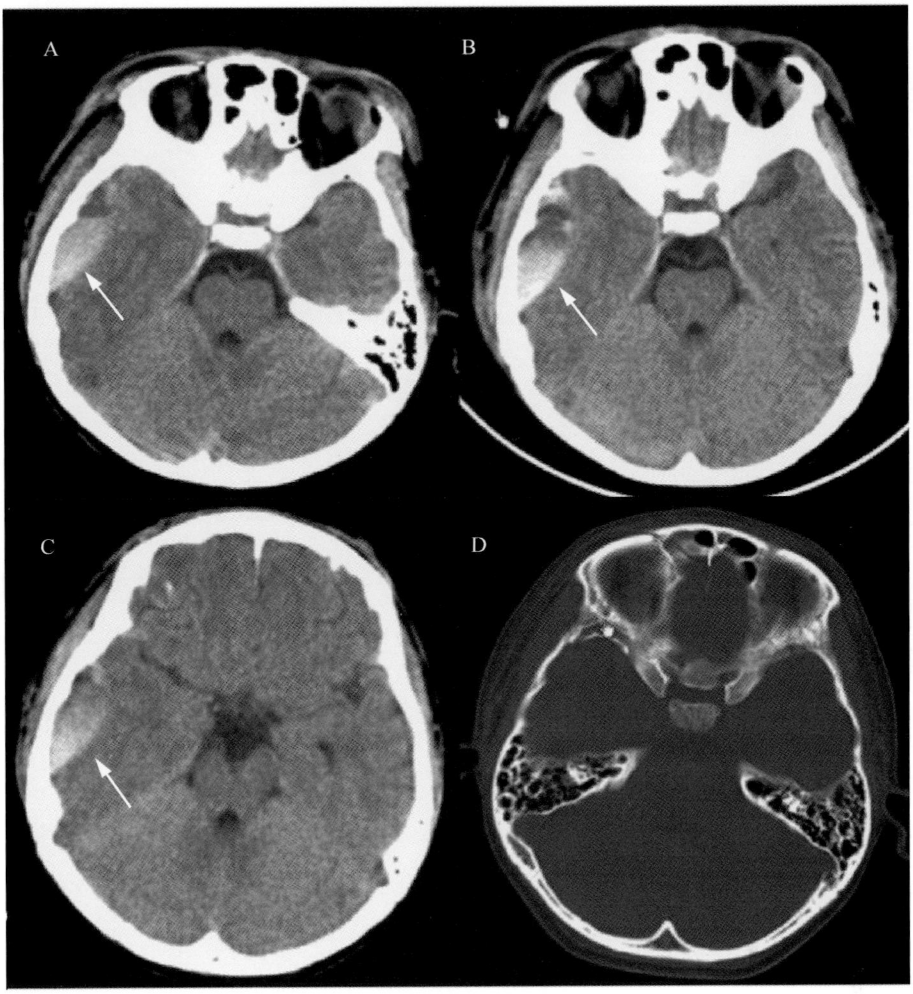

图 6-3 患者男，12 岁，车祸伤。**A** ～ **C.** 图示右侧颞部颅板下不均匀稍高密度影（**A**，伤后第 2 天；**B**，伤后第 6 天；**C**，伤后第 8 天）；**D.** 未见明显骨折线影

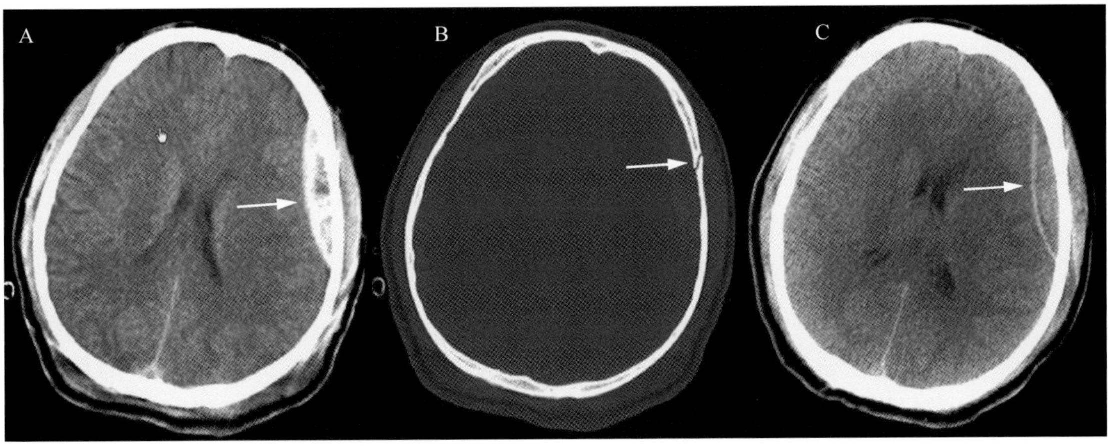

图 6-4 患者男，29 岁，摔伤致颈胸背部疼痛伴活动受限。**A.** 伤后第 6 天，左侧额部颅板下梭形不均匀高密度影（箭头示）；**B.** 左侧额部颅骨骨质不连续（箭头示）；**C.** 伤后第 15 天，左侧额部硬膜外血肿密度减低，呈等密度影，内缘可见条状高密度影（箭头示）

（一）发病机制

慢性硬膜外血肿发生液化或形成包膜的时间大约在 5 周。部分血肿可发生钙化甚至骨化。

（二）临床表现

慢性硬膜外血肿以青年男性多见，好发部位与急性期或亚急性硬膜外血肿相似，多位于额、顶、枕区等处，位于颞部者较少。临床常出现慢性高颅压症状，如进行性头痛、恶心、呕吐，也可出现神经系统阳性体征，如意识障碍、偏瘫、瞳孔异常或眼部症状等。幕下血肿患者则以颈部疼痛和后组脑神经、小脑受累为主要表现。

（三）影像学检查及表现

1. CT 扫描

慢性硬膜外血肿 CT 表现为低或等密度，偶见钙化，常失去双凸外形。若血肿内新出现高密度影，则提示再出血的可能。

2. MRI

慢性硬膜外血肿 T1WI 呈低信号，T2WI 呈高信号，血肿周边由于含铁血黄素沉积，使 T2WI 信号缩短，呈现低信号环。

（四）治疗原则与方法

1. 重症的处理

对已有明显病情恶化的患者，应及时施行手术治疗。血肿发生液化，包膜尚未钙化者，可行钻孔冲洗引流。多数情况下，为了清除机化的血凝块或寻找出血源应行开颅血肿清除术。

2. 轻症的处理

对个别神志清楚、症状轻微、没有明显脑功能损害的伤员，亦可采用非手术治疗，在 CT 监护下任其自行吸收或机化。

第二节　硬膜下血肿

一、概述

硬膜下血肿（subdural hematoma，SDH）为颅内出血积聚于硬脑膜下隙，即硬脑膜与蛛网膜之间，占颅脑损伤 5% ～ 25%，占致死性颅脑外伤 30%，占全部颅内血肿的 50% ～ 60%，是最常见的颅内血肿。硬膜下血肿发生率随年龄的增加而增加。硬膜下血肿死亡率占全部颅脑损伤的 60%。

临床上根据是否合并原发性脑损伤可分为复合型硬膜下血肿和单纯型硬膜下血肿，前者指合并严重脑挫裂伤、脑内血肿等。CT 和 MRI 问世以前，认为二者发生率大致相仿；使用 CT 和 MRI 之后，发现复合型硬膜下血肿更为多见。

（一）解剖基础

硬脑膜和蛛网膜之间的潜在空间为硬脑膜下隙，通常包含少量与脑脊液相似的液体。硬膜下隙可见从大脑凸面起穿过蛛网膜下腔、硬膜下隙到达硬脑膜窦的皮质桥静脉。

（二）发病机制

硬膜下血肿多见于对冲性损伤，主要机制为脑组织快速运动时突然受阻，产生剪切力引起着力点对侧皮质桥静脉撕裂、出血，血液积聚于硬膜下隙形成血肿[2]。由于蛛网膜无张力，故血肿范围较广，形状多呈新月形。血肿位于硬膜下隙，故不受颅缝限制。血肿好发于额、顶部大脑凸面及颅中窝。孤立的大脑镰旁硬膜下血肿多为非外伤性原因所致。有时，蛛网膜也可撕裂，部分脑脊液经瓣状蛛网膜破口进入硬脑膜下隙与血液混合，形成混合性血肿或单纯性硬膜下积液。85% 的硬膜下血肿呈单侧性，15% 呈双侧性。在老年患者中，脑萎缩使脑实质和颅骨之间的相对运动增加，导致硬膜下血肿的发生率增加。慢性硬膜下血肿也可见于无外伤病史的老年凝血功能障碍患者。少见情况下，动脉瘤破裂可表现为硬膜下血肿而不伴有蛛网膜下腔出血。

（三）临床表现及分期

患者多有昏迷、单侧瞳孔散大和其他脑实质压迫症状，其中昏迷可逐渐加深或清醒后再昏迷。并发脑疝时可出现生命功能衰竭症状。

一般认为硬膜下血肿可分为急性、亚急性和慢性，但目前对血肿分期的时限并不统一，推荐的血肿分期时限为：伤后 3 天内血肿为急性硬膜下血肿，伤后 4 天至 2 周内的血肿为亚急性硬膜下血肿，伤后 2 周的血肿为慢性硬膜下血肿。临床上以急性、亚急性较多见，且常常合并严重的脑挫裂伤。慢性硬膜下血肿的外伤史不明确，易被忽略，颅内压增高及脑实质压迫症状出现较晚。

二、急性硬膜下血肿

急性硬膜下血肿为伤后 3 天内血液聚集于硬脑膜下隙所致，是颅脑损伤中最常见的颅内血肿，也是颅脑损伤导致死亡的主要原因之一。

（一）影像学检查及表现

1. X 线平片

X 线平片对于诊断硬膜下血肿的价值不大。约 1/3 病例可见颅骨骨折，多数位于血肿对侧。

2. CT 扫描

急性硬膜下血肿的 CT 表现为颅骨内板与脑组织之间的新月形均匀高密度影，CT 值为 40 ～ 80 Hu。部分血肿早期即可表现为混杂密度影或低密度影，系蛛网膜撕裂，脑脊液进入血肿所致。硬膜下血肿范围广泛，由于硬脑膜下隙为少量液体的间隙，一般无粘连（在部分成人额区可能有较明显的粘连），而且蛛网膜无张力，所以出血进入硬脑膜下隙之后，在很短的时间内即可扩展到较大范围，甚至覆盖大部分脑表面。血肿的边界可以跨越颅缝，但不能跨越颅内的硬脑膜间隔，即一般不延及幕上、下或大脑镰对侧。半数的急性硬膜下血肿可伴发脑挫裂伤。大脑凸面的血肿横断面检查即可发现，位于颅前窝和颅中窝底部的血肿则需要冠状面检查。双侧急性硬膜下血肿有时很难发现，因为它们可能非常薄且对称，为避免漏诊，必须仔细评估脑沟大小，并仔细检查脑灰白质交界面。

3. MRI

MRI 上急性硬膜下血肿的形态同 CT。T1WI 呈现为新月形低或等信号影，T2WI 由于脱氧血红蛋白形成造成红细胞内外磁场不均匀而呈低信号。

（二）鉴别诊断

硬膜下血肿需与硬膜外血肿进行鉴别。由于硬膜外血肿和硬膜下血肿均可能出现不太典型的表现，有时难以区分，而且两者同时存在的机会也并不罕见，故往往需根据以下特征加以区分：①硬膜外血肿的边界，除非涉及矢状缝（矢状窦破裂），一般不跨越颅缝；而硬膜下血肿的边界则可以跨越颅缝，但不跨越颅内的硬脑膜间隔，即不会越过大脑镰向对侧蔓延。②硬膜外血肿可以跨越小脑幕，同时涉及幕上和幕下；而硬膜下血肿往往不同时涉及幕上、幕下。③ CT 扫描时，硬膜外血肿的边界常十分清楚规则（近颅顶部者可较模糊），而硬膜下血肿的边界则常不清楚。④硬膜外血肿常发生于受伤的着力点，多数伴有同侧颅骨骨折；而硬膜下血肿常发生于着力点对侧，较少伴有骨折。⑤ MRI 可显示硬膜外血肿的内缘有一层代表硬脑膜的低信号线，与脑组织相隔。

（三）治疗原则及方法

急性硬膜下血肿因病情发展迅速，确诊后应尽快手术治疗，迅速解除脑组织受压和缺氧是提高手术成功率和患者生存质量的关键。

手术治疗方法包括：①钻孔血肿冲洗引流术；②骨窗或骨瓣开颅术；③颞肌下减压或去骨瓣减压术。具体的手术方法需依病情而定。

三、亚急性硬膜下血肿

亚急性硬膜下血肿（subacute subdural hematoma）为外伤后 4 天至 2 周内硬膜下血肿。常见于轻度颅脑外伤，出血来自桥静脉撕裂，并可伴蛛网膜撕裂及脑脊液进入血肿。本病临床表现可从无症状到表现为精神症状、神经功能障碍及意识丧失。

（一）影像学检查

1. X 线平片

X 线平片对于诊断亚急性硬膜下血肿的价值不大。

2. CT 扫描

亚急性硬膜下血肿 CT 表现为颅骨内板下方新月形或半月形混杂密度或等密度影，也可为高密度影。血肿为混杂密度时可有上、下分层：上部为低密度，系液化的血肿成分；下部为高密度或等密度，由红细胞、红细胞碎片及血块沉积构成。血肿从急性向亚急性转化的过程，即是血肿内凝血块不断液化和溶血的过程。溶血后血肿内渗透压增高，邻近水分进入血肿，导致血肿密度渐渐降低，以及血肿内缘向脑组织方向膨出，最终可形成类似急性硬膜外血肿的双凸形或梭形状态。介于新月形和双凸形之间者，为所谓的过渡形，此时血肿内缘较平直或部分凹陷、部分平直或凸出。血肿随时间延长而密度逐渐减低，伤后 1 ～ 2 周血肿变为等密度。等密度血肿在 CT 上仅表现为占位效应，增强扫描通过显示脑表面的小血管使等密度血肿衬托得更加清楚。等密度的硬膜下血肿占硬膜下血肿的 17% ～ 25%，容易漏诊，CT 上应注意观察有无以下特征：①紧贴颅骨内板处无脑沟、脑回结构的区域；②灰白质交界区是否向内移位；③脑室系统是否变形、中线结构是否向对侧移位，但双侧等密度硬膜下血肿时，中线结构移位不明显；④增强扫描时脑皮质表面血管和血肿包膜强化，可显示血肿的边界（图 6-5）。

3. MRI

血肿形态如 CT 扫描所述。亚急性硬膜下血肿的早期，由于细胞内高铁血红蛋白的存在，T1WI 从急性期的低或等信号转变为高信号，此高信号首先出现于血肿周边，然后逐渐向血肿中央扩展，T2WI 仍保持原急性期的低信号。亚急性硬膜下血肿的后期，T1WI 和 T2WI 均呈现为高信号（图 6-6），这是因为此时红细胞破裂，血肿含细胞外高铁血红蛋白。与脑内血肿不同，亚急性硬膜下血肿的细胞外高铁血红蛋白所造成的高信号，似乎消失较快，可能是因为细胞外高铁血红蛋白较快被分解、吸收或稀释。但是，随着血肿内蛋白质成分的增高，也会影响血肿的弛豫时间。随着蛋白质水平的增高，可以容许更多的自由基结合在蛋白质分子上，因而减少了自由基对弛豫时间的影响，继而使信号增高。此

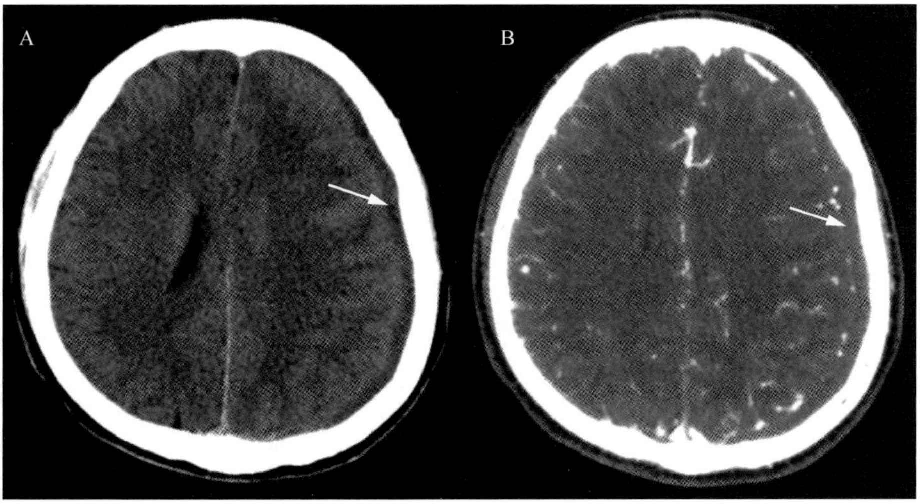

图 6-5 患者男，18 岁，头痛 2 周。**A.** CT 平扫示左侧额顶部颅内板下新月形稍低密度影（箭头示）；**B.** CT 增强示血肿无强化，相邻脑表面血管受压内移（箭头示）

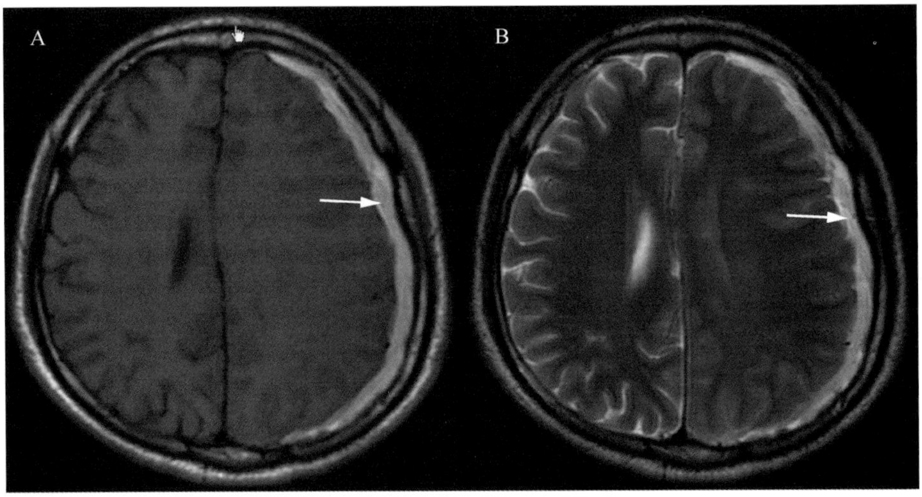

图 6-6 患者男，18 岁，头痛 2 周，与图 6-5 为同一患者。T1WI（**A**）及 T2WI（**B**）均显示左侧额顶部颅内板下新月形高信号影

外，再出血也可使亚急性硬膜下血肿的信号强度增高，并一直持续至慢性期。如 CT 表现一样，亚急性硬膜下血肿的 MRI 表现也可以出现分层，即血肿上部显示为高信号，血肿下部显示为低信号，两者之间形成液-液平面，这种表现以 T2WI 显示特别突出。上部高信号的原因为血液的血浆成分或含稀释的游离的高铁血红蛋白，下部低信号的原因为下沉的细胞成分中含细胞内脱氧血红蛋白或高铁血红蛋白。

（二）治疗原则及方法

亚急性硬膜下血肿可采用手术和非手术治疗。手术治疗包括骨窗或骨瓣开颅术和穿刺血肿抽吸液化引流术。

四、慢性硬膜下血肿

慢性硬膜下血肿（chronic subdural hematoma）为发生在 2 周以后的血肿，约占全部颅内血肿的 10%，占硬膜下血肿 25%，双侧慢性硬膜下血肿发生率约为 10%。多见于老年人，且随着世界人口老龄化进展，其发生率逐渐增加[3]。

（一）发病机制

慢性硬膜下血肿发生机制尚不清楚，目前包括以下学说，各学说间并非相互独立而是相互影响、相互关联[4-5]。

（1）外伤性硬膜下积液演变学说：硬膜下积液逐渐增多致使桥静脉撕裂、出血，且纤溶系统亢进致使出血不止形成慢性硬膜下血肿；或轻微外伤后使积液内出现血液成分。

（2）血肿外膜血管形成、再出血学说：慢性硬膜下血肿外膜形成过程中出现大量基膜不完整、通透性高的新生毛细血管，这些血管易引起反复出血和血浆外渗。此外，具有介导分泌功能的水通道蛋白 1 也在血肿外膜毛细血管高表达，可能与慢性硬膜下血肿形成有一定关系。

（3）炎症反应学说：外伤使蛛网膜产生裂隙，脑脊液进入硬脑膜下隙，刺激硬脑膜产生炎性因子，炎性因子诱导新生毛细血管形成，新生毛细血管内皮不完整、通透性较高，致使血浆和血细胞渗出形成血肿。

（4）纤溶系统亢进学说：慢性硬膜下血肿液中被发现含大量纤溶酶原激活物，这些激活物促使血肿腔内纤溶亢进，导致血肿膜持续反复出血，血肿扩大形成慢性硬膜下血肿。

（二）临床表现

慢性硬膜下血肿起病隐袭，发展缓慢，临床表现多不明显且存在很大差异，可将其归纳为下述 3 种类型。

（1）发病以颅内压增高症状为主：此型较常见，表现为头痛、呕吐、复视和视盘水肿等，但缺乏定位症状，易误诊为颅内肿瘤。

（2）发病以智力和精神症状为主：此型表现为头昏、耳鸣、记忆力和理解力减退、精神迟钝或精神失常等，易误诊为神经官能症或精神病。

（3）发病以局灶性神经症状和体征为主：此型表现为偏瘫、失语、同向偏盲、偏侧肢体麻木、局灶性癫痫等，易与颅内肿瘤混淆。病情发展到晚期出现嗜睡或昏迷、四肢瘫痪、去大脑强直发作、癫痫大发作，查体一侧或双侧 Babinski 征阳性。

（三）影像学检查及表现

1. X 线平片

慢性硬膜下血肿 X 线平片可见颅内压增高的表现，如蝶鞍扩大、脑回压迹异常加深等。

2. CT

慢性硬膜下血肿 CT 表现为颅骨内板下新月形或半月形低密度影，约 5% 可发生再出血，表现为颅骨内板下高低混杂密度影，部分可出现分层，上部为低密度区，下部为高密度区，其间可见液-液平面（图 6-7）。

3. MRI

慢性硬膜下血肿的信号强度在 T1WI 上低于亚急性期，但仍高于脑脊液，在 T2WI 上呈高信号。再出血时，T2WI 上表现为高低混杂信号，亦可出现分层现象。慢性硬膜下血肿的 MRI 信号强度变化与脑内血肿相比，颇有不同之处。脑内血肿达慢性期后，其内一般都含有引起 T1WI 和 T2WI 信号增高的成分，可能是因为含蛋白质成分较多。慢性硬膜下血肿内的蛋白质成分含量较低，可能因为邻近蛛网膜下隙内脑脊液透入所稀释或蛋白质成分透进蛛网膜下隙所致，所以慢性硬膜下血肿 T1WI 呈现为等或略低信号，T2WI 为高信号，但常不及慢性脑内血肿高。慢性期脑内血肿的周边由于有含铁血黄素和铁蛋白沉积，故 T2WI 可见一低信号环；但是，慢性硬膜下血肿无此征象，因为慢性硬膜下血肿包膜内的微血管源于硬脑膜和蛛网膜，不存在血脑屏障，血肿内的出血成分被巨噬细胞吞噬后不会沉积于血肿包膜内，而是沿包膜血管进入大循环，因此血肿壁上没有含铁血黄素和铁蛋白沉积。慢性硬膜下血肿的间隔内可能显示为 T1WI 和 T2WI 低信号，可能由于间隔含铁血黄素和铁蛋白沉积，以及间隔本身纤维组织的特性。

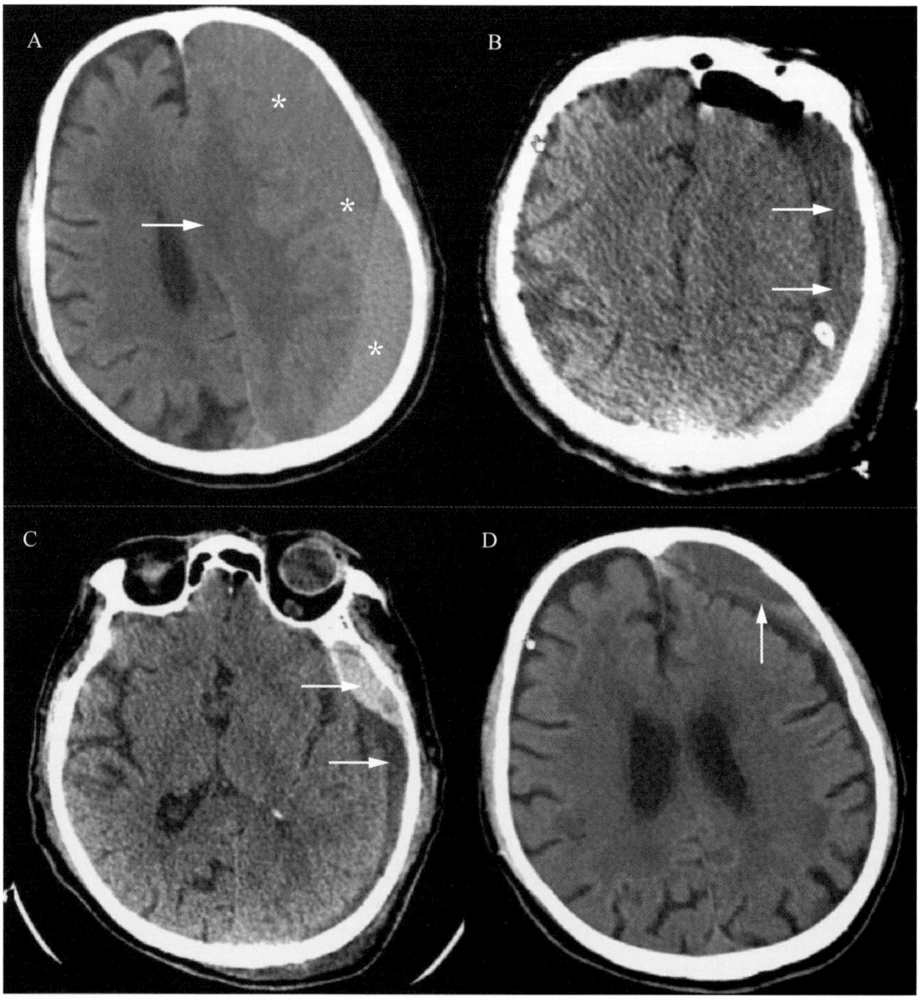

图 6-7 患者男，87 岁，头痛伴右侧肢体无力 2 个月，加重 3 天。术前 CT 平扫（**A**）示左侧额颞顶部颅骨内板下新月形稍高密度影（星号示），邻近脑实质受压，中线右移（白色箭头示）；术后当天（**B**）、术后 4 天（**C**）及术后 3 个月（**D**），左侧额部颅骨内板下出现新月形混杂密度影，见液-液平面（**D**，白色箭头示）

MRI 增强扫描往往能显示血肿包膜强化。血肿包膜首先形成于血肿外侧（即硬膜侧），然后才渐渐涉及血肿内侧（即蛛网膜侧）。血肿形成大约 1 个月后，血肿外侧包膜的厚度可如硬脑膜一般厚。MRI 增强扫描所见明显优于 CT，因其能显示 CT 难以显示的血肿外侧包膜强化。除血肿包膜强化外，增强扫描还可显示硬脑膜强化。硬脑膜强化的原因可能是因为出血刺激导致化学性脑膜炎。硬脑膜强化持续时间可长达 1 ～ 2 年之久。有时也可见蛛网膜强化，但持续时间较短。

（四）鉴别诊断

1. 脑萎缩所致的蛛网膜下腔扩大

表现为脑沟增宽，蛛网膜下腔扩大，扩大蛛网膜下腔内为脑脊液，CT 图像呈低密度，MR 图像 T1WI 呈低信号，T2WI 呈高信号，无占位效应，易与慢性硬膜下血肿鉴别。

2. 硬膜下积液

CT 图像上低密度慢性硬膜下血肿需与硬膜下积液鉴别。后者系蛛网膜撕裂形成活瓣，使脑脊液进入硬膜下隙不能回流所致。硬膜下积液 CT 表现为颅骨内板下新月形低密度或异常信号，密度和信号类似脑脊液，无或有轻微占位效应。根据 CT 值和 MR 信号强度二者可资鉴别。

（五）治疗原则与方法

慢性硬膜下血肿的诊断明确后，一旦出现颅内压增高症状，即应施行手术治疗，多数疗效比较好，甚至有些慢性硬膜下血肿已经形成脑疝，出现昏迷及瞳孔散大，颅脑 CT 显示中线显著移位，及时手术仍可挽救生命，并有良好预后。

手术方式包括：①钻孔血肿冲洗引流术，是治疗慢性硬膜下血肿的首选方式；②骨瓣开颅血肿清除术，此法现在已较少采用，适用于血肿内分隔、血肿引流不能治愈者、穿刺治疗术后复发者及血肿壁厚或已钙化者。

第三节　脑内血肿

一、急性期和亚急性期脑内血肿

脑内血肿（intracerebral hematoma，ICH）指脑实质内的血肿，可发生在脑组织任何部位，多发生在脑挫裂伤较严重的部位，常见于额叶和颞叶，小脑及枕叶等部位较少见。在颅脑损伤中脑内血肿的发生率为 0.5% ～ 1.0%，约占颅内血肿的 5%。30% ～ 60% 脑内血肿伴有脑外血肿。30% 为脑内多发血肿。

脑内血肿根据发生时间可分为超急性期（24 h 以内）、急性期（1 ～ 3 天）、亚急性期（4 ～ 14 天，其中 4 ～ 7 天为亚急性期早期，8 ～ 14 天为亚急性期晚期）、慢性期（超过 14 天）。急性期外伤性脑内血肿是急性颅脑损伤中常见的类型，据国内报道约占颅脑损伤住院患者的 10%。亚急性期脑内血肿多由急性期血肿迁延而来，临床工作中较少见。

（一）发病机制

外伤性脑内血肿的发生存在以下几种机制：①头部外伤致脑组织受力变形或剪切力直接作用使深部血管撕裂出血；②病变部位的血管变性、坏死、破裂出血；③颅内高压致血管自主调节功能丧失，血管床扩张、淤血或低氧血症引起局部 CO_2 和酸性代谢产物积聚，导致受损组织内血细胞外渗、血管扩张，形成血管周围血肿；④持续脑脊液漏的患者存在颅内压降低，出现血管周围的压力减低致出血增加。存在脑血管疾病患者一旦发生头部外伤易发生脑内血肿，血管瘤样畸形也是外伤性脑内血肿的出血机制之一。

（二）临床表现

外伤性脑内血肿的病情复杂，个体差异大，影响因素多。急性和亚急性脑内血肿的临床表现根据严重程度不同而有不同表现：①病情轻微者，意识清醒，出现不同程度的头痛、头晕、恶心、呕吐；②如果病情进一步加重（伤后数小时内），则可出现言语不清、烦躁不安，或呼之不应、肢体偏瘫、大小便失禁等；③严重的患者，大部分伤后立即陷入昏迷，很快出现脑疝表现，需要及时救治，往往需要外科手术干预。

根据受伤机制、出血部位、出血量以及脑水肿等伴发损伤不同，可出现以下不同症状：①血肿位于额叶、颞叶的前部和底部时，多无明显的偏瘫、失语等症状，但可因颅内压增高，出现头痛、恶心、呕吐等症状；②若血肿出现在重要功能区（如中央前回、中央后回、基底核区、额中回后部、角回、颞叶内部）时，则出现偏瘫、失语、偏盲、偏身感觉障碍以及癫痫等症状；③若合并脑挫裂伤，则表现为意识障碍进行性加重，若合并脑疝则可能短时间内死亡；④若合并大面积颅骨凹陷性骨折，除局部神经功能障碍以外，往往会出现颅高压表现（头痛、呕吐、视盘水肿等）。

根据临床表现，可进行格拉斯哥昏迷量表（GCS）评分：① GCS ＜ 6 分，患者昏迷程度重，病情危急，常需急诊手术；② GCS 为 6 ～ 8 分，可结合其他指标综合判定，对该组患者，多主张积极手术；③ GCS 为 9 ～ 12 分，采取保守治疗，但应注意观察病情变化，若意识障碍加重或出现新的体征，宜立即手术；④ GCS 为 15 ～ 30 分，一般采取保守治疗，且较安全，治疗效果佳。此外，老年患者以及并发脑池受压、硬膜下血肿或脑内多发血肿的患者，脑内血肿更容易进展，需要严密监护，必要时手术治疗[6]。

（三）影像学检查及表现

1. CT

CT 成像速度快，而且不依赖于患者意识水平的变化，因此常规 CT 扫描曾被称为急性脑外伤诊断的“金标准”，常和临床评估结合用于脑外伤分级和初步的干预治疗，为急性脑外伤的首选检查。但 CT 对脑实质损伤的显示较差，仅对大面积脑挫伤及脑内血肿等范围较广泛的病变诊断效果较好，对脑组织内微出血灶、尤其是弥漫性轴索损伤的诊断有很大的局限性，常常漏诊或对脑外伤的严重程度判断过轻。

急性期脑内血肿 CT 表现为圆形或卵圆形均匀高密度影，CT 值为 40 ～ 80 Hu，边缘或清晰或呈绒毛状，血肿周围见稍低密度脑水肿带环绕（CT 值为 24 ～ 30 Hu）。脑内血肿大小及密度随时间推移而改变，血肿密度因血红蛋白崩解出现而逐渐减低，此过程由血肿周边向中央逐渐扩展，故亚急性期血肿密度低于急性期，并逐步减低，至慢性期呈低密度影。若无持续性出血，血肿大小和周围低密度水肿带亦逐渐缩小，至慢性期血肿可演变为缩小的圆形或卵圆形低密度影，水肿带消失（图 6-8）。此外，较大的脑内血肿具有占位效应，表现为邻近脑实质受压、脑室受压变形及移位、中线结构移位等。脑内血肿的血液可破入脑室系统或蛛网膜下腔，表现为脑室系统或蛛网膜下腔内高密度影（图 6-8）。

外伤性脑内血肿在急性期一般无强化，但亚急性期、慢性期血肿边缘有时显示为浅淡的环状强化。CT 可了解脑内血肿的位置、形态、大小、密度、占位效应及演变过程，有利于及时采取相应的措施。

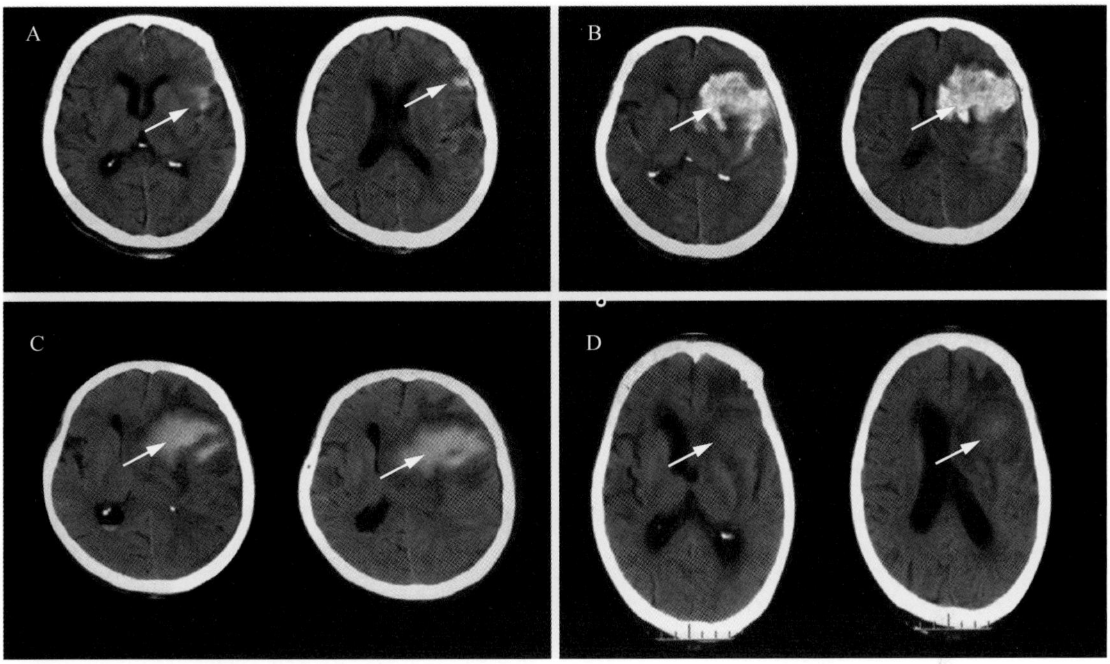

图 6-8　CT 示左侧额叶血肿随时间推移，血肿密度及大小的变化。**A.** 外伤后 1 h；**B.** 外伤后 4 h；**C.** 外伤后 15 天；**D.** 外伤后 18 天

2. MRI

与 CT 相比，MRI 图像分辨率更高，可以清晰显示脑内出血、水肿等改变，冠状位及矢状位成像更能全面地观察病灶，且不受颅骨伪影的干扰。出血信号的演变与血肿内血红蛋白的演变过程密切相关（表 6-1）。

（1）超急性期（＜ 24 h）：出血后数小时血肿为红细胞悬液并逐渐凝聚，红细胞内为含氧血红蛋白，为非顺磁性物质。此期 T1WI 血肿呈等或低信号，血肿周围水肿呈低信号；T2WI 血肿呈高信号，周围水肿呈高信号。

（2）急性期（1 ～ 3 天）：红细胞内含氧血红蛋白去氧转变为脱氧血红蛋白，而脱氧血红蛋白为特殊的顺磁性物质，不影响 T1 弛豫时间，但能造成红细胞内外磁场不均匀从而明显缩短 T2 弛豫时间，故急性期血肿 T1WI 仍呈等或低信号，而 T2WI 呈低信号。在

表 6-1　脑内血肿各个时期的信号演变

阶段	时间	血肿成分	T1WI	T2WI
超急性期	＜ 24 h	细胞内，含氧血红蛋白	等 / 低信号（灰 / 黑）	高信号（白）
急性期	1 ～ 3 天	细胞外，脱氧血红蛋白	等 / 低信号（灰 / 黑）	低信号（黑）
亚急性早期	3 ～ 7 天	细胞内，正铁血红蛋白	周高中等 / 低（周白中灰 / 黑）	低信号（黑）
亚急性晚期	7 ～ 14 天	细胞外，正铁血红蛋白	高信号（白）	高信号（白）
慢性期	＞ 14 天	细胞外，含铁血黄素	低信号（黑）	低信号（黑）或高信号伴低信号环

高场强磁共振设备成像时，T2WI 低信号显示更为明显（图 6-9）。

（3）亚急性早期（3 ～ 7 天）：红细胞内脱氧血红蛋白被氧化成正铁血红蛋白，氧化过程由血肿周边向中心逐渐推移，正铁血红蛋白为强顺磁性物质，显著缩短 T1 弛豫时间。此外，此期正铁血红蛋白尚受限于红细胞内，从而造成细胞内外磁场不均匀而显著缩短 T2 弛豫时间。因此，此期血肿 T1WI 为周边高信号，中心等信号；T2WI 周边和中心均呈低信号（图 6-10）。

（4）亚急性晚期（7 ～ 14 天）：红细胞破裂溶解致正铁血红蛋白游离，细胞内外磁场不均匀性消失，故 T2WI 血肿呈高信号。而正铁血红蛋白强顺磁性作用仍存在，故 T1WI 血肿仍呈高信号。而红细胞破裂致使由于脱氧血红蛋白或正铁血红蛋白造成的此期血肿周围由于血红蛋白分解后转变为含铁血黄素，T2WI 血肿周围可出现极低信号的含铁血黄素环（图 6-11）。

（5）慢性期（＞ 14 天）：血红蛋白被巨噬细胞吞噬和降解后，转变为含铁血黄素。血肿周围的水肿完全消失。此期 MRI 检查可表现为 T1WI 或 T2WI 仅见斑点样、线样低信号影，为含铁血黄素沉积所致。或见软化灶形成，T1WI 呈低信号，T2WI 呈高信号，软化灶周围由于含铁血黄素沉积，故 T2WI 高信号周边可见低信号环（图 6-12）。

综上所述，出血的 MRI 信号变化复杂，不同时期表现为不同的信号特点。对于怀疑脑内血肿的患者，首选检查为 CT 但是怀疑弥漫性轴索损伤的患者，应及时行 MRI 检查，MRI 对弥漫性轴索损伤的诊断正确率、敏感性、特异性高于 CT 检查，同时 SWI 对微小出血灶的敏感性较高。

3. 其他影像学检查

（1）颅脑超声：对幕上血肿具有定位价值，应作为颅脑损伤患者的常规检查。若中线移位超过 3 mm，即有诊断意义。

（2）脑血管造影：对颅内血肿可定侧、定位。

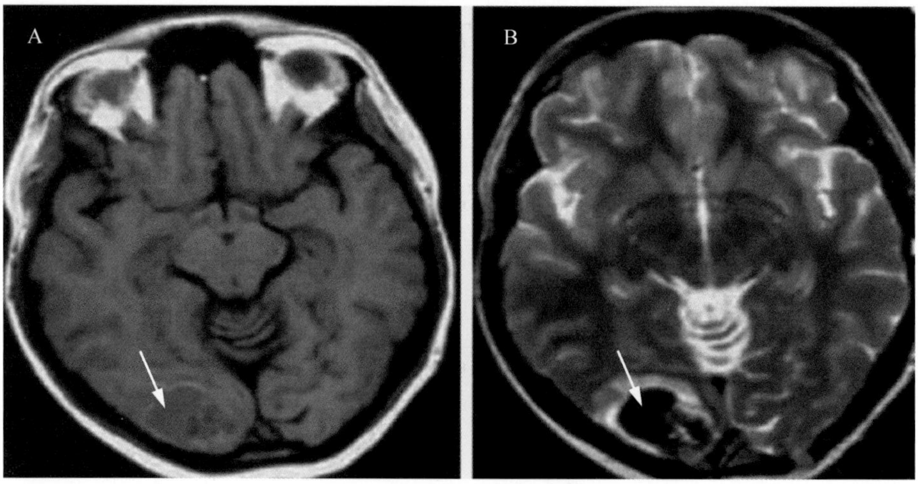

图 6-9 **A.** T1WI 示左侧枕叶等 / 低异常信号区；**B.** T2WI 示病灶呈低信号。以上符合急性期（1 ～ 3 天）脑内血肿表现

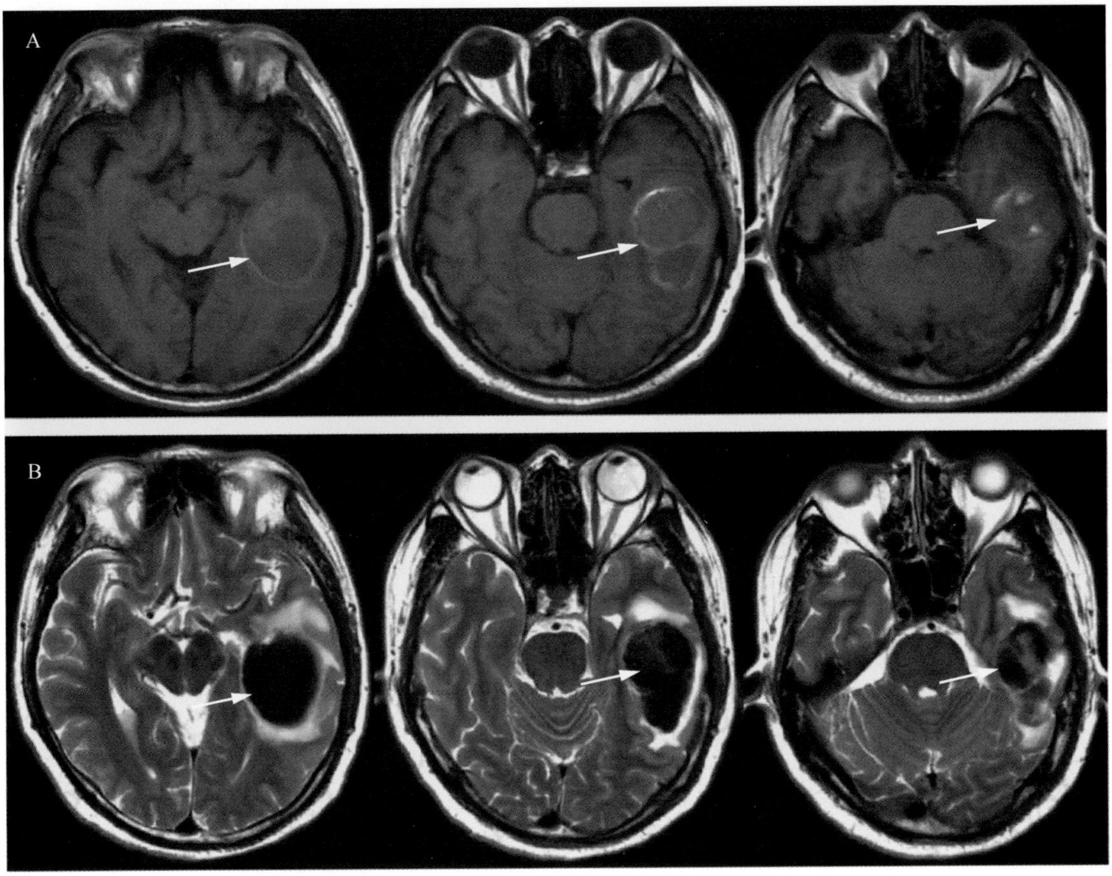

图 6-10　A. T1WI 像示左侧颞叶可见一中心呈等信号、边缘呈高信号的不规则异常信号区；**B.** T2WI 像示病灶呈明显低信号。以上表现符合亚急性早期（3 ～ 7 天）的出血改变

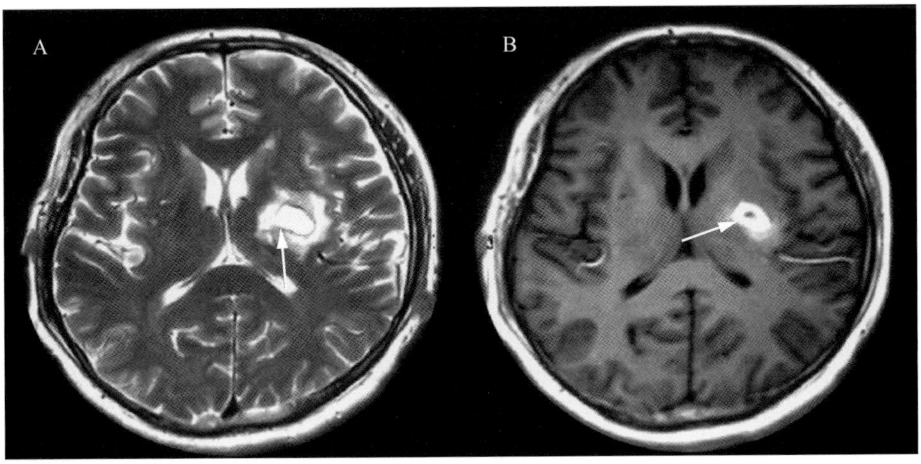

图 6-11　A. T2WI 示左侧基底节区 T2WI 高信号，周边见低信号环；**B.** T1WI 示病灶呈不均匀高信号。以上符合亚急性晚期（7 ～ 14 天）脑内血肿表现

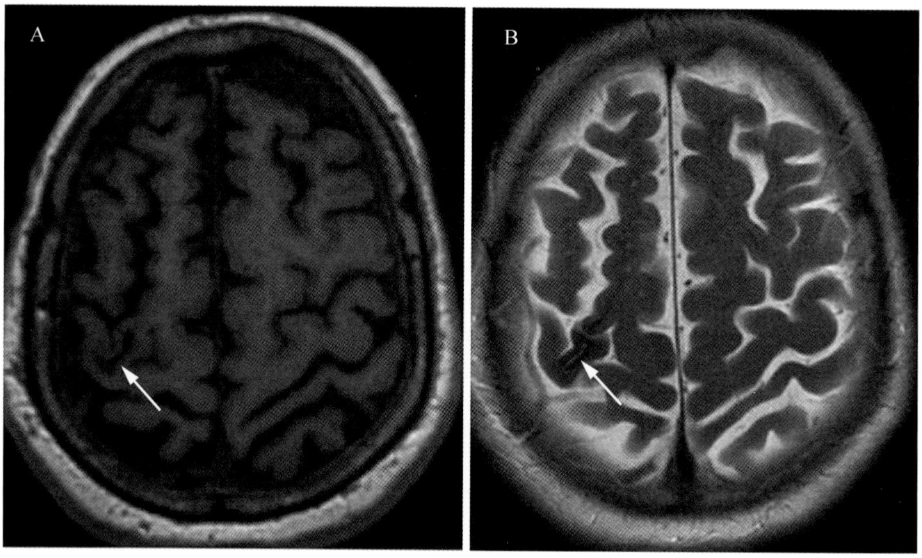

图 6-12 A. T1WI 示条带状低信号；**B.** T2WI 示右侧额叶皮质下条带状高信号，周围见低信号环。以上表现符合慢性期（＞14 天）脑内血肿

（四）鉴别诊断

脑内血肿在发生后 7 ～ 14 天，最迟 2 个月后，在血肿周围可由于血肿边缘肉芽组织增生而富有血管组织，故增强 CT 或 MRI 检查可见环状强化，此时要与胶质瘤鉴别。脑内血肿环状强化薄而规则，且占位效应较小；而胶质瘤环状强化较厚且不规则，强化明显，并有明显灶周水肿，占位效应明显。另外，胶质瘤环状强化带在随访中可持续不变或有增大趋势，血肿环状强化带则逐渐缩小。

（五）治疗原则与方法

1. 非手术治疗

对于血肿较小（＜ 20 ml）、占位效应不重、无意识改变和神经损害表现的患者，脱水等药物能有效控制颅高压。颅内压不超过 3.33 kPa（25 mmHg）时，可在严密观察意识和瞳孔等病情变化下行保守治疗。颅内压监测和头颅 CT 复查是主要的辅助监测手段，一般每隔 2 ～ 4 天应复查 CT，至少持续 1 周；颅内压监测则能及时准确地提示病情变化。

2. 手术治疗

对于单纯脑内血肿、无明显脑挫裂伤但具有手术指征的患者，可采用相应部位较大骨瓣开颅清除血肿。对于广泛的脑挫裂伤合并脑内血肿的患者，采用标准大骨瓣开颅清除脑内血肿和失活脑挫裂伤组织。对于减速性损伤、对冲伤导致的脑内多发血肿，应首先对损伤严重的病灶进行开颅手术，必要时进行双侧开颅大骨瓣减压术。对于有脑血肿穿破脑室者，应行脑室穿刺引流。

二、迟发性创伤性脑内血肿

迟发性创伤性脑内血肿（delayed traumatic intracerebral hematoma，DTICH）是指伤后首次 CT 检查脑实质内未发现血肿，再次 CT 检查脑实质内发现血肿，属于原发性脑损伤。迟发性创伤性脑内血肿的发生率为 0.6% ～ 26.3%。迟发性脑内血肿可发生于伤后 1.5 h 至数天，90% 以上伤后 24 ～ 48 h 出现[7]。文献报道迟发性脑内血肿多发生于额、颞叶灰质及灰白质交界部，多位于脑实质表浅部位，且血肿较多，范围较小，主要与对冲力作用相关。

（一）发病机制

部分学者认为，外伤后早期脑组织肿胀，压迫局部脑血管致其痉挛，但经过降颅压治疗后或自行缓解后，血管受压程度逐渐减轻，血管充血扩张，通透性增高，血管壁破裂出血，形成迟发性创伤性脑内血肿。也有学者认为，外伤后局部脑组织水肿及小动脉损伤，造成血管痉挛，局部代谢紊乱，凝血系统激活引起局部血管闭塞和梗死，随后纤溶系统激活，受损血管内凝血溶解而致血肿形成[8]。

（二）临床特征

迟发性脑内血肿早期不易诊断，对早期只有脑水肿的患者，若病情加重、出现神经系统定位体征，或经 3 天至 1 周治疗无效，应尽早复查 CT。本病的临床特征可以总结为以下几点：①中老年人；②中至重型颅脑损伤；③伤后 3 ～ 6 天内症状和体征逐渐加重，意识障碍进行性加重。

（三）影像学检查及表现

CT 检查对发现迟发性脑内血肿患者具有重要意义。早期 CT 扫描常表现为局部脑实质密度减低、灰白质分界不清、局部占位效应等，与这一时期病理变化相符。重症颅脑损伤的患者常合并蛛网膜下腔出血。迟发性脑内血肿的颅脑外伤患者伤后首次 CT 检查时，局限性脑实质密度减低、局部占位效应、局部少量蛛网膜下腔出血征出现率高于无迟发性脑内血肿的颅脑外伤患者，对诊断迟发性脑内血肿有一定意义。

出血在 CT 上通常表现为低密度区内类圆形或不规则形的均匀高密度影，CT 值为 40 ～ 90 Hu，可单发亦可多发，部分血肿占位效应很明显，病变局部脑沟、脑池变小甚至消失，病变广泛者还可使侧脑室受压闭塞，占位效应的轻重与血肿的大小、血肿发生的部位和时间长短有关。在患者临床症状持续时，特别是出现意识状态改变及神经系统定位体征，应在 24 ～ 48 h 内复查 CT，以免贻误诊断与治疗（图 6-13）。

（四）鉴别诊断

迟发性创伤性脑内血肿应与脑胶质瘤、脑梗死、慢性扩展性脑内血肿相鉴别。脑胶质瘤多位于脑白质深部，可有低密度、等密度，少量为高密度、混杂密度肿块，增强扫描可见不规则环状强化，占位效应明显，结合病史，不难与迟发性创伤性脑内血肿相鉴别。

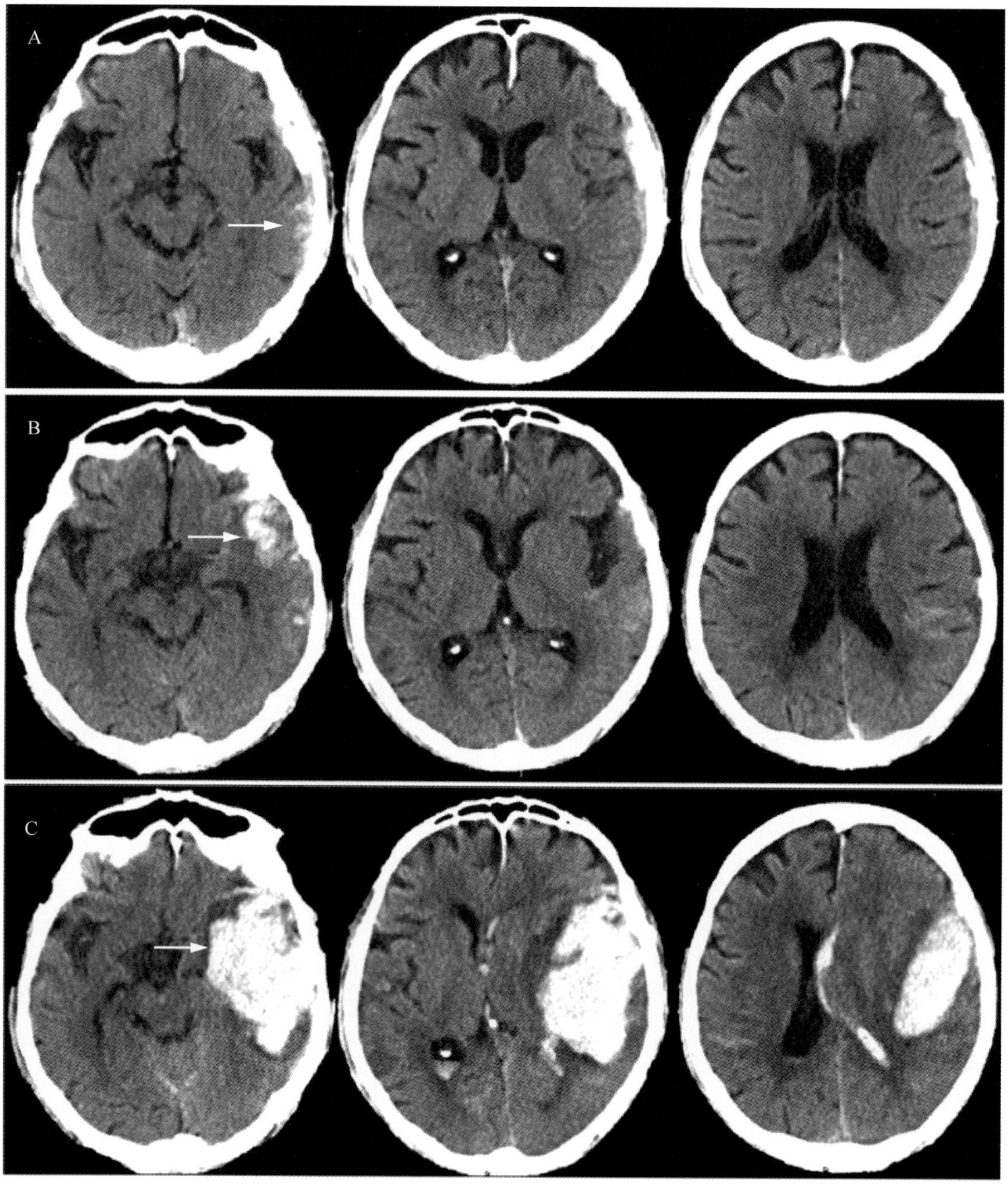

图 6-13 CT 示迟发性创伤性脑内血肿。**A.** 外伤后 1 h；**B.** 外伤后 24 h；**C.** 外伤后 48 h，出现迟发性脑内血肿，并持续扩大

（五）治疗原则及方法

迟发性创伤性脑内血肿预后往往较差，死亡率高达 16% ～ 72%。早期发现血肿并及时手术清除血肿，是提高救治水平的关键。因此，伤后加强临床观察，及时复查头颅 CT 显得尤为重要。

三、特殊部位血肿

（一）脑干血肿

在闭合性颅脑损伤中单纯脑干血肿极少，据报道发生率为3.6%，但死亡率极高，约83%[9]。非外伤性脑干血肿多发生在脑桥，而中脑、延髓罕见，这是由于脑桥为隐性血管畸形的好发部位，是引起脑干血肿的常见原因[10]。外伤性脑干出血则常常发生在中脑，常与严重的脑挫裂伤或其他颅内血肿并存。

1. 发病机制

脑干血肿的发病机制仍不十分明确，可能与弥漫性轴索损伤的发病机制相似，即当头部受到加速或减速伤后，脑干发生扭曲、牵拉，斜坡及小脑幕切迹缘受到撞击，产生剪应力作用，致使脑干挫伤及血管断裂引起出血。对于继发性脑干血肿和Duret出血，则与各种原因所致的小脑幕切迹疝引起脑干尾部移位，穿支动脉受牵拉或撕裂有关[11]。

2. 临床表现

据报道，外伤性脑干出血较其他部位出血量小，但因其处于重要功能部位，一旦出血，则症状往往比较严重[12]。通常表现为：①意识障碍，通常由脑干网状结构受损引起，即使脑干仅有轻微的损伤或小部分损伤，也可产生严重的意识障碍，多呈持续性昏迷，无中间清醒期，昏迷时间长短不一，可达数日、数周甚至数月，或持续性植物状态。患者意识状态需要严密地动态监测。②去大脑强直状态，典型表现为四肢伸直、肌张力增高、双上肢内收前旋、双足过度跖屈、颈项后仰呈角弓反张状。轻者呈阵发性发作，重者呈持续性强直。③瞳孔与眼球活动异常。④生命体征的改变，主要表现为呼吸功能紊乱、心血管功能紊乱、体温调节障碍。⑤其他，包括锥体束征及合并伤、并发症。

3. 影像学检查及表现

（1）MRI：对于脑干血肿，MRI是较为理想的检查方法。相比于CT扫描容易受到骨质伪影的影响，MRI检查不仅可以不受骨质信号的影响，而且矢状位成像更易于观察脑干全貌，且MRI具有较高的空间分辨率，能够更清楚全面地显示脑干出血及水肿的范围。不同出血时期，MRI信号不同（图6-14）。

（2）CT：多数外伤性脑干血肿是通过CT扫描发现的，它是目前直观发现急性脑干血肿的可靠而理想的方法。CT扫描能准确做出脑干血肿的诊断；对于急性颅脑外伤患者，特别是危重患者，CT是最佳诊断方法。脑干血肿在CT上表现为脑干的肿胀，其内可见片状及小片状高密度出血影，周围可见低密度的水肿带环绕，脑干邻近的第四脑室、环池或（和）四叠体池受压变窄，受压变窄程度可作为提示脑挫裂伤预后的重要征象（图6-15）。

4. 治疗原则与方法

脑干血肿一般采用非手术治疗，血肿在2～4周逐步吸收。期间，可采用CT、听觉诱发电位等方法观察患者恢复情况。对少数血肿体积较大、有压迫效应者，可于急性期

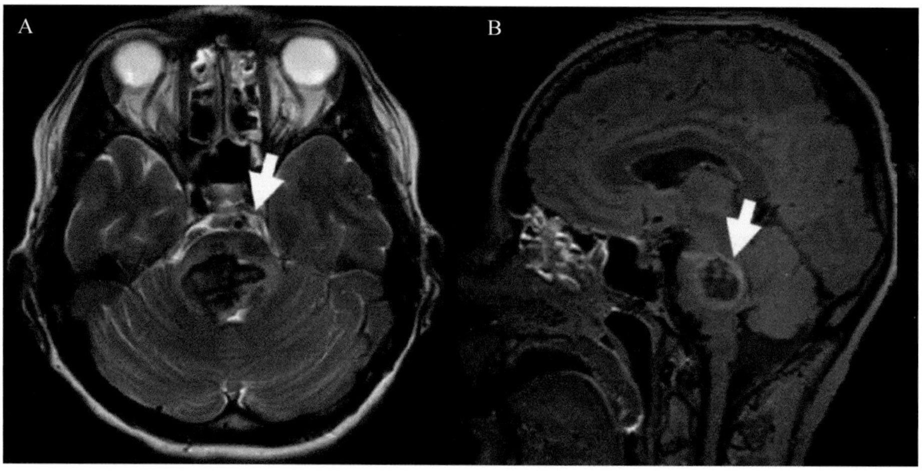

图 6-14　A. T2WI 示脑干内出血灶（白色箭头下方）；**B.** 矢状位 T1WI 清楚全面地显示出血范围（白色箭头下方）

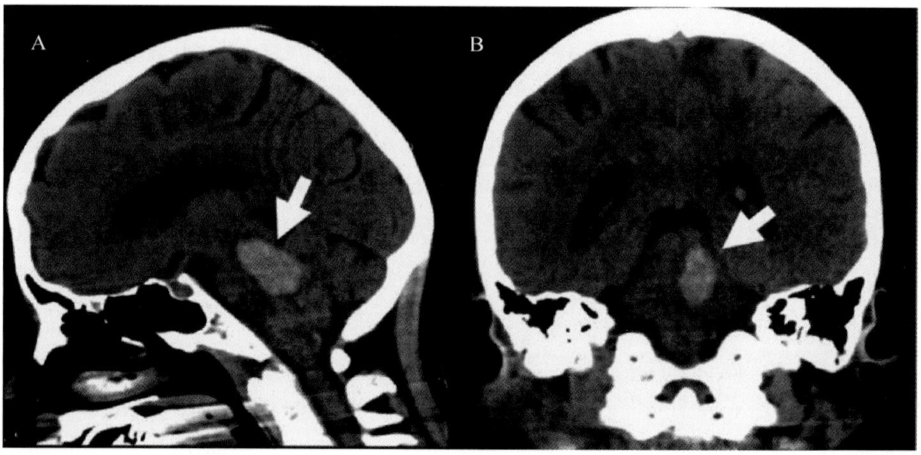

图 6-15　矢状位（**A**）和冠状位（**B**）CT 示脑干内片状高密度出血改变（白色箭头示），周围可见低密度影环绕，代表脑干水肿

后，待血肿已液化并与周围组织有明显分界时，行颞下、枕下或颅后窝入路开颅术，选择脑干血肿最为表浅的部位切开小口，吸除血肿，解除压迫，这有助于神经功能恢复[13]。

（二）基底节区血肿

外伤性基底节区血肿是颅内血肿的一种特殊类型，临床上可分单纯型和复合型，复合型是指合并有硬膜外、硬膜下血肿等颅内其他类型的血肿。此种损伤大约占闭合性脑外伤患者的 3.1%，以青壮年和车祸伤患者较为多见，出血多位于基底节外囊区[14]。

1. 发病机制及解剖基础

目前研究认为，外伤性基底节区血肿的发生机制主要有以下几种[15-16]：①加速或减速所致的剪切力。目前认为在加速或减速负荷作用后，暴力直接作用于运动的脑组织形成旋转损伤，导致脑组织不同成分间产生剪切力。②基底节区的特殊血管解剖结构。

基底节区的血管解剖结构有其特殊性，供应基底节区的穿支血管主要来自脉络膜前动脉的苍白球支、大脑中动脉的纹状体支和豆纹动脉、大脑前动脉的 Heubner 回返动脉，这些动脉几乎垂直于动脉主干发出，并与大脑纵轴平行走行于基底节区的脑结构中，当受到剪切力或旋转力时，穿支血管发生牵拉、扭曲，内膜损伤甚至撕裂，形成脑挫裂伤或血肿。③迟发性基底节区出血：外伤后基底节区缺血性梗死、脑血管痉挛、血液的浓缩和高凝状态、低氧血症、低血压和凝血障碍，都是迟发性基底节区出血或血肿扩大的重要原因。

2. 临床特征

外伤性基底节区出血常有如下临床特征[15]：①多见于年轻人，常为交通事故等外伤所致的减速性损伤；②肢体偏瘫发生率高，意识障碍较轻；③血肿多发生于对冲部位；④复合型基底节区血肿并发弥漫性轴索损伤的发生率高，预后较差。

3. 影像学检查及表现

CT 是外伤性基底节区血肿的首选检查方法，不仅可以确定出血的部位、大小，还可以确定是否合并颅内其他损伤，对疾病的治疗和预后判断具有指导意义。有研究认为外伤性脑内血肿形成有两个高峰时间，其一为伤后 6 h 内，其二为伤后 12 ～ 24 h 内。因此，对于头部外伤患者，应争取在伤后 24 h 内行头颅 CT 检查，以便及早确诊，及时治疗。

在 CT 轴位断面上，外囊区显示为前后走行间隙宽、左右间隙窄的弧形稍低密度影，因此出血多显示为“肾形”或“椭圆形”。CT 显示外伤性基底节区血肿的密度高低取决于血肿内血红蛋白是否已溶解、破坏。急性血肿的主要成分是新鲜血液，血红蛋白未溶解、破坏，由于完整的血红蛋白对 X 线的吸收高于脑组织，因此 CT 显示急性期基底节区血肿为高密度，其 CT 值（约 50 Hu）与血液相同而高于脑组织（脑组织 CT 值约 35 Hu）。亚急性期血肿因血红蛋白部分发生溶解、破坏，对 X 线的吸收低于急性期血肿而等于脑组织，CT 显示血肿为等密度，CT 值与脑组织相同（约为 35 Hu）。慢性期血肿血红蛋白完全溶解、破坏，血肿内充满水样液体，对 X 线的吸收低于亚急性期血肿和脑组织，CT 显示血肿为低密度，CT 值与脑脊液相同（约为 10 Hu），这种 CT 征象能维持数月至数年之久（图 6-16）。

MRI 一般不作为急性期检查的首选，但与 CT 扫描比较，MRI 可以清楚显示出血周围的脑组织肿胀情况及邻近组织受压情况（图 6-17）。

4. 鉴别诊断

外伤性基底节区血肿主要与高血压性脑出血相鉴别。高血压性脑出血患者年龄偏大，发病后病情逐渐恶化，血肿多位于内囊和丘脑，血肿量较大。而外伤性基底节区血肿一般发病年龄较轻，均有头部外伤史，血肿多位于豆状核和外囊，血肿小而多发，多合并有颅内其他损伤。结合病史及年龄，不难进行鉴别诊断。

5. 治疗原则与方法

外生性基底节区血肿的治疗方式取决于出血量等情况，对出血量大于 25 ml、伤后出

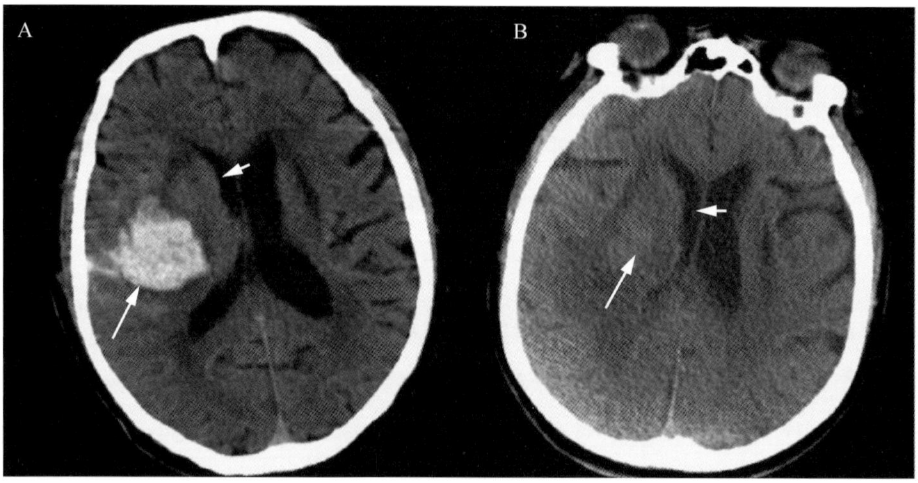

图 6-16 A. CT 提示右侧基底节区大片状出血（白色长箭头示），右侧脑组织肿胀，邻近侧脑室受压变窄（白色短箭头示）；**B.** 12 天后患者复查，右侧基底节区血肿呈吸收改变，密度减低（白色长箭头示），占位效应仍存在（白色短箭头示）

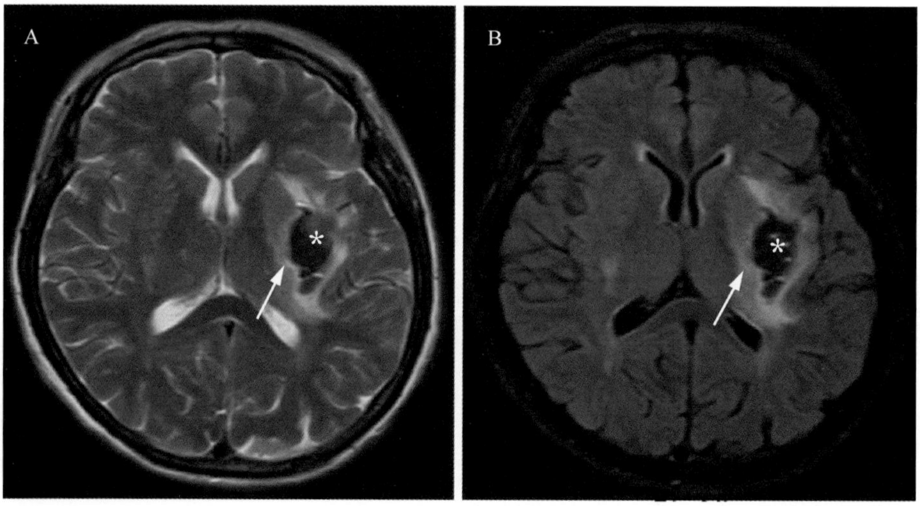

图 6-17 患者出血 24 h 行 MRI 扫描，血肿本身呈低信号（白色星号示），周围环绕的水肿呈高信号，其范围清晰可见（白色箭头示）。**A.** T2WI 成像；**B.** T2-FLAIR 成像

血体积增加或颅内压急性上升的患者以及 GCS 评分 6 ～ 8 分，同时中线移位＞ 5 mm 的患者应采取积极的手术治疗。

（三）脑室内血肿

外伤性脑室内血肿占重型颅脑损伤的 1.5% ～ 5.7%，常合并弥漫性轴索损伤，病死率高，文献报道病死率为 50% ～ 76%，高于非外伤性脑室内出血[17]。外伤性脑室内血肿分为原发性和继发性两类，原发性为脑室内血管破裂引起的出血，继发性为脑内血肿破入脑室内形成。

1. 发病机制

外伤性脑室内血肿多见于额枕部矢状方向的外力引起的旋转性损伤和减速伤，其发病机制尚无定论，目前认为与下列因素有关[18]：①外力作用使脑室变形而形成负压，以及脑脊液冲击室管壁导致破裂出血；②矢状方向的外力作用，剪应力引起脑室壁破裂出血；③室管膜下的隐匿性血管畸形；④在室间孔周围、胼胝体、穹窿及透明隔等部位组织脆性较大，故伤后邻近脑室结构的出血易从此破入脑室。

继发性脑室内血肿在中至重度的外伤性脑损伤患者中发生率更高，与脑内血肿清除术有很大的关系，尤其在老年患者中，预后差，有较高的死亡率，临床工作中应予以重视。

2. 临床表现

外伤性脑室内血肿常有以下临床表现[19]：①脑膜刺激征、颈项强直最常见，这是由于血液经脑室系统流入蛛网膜下腔所致。②发热常见，与血性脑脊液吸收或出血刺激丘脑下部体温调节中枢有关。③昏迷常见，此为外伤性脑室内血肿伴有的严重脑损伤所致，如颅内出血、脑疝等。弥漫性轴索损伤也是造成昏迷的重要原因。另外，当脑室内血肿引起梗阻性脑积水时，可直接使深部结构受压变形而引起。④神经系统定位体征，在原发性外伤性脑室内血肿多不明显，继发性脑室内血肿则常表现出相应脑损伤部位的定位体征，如偏瘫、癫痫、锥体束症等。

3. 影像学检查及表现

CT 检查为外伤性脑室内血肿的首选检查方法，主要表现为脑室内铸型高密度影，并可见液平。对于脑室内血肿，CT 存在约 3% 的漏诊率。相比于 CT 检查，尽管 MRI 检查耗时长，禁忌证多，但 MRI 较 CT 扫描对脑室内血肿具有更高的敏感性和特异性，并且能够更加准确地评估脑室出血量。研究表明，MRI 扫描对脑室内血肿的敏感性高达 70% ～ 100%，特异性为 100%。当 CT 与 MRI 扫描结合，对发现脑室内血肿的敏感性高达 100%。

4. 治疗原则

外伤性脑室内血肿的主要措施是持续脑室外引流，当并发颅内血肿、脑挫裂伤、占位效应明显者，应及时开颅清除血肿，必要时去骨瓣减压。

（四）多发性血肿

多发性颅内血肿（multiple intracranial hematomas）是指颅脑损伤后，颅内同一部位或不同部位形成一个以上的血肿，其占颅脑损伤后颅内血肿总数的 14.4% ～ 21.4%[19]。该类血肿伤情重，进展快，常缺乏颅内血肿的典型表现，早期诊断困难，易延误诊治。

根据部位和血肿类型的不同，可将该血肿分为以下几种类型[20]。

（1）同一部位不同类型的多发性血肿：此型以硬膜外和硬膜下血肿或硬膜下和脑内血肿较多见，硬膜外和脑内血肿较少见。

（2）不同部位同一类型的多发性血肿：此型较多见，多数为一侧额极（底）和颞极（底）部或双侧半球凸面的硬膜下血肿，多发性硬膜外血肿较少见。

（3）不同部位不同类型的多发性血肿：此型较少见，以着力部位的硬膜外血肿、对冲部位的硬脑膜下血肿和脑内血肿较为常见。

1. 发病机制

外伤性多发性颅内血肿多为对冲性颅脑损伤所致，其形成机制与对冲性脑挫裂伤相似。因此，它的发生部位也主要位于额叶及颞叶，占总数的 80% ～ 90%。10% ～ 20% 的顶叶或枕叶血肿多因暴力直接打击的冲击伤或凹陷性骨折所引起。少数可见剪切力引起的脑深部血肿或脑干血肿。

2. 临床表现

多发性颅内血肿的临床表现有以下特点：①症状比单发性颅内血肿更严重；②伤后持续昏迷或意识障碍进行性加重者较多见，很少有中间清醒期；③伤情变化快，脑疝出现早，通常一侧瞳孔散大后不久对侧瞳孔亦散大；④颅内压增高的生命体征变化和脑膜刺激症状等都较明显。

3. 影像学检查及表现

CT 和 MRI 对确定混合性或多发性血肿，以及并发的脑挫裂伤极其可靠，其表现可参考相应血肿的影像学表现。对混合性血肿，特别是硬膜外与硬膜下血肿并存时，有时只诊断为脑外血肿或只诊断硬膜下血肿，而忽视硬膜外血肿的存在，这不仅是不够的，也是不应该的，应引起特别注意而分别进行诊断（图 6-18 和图 6-19）。

4. 治疗方案

对昏迷和意识障碍进行性加重的患者应及时手术，其他患者可行脱水、止血和神经营养等保守治疗。在保守治疗过程中需要严密监测生命体征变化，可实施颅内压监测及动态 CT 检查，随时了解颅内血肿变化情况，一旦病情恶化，立即转为手术治疗。

（五）颅后窝血肿

颅后窝血肿（posterior fossa hematomas）较为少见，占颅内血肿的 2.6% ～ 6.3%，常

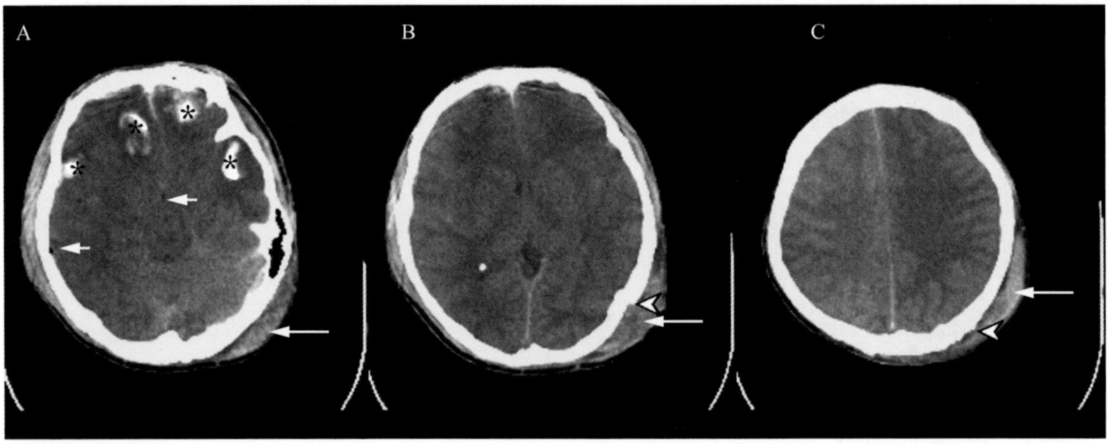

图 6-18 患者男，23 岁，车祸伤 9 h。头颅 CT 平扫示双侧额叶及左侧颞叶多发性血肿（黑色星号示）并脑内少量积气（白色短箭头示）和脑实质弥漫性水肿，左侧顶骨骨折（“ᐱ”示）并头皮血肿（白色长箭头示）

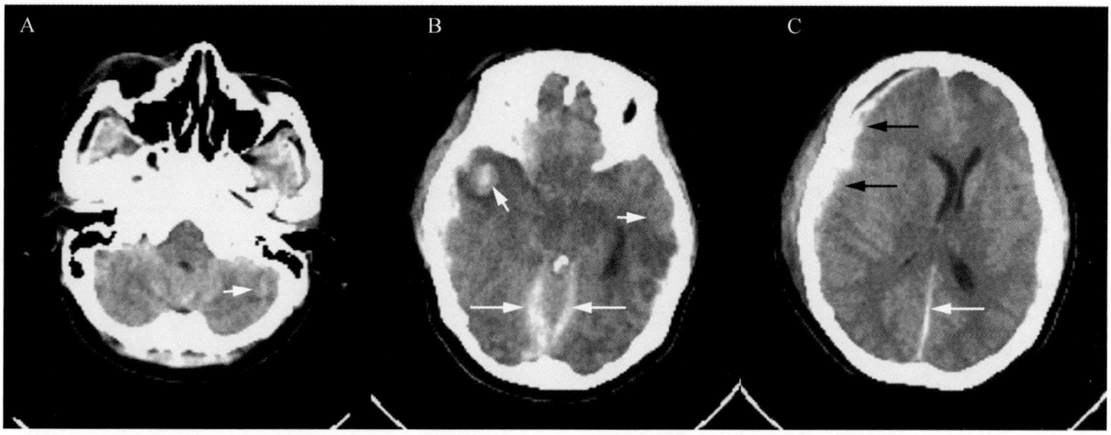

图 6-19 患者女，31 岁，头颅 CT 平扫示双侧颞叶及左侧小脑半球多发性血肿（白色短箭头示）并周围脑组织水肿，蛛网膜下腔出血（白色长箭头示），右侧额颞部硬膜下出血（黑色箭头示）

由枕部着力的损伤引起。由于颅后窝容量较小，为脑脊液经第四脑室流入蛛网膜下腔的孔道所在，并有延髓等重要生命中枢位于其间，较易引起脑脊液循环受阻、颅内压急骤升高而导致小脑扁桃体疝，小脑扁桃体疝或血肿可直接或间接压迫延髓而出现中枢性呼吸、循环衰竭，病情多急而凶险，死亡率高达 15% ～ 25%[20]。

1. 临床表现

颅后窝血肿通常缺乏特有的临床征象，除了进行性颅内压增高外，早期多无明显的神经系统定位体征。就单纯的颅后硬膜外血肿而言，伤后早期意识障碍较轻，而合并有幕上对冲部位的额颞叶脑挫裂伤时，可表现意识障碍、头痛、呕吐等症状。

2. 影像学检查及表现

（1）X 线平片：汤氏位片可显示枕部骨折、人字缝分离等。

（2）CT 扫描：可显示高密度血肿，骨窗可显示骨折（图 6-20 和图 6-21）。

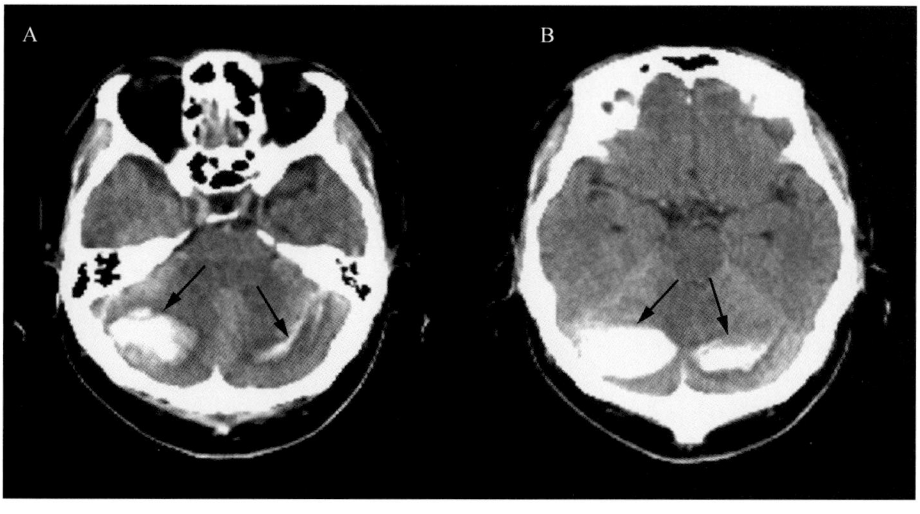

图 6-20 患者男，56 岁，外伤后头颅 CT 平扫示双侧小脑半球血肿（箭头示）

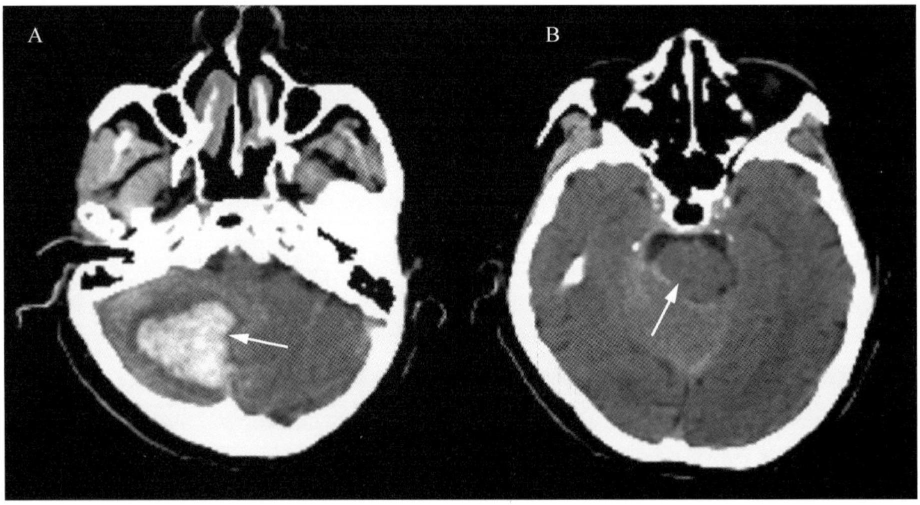

图 6-21 患者女，69 岁，外伤后头颅 CT 平扫示右侧小脑半球血肿（**A**）并脑干明显受压（**B**）

（3）MRI：CT 扫描因颅后窝骨性伪影，可影响病变显示，故需 MRI 检出隐匿性血肿，其表现符合血肿 MRI 各期表现。

3. 治疗原则

目前颅后窝血肿的公认治疗措施是手术清除血肿，手术时机和手术方式的把握将决定治疗效果。若 CT 扫描有占位效应，以及出现与占位效应有关的神经功能异常或恶化（CT 扫描确定占位效应的主要依据包括第四脑室的变形、移位或闭塞，以及基底池受压或消失、梗阻性脑积水、血肿量大于 15 ml），应及时行手术治疗。

第四节　创伤性蛛网膜下腔出血

创伤性蛛网膜下腔出血（traumatic subarachnoid hemorrhage，tSAH）是指颅脑在外力作用下脑表面或脑底的血管破裂，血液流入蛛网膜下腔所致，其为最常见的颅脑损伤类型，占轻型颅脑损伤的 3% ～ 5%，重型颅脑损伤的 30% ～ 40%[21]。

（一）发病机制

创伤性蛛网膜下腔出血主要由颅脑创伤后颅内桥静脉及脑表面血管损伤造成，常与脑挫裂伤、硬膜下血肿和脑内血肿并存。颈部及面部特殊损伤易引发 tSAH，多数病例为头面部或颈部遭受暴力打击所致，少数则为下落物体打击或其他轻微损伤所致[13]。

（二）临床表现

患者多表现为剧烈头痛、头晕、恶心、呕吐，查体可有脑膜刺激征。部分患者可出现双侧瞳孔散大或缩小，对光反射迟钝或正常。多数患者病理征阴性。

（三）影像学检查及表现

1. CT

蛛网膜下腔出血在 CT 图像上的特征性表现为基底池、侧裂池和脑沟内较为广泛的高密度影（图 6-22）。需要注意的是，在 CT 图像上蛛网膜下腔出血的密度与出血量、血细胞比容及 CT 扫描距出血时间长短有关。出血量越大，脑脊液稀释越少，其密度越高；血细胞比容越高，其密度越高；CT 扫描距出血时间越近，其密度越高，随着出血时间的延长，血液稀释和红细胞分解，血液密度逐渐降低，可与脑组织呈等密度，此时可依据基底池和脑沟消失来做出诊断。有时蛛网膜下腔出血沿着大脑镰分布，表现为大脑镰增宽，此

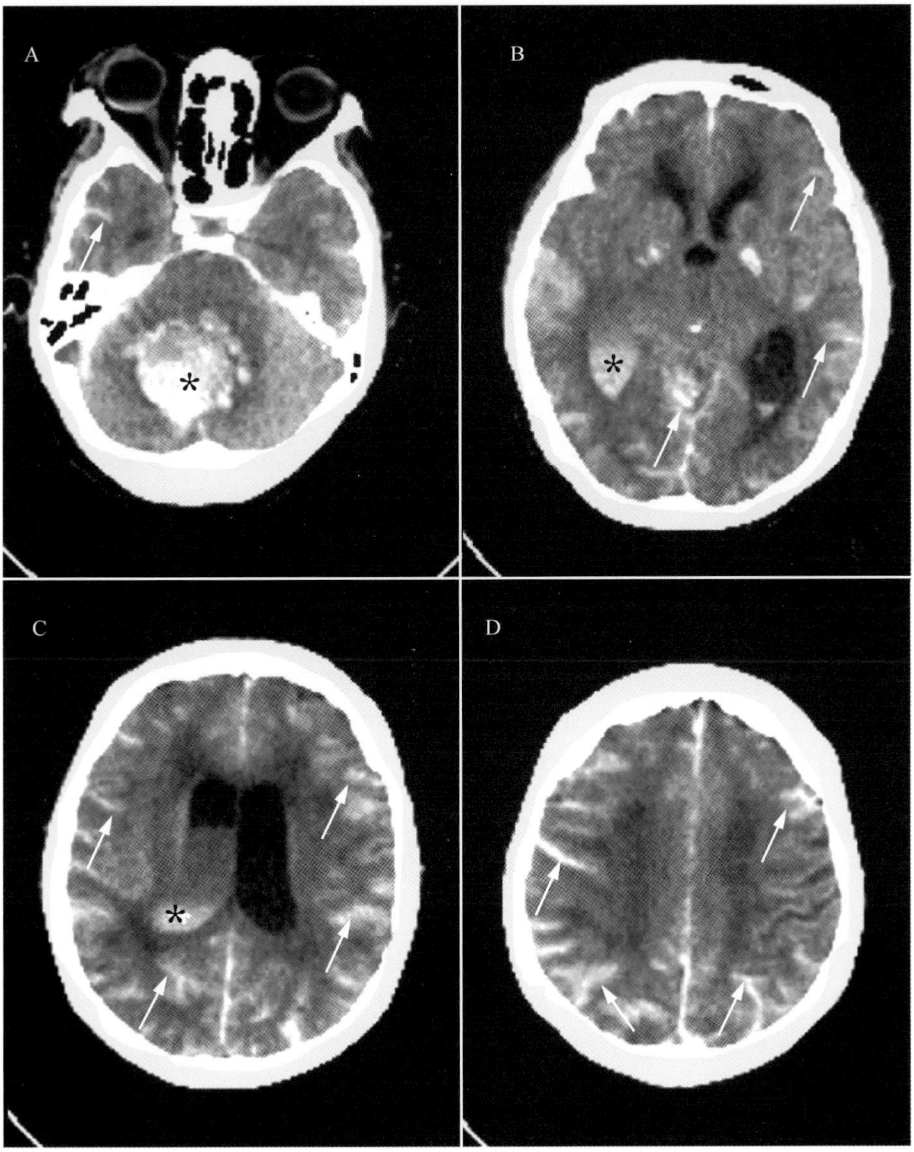

图 6-22　患者女，89 岁，摔倒后 CT 示弥漫性蛛网膜下腔出血（白色箭头示），侧脑室及第四脑室出血（黑色星号示）

时必须与正常大脑镰鉴别。部分病例随时间延长伴发蛛网膜颗粒纤维化，可演变成交通性脑积水，此时脑室、脑池造影 CT 扫描可明确诊断。

另外，目前可利用 CT 图像半定量、定量蛛网膜下腔出血，以此进行分级和预后预测。半定量法用 Hijdra 法进行计算，首先将基底池和脑池分成 10 个部分：纵裂池、左侧裂池、右侧裂池、左基底池、右基底池、左鞍上池、右鞍上池、左环池、右环池、四叠体池。这 10 个部分每一个都依据其血量分别积分：0 分，无血；1 分，少量积血；2 分，中等量积血；3 分，充满积血。6 分以下为少量 tSAH，6 ～ 13 分为中度 tSAH，13 分以上广泛 tSAH。定量评估出血可利用 Fisher 提出的评估方法，使用 4 级计分法：1 分，无积血；2 分，广泛出血但无凝血块，积血厚度＜ 1 mm；3 分，积血厚度＞ 1 mm；4 分，脑室内出血。Hijdra 和 Fisher 评分法积分越高，伤情越重，预后越差。

2. MRI

有研究者通过体外实验研究认为，不论是与脑脊液混合的血液还是纯血，其 T1 弛豫时间比 T2 弛豫时间缩短更为明显，故在 T1 加权图像上信号增高，呈等或高信号，在 T2 加权图像则信号减低。然而，在活体患者中的实验研究则情况复杂。MRI 诊断蛛网膜下腔出血，其信号强度与血红蛋白及其代谢产物的结构有关。蛛网膜下腔出血的早期，脑脊液中所含血红蛋白中约 72% 为氧合血红蛋白，28% 为去氧血红蛋白。氧合血红蛋白虽增加了脑脊液中的蛋白质含量，引起少量质子密度的增加，但常不足以造成肉眼可见的信号强度变化。去氧血红蛋白可造成 T2 时间缩短，缩短程度与其浓度平方成正比，但这种少量的 T2 时间缩短一般不能在 MRI 图像上显示。因此，在蛛网膜下腔出血的急性期，MRI 显示极差，这时应做 CT 检查。数天后血红蛋白逐步氧化成顺磁性的高铁血红蛋白，可致 T1 明显缩短，在 T1 加权图像显示为高信号。另外，蛛网膜下腔出血时，由于脑脊液中混有大量的红细胞，使脑脊液失去原有游离水的特征，在 T2 FLAIR 图像上呈高信号。

（四）治疗方案

除常规应用脱水、抗感染、止血以及开颅手术治疗原发性损伤外，主要采用两种治疗方法，包括血管活性药物的应用和血性脑脊液的释放与置换疗法[21-22]。

第五节　创伤性硬膜下积液

创伤性硬膜下积液（traumatic subdural effusion，TSE）是指创伤性脑损伤后脑脊液在硬膜下间隙的继发性异常积聚，又名创伤性硬膜下水瘤，发生率为颅脑损伤的 5% ～ 21%，多见于婴幼儿和老年人[23]。

（一）发病机制

目前有关 TSE 的发生机制尚无定论，临床上往往很难用一种理论来解释 TSE 的发生和转归，目前主要有以下几种解释 TSE 的机制。①单向活瓣学说：该学说目前仍然是

TSE 发病机制中最为广泛接受的学说，其主要理论是在发生 TBI 时，蛛网膜受外力作用致局部撕裂而形成单向活瓣，脑脊液通过该活瓣流入硬膜下间隙但却难以流出，且不能被有效吸收，久而久之形成 TSE。②血脑屏障破坏学说：TBI 后血脑屏障破坏，毛细血管通透性增加，血浆成分大量渗出积聚在硬膜下腔形成积液。③颅内压平衡失调学说：该学说认为，TBI 后引起颅内压平衡失调，脑脊液向颅内压低的区域聚积，同时伴随蛛网膜撕裂形成 TSE。

（二）临床表现及分型

1. 临床表现

临床上，TSE 并无特征性的症状和体征，且常常被患者原发损伤的表现所掩盖，其临床常见的症状包括头晕、头痛、恶心、呕吐等颅内高压表现，意识状态较差的患者可表现为烦躁、易激惹、精神萎靡等；如硬膜下积液出现明显的占位效应，可出现意识状态降低、肢体偏瘫、锥体束征阳性等，甚至昏迷、单侧瞳孔散大等脑疝表现。

2. 分型

硬膜下积液常可分为如下几型[24]：

（1）消退型：以青壮年多见，一般无明显颅内压增高症状，或仅在早期有轻度颅内压增高的症状，以后逐渐好转，无神经系统阳性体征。可以用蛛网膜破裂学说来解释，即头部外伤时，外侧裂、视交叉区与蝶骨嵴紧密粘连的蛛网膜撕裂，导致脑脊液流出积聚在硬膜下腔，以后被逐渐吸收而减少。

（2）稳定型：以老年人占多数，大多数患者以头昏、头晕、恶心、呕吐、淡漠、抑郁、记忆力下降为主要表现，一般无硬膜下积液相关的神经系统阳性体征。长期观察此型可转变为消退型或演变型。

（3）进展型：以小儿多见。主要表现为进行性颅内压增高，患者可有轻偏瘫、失语、精神异常，婴幼儿可有类似脑积水表现，若合并脑实质损伤，可伴有意识障碍和病理征。

（4）演变型：临床特点为发病年龄呈现两极化，常发生在 10 岁以下小儿或 60 岁以上老人，这可能与小儿、老人的硬膜下腔较大有关。保守治疗过程中，积液可转变为水瘤，包膜形成后发生包膜出血而导致慢性血肿，常发生在积液 1 个月以后。而早期手术打断了积液转变为水瘤及包膜形成的过程，故外伤性硬膜下积液演变为慢性硬膜下血肿不易发生在手术治疗的病例中。

（三）影像学检查及表现

CT 主要表现为额颞顶部新月状低密度区（CT 值为 0 ～ 10 Hu），厚度≥ 3 mm，常进入纵裂前部，邻近脑组织受压（图 6-23 至图 6-25）。

（四）治疗原则

TSE 患者临床症状轻微，且进展缓慢，具有一定的自愈性，因此 TSE 仍主张以非手

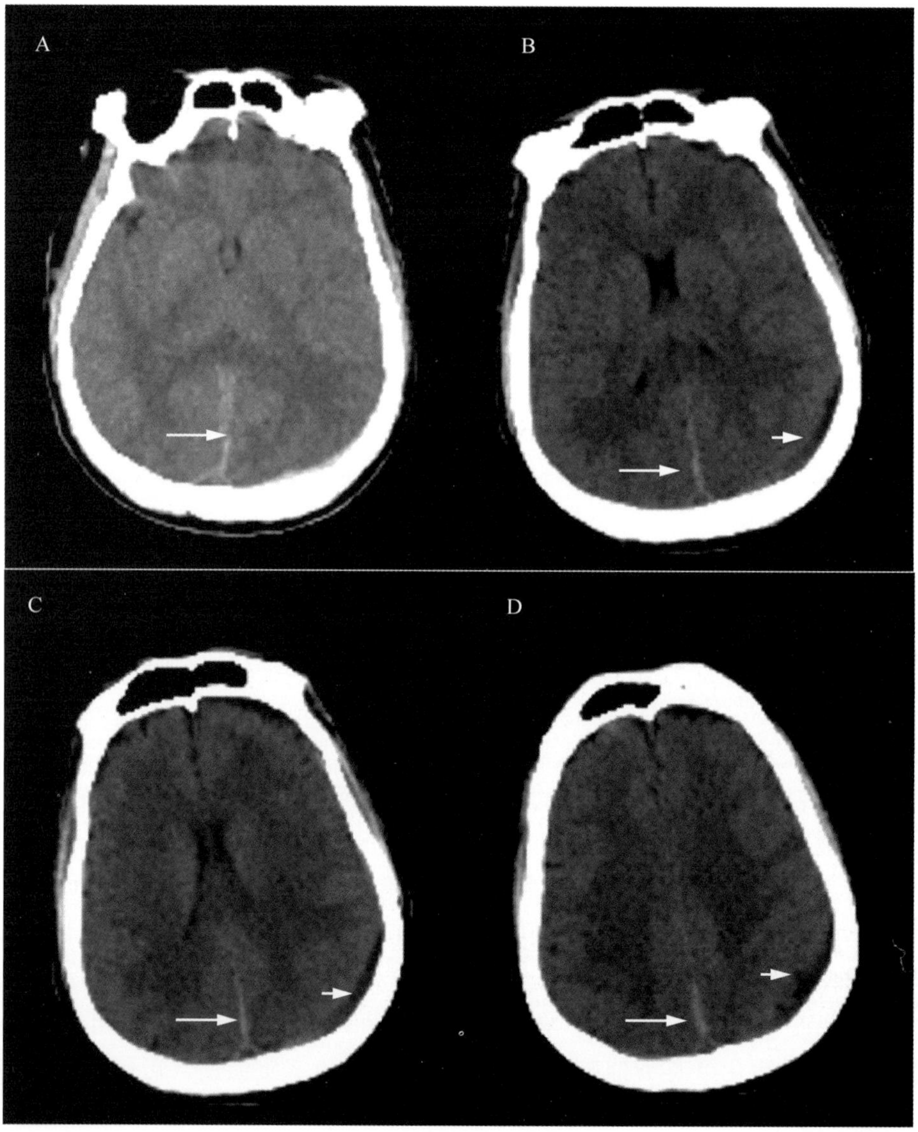

图 6-23 患者男，44 岁，车祸伤。CT 平扫示左侧硬膜下积液（白色短箭头示）和蛛网膜下腔出血（白色长箭头示）

术治疗为主。但在非手术治疗过程中，需密切观察患者意识状态及相关症状和体征的变化，并动态复查头颅 CT，一旦出现下列情况，应积极手术治疗：①动态 CT 显示积液进行性增多，出现颅内高压症状；②临床症状进行性加重，如意识障碍加深、肢体抽搐、肢体乏力等；③ CT 值由低转高，提示向 CSH 转化；④非手术治疗无效，积液占位效应持续存在且临床症状较重，或出现脑疝征象。

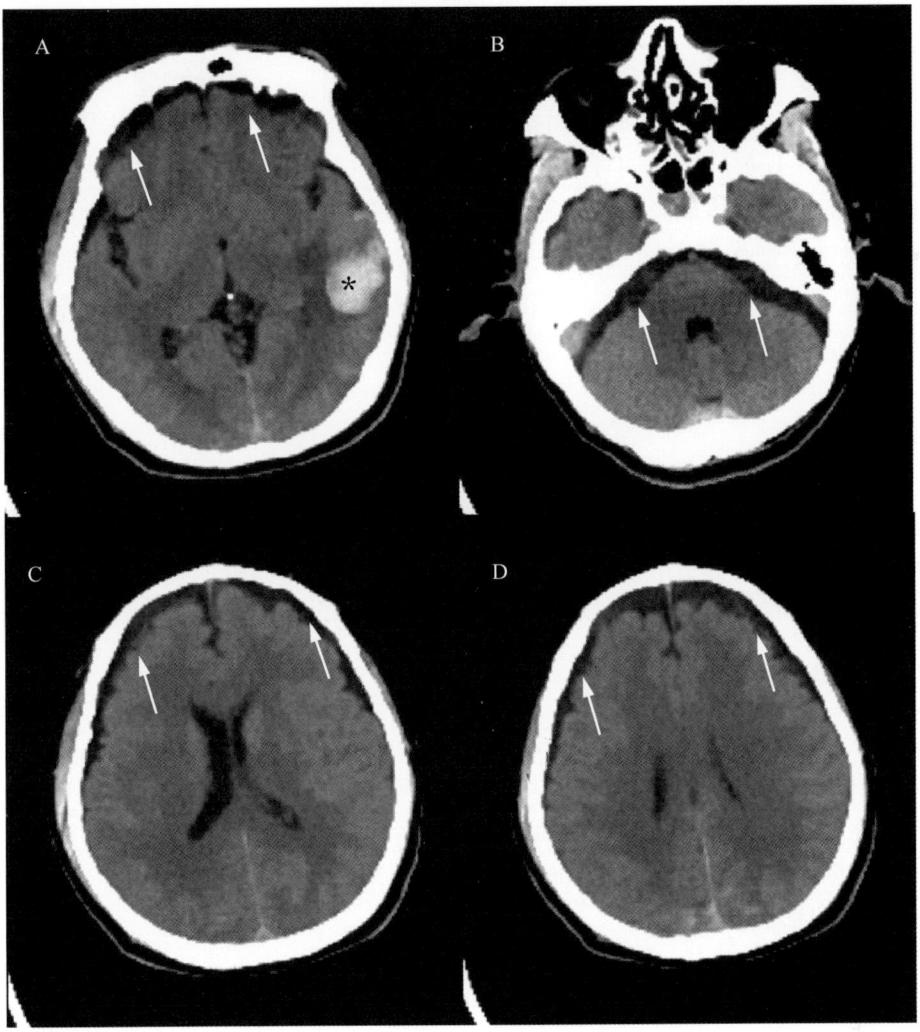

图 6-24　患者男，66 岁，头部外伤后意识不清 10 天。CT 平扫示左侧颞叶脑出血（黑色星号示），双侧额颞部、幕下硬膜下积液（白色箭头示）

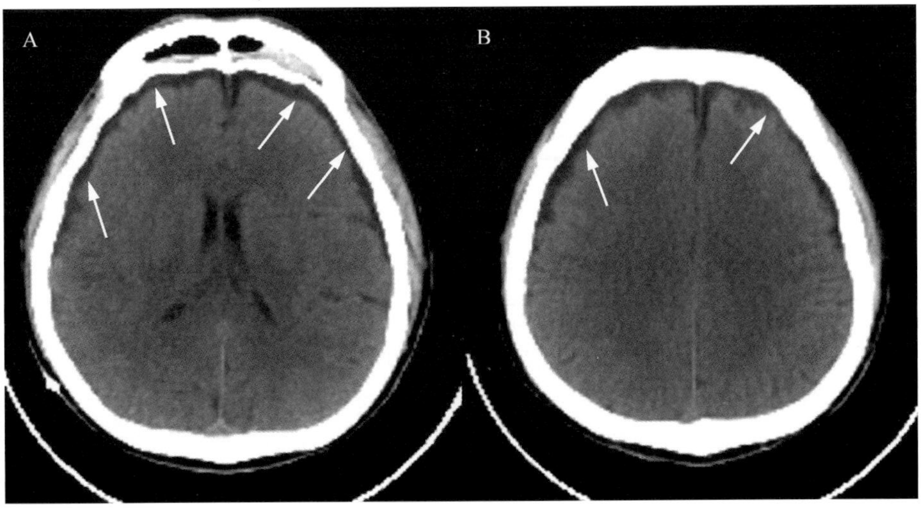

图 6-25　患者男，43 岁，颌面部开放伤。CT 平扫示双侧额颞部硬膜下积液（白色箭头示）

第六节 创伤性脑水肿

创伤性脑水肿（traumatic brain edema），也称外伤性脑水肿，是脑组织承受暴力打击引起的一种病理生理反应。其病理改变是过多的水分积聚在脑细胞内或细胞外间隙，引起脑组织体积增大和重量增加。创伤性脑水肿可发生于各种不同类型的原发性脑损伤，是颅脑创伤后继发性脑损伤的常见表现之一，多种继发性脑损伤都可能引起局部脑水肿或使之加重。如果脑水肿得不到控制，可引起神经组织退变、萎缩，加剧神经功能障碍。创伤性脑水肿引起的颅内压持续增高，最终可能导致脑疝，是颅脑损伤早期死亡的主要原因之一[26]。

（一）发病机制

创伤性脑水肿的发生机制仍不清楚，目前认为其发生与发展涉及多种机制，包括血脑屏障破坏、Ca^{2+}超载、氧自由基毒性作用、脑微循环障碍、能量代谢障碍、神经递质毒性作用、细胞因子释放及自主神经功能异常等。

（二）分类及病理基础

颅内有 4 种流体：脑血管中的血液、在脑室系统和蛛网膜下腔内的脑脊液、间质内的流体、神经元和神经胶质细胞的细胞内液。这些流体室不是孤立的，4 个流体室之间复杂的相互作用改变是导致脑水肿发生的根源。根据病理机制，脑水肿可分为血管源性脑水肿、细胞毒性脑水肿、渗透压性脑水肿、间质性脑水肿 4 种类型[13]。

1. 血管源性脑水肿

血管源性脑水肿主要见于脑挫裂伤病灶周围，在伤后 30 min 即已发生，并于伤后 6 ～ 24 h 达高峰，在临床上由于治疗因素的影响，脑水肿的高峰期可以推迟至伤后 48 ～ 72 h。血管源性脑水肿的病理特点是脑挫裂伤后，血-脑屏障（blood-brain barrier，BBB）遭受不同程度的损害，通透性增加，大量水分从毛细血管内渗出，积聚于血管周围间隙和神经细胞外间隙中。

2. 细胞毒性脑水肿

脑损伤后，由于脑出血压迫和血管痉挛，脑组织细胞发生缺血和缺氧，细胞能量代谢障碍，引起细胞膜上 Na^{+}-K^{+}-ATP 酶（钠泵）和 Ca^{2+}-Mg^{2+}-ATP 酶（钙泵）活性降低，使 Na^{+}和 Ca^{2+}等离子大量储存于细胞内，细胞内渗透压遂升高，水分进入细胞导致细胞肿胀，因此称为细胞毒性脑水肿或细胞性脑水肿。

3. 渗透压性脑水肿

渗透压性脑水肿常见于脑损伤亚急性期。在正常情况下，脑细胞内液的恒定，受控于腺垂体分泌的促肾上腺皮质激素（adrenocorticotropic hormone，ACTH）及神经垂体释放的抗利尿激素（antidiuretic hormone，ADH），通过下丘脑的调节使这两种激素处于动态平衡。脑损伤时因下丘脑受到直接或间接的损伤，引起 ACTH 分泌不足，神经垂体大量释放出 ADH，出现抗利尿激素分泌失调综合征（syndrome of inappropriate antidiuretic hormone secretion，SIADHS），产生水潴留、血容量增加、血液稀释、低血钠、低血浆渗透压，导致血管内水向细胞内渗透，引起神经细胞与胶质细胞水肿，称为渗透压性脑水肿。

4. 间质性脑水肿

间质性脑水肿主要见于脑损伤后期或恢复期，发生于脑室周围白质，常与脑积水伴发，故又称为脑积水性水肿。此类水肿主要病理特点为室管膜上皮严重损害，细胞扁平且有过度牵张，部分区域被撕破，室管膜下层有空泡化，神经细胞与胶质细胞分离、疏松、肿胀。由于室管膜上皮通透性增加，脑脊液渗透到脑室周围室管膜下白质，造成不同程度的水肿。

（三）影像学检查及表现

1. CT

弥漫性脑水肿最可靠的早期 CT 表现为脑表面脑沟及基底部蛛网膜下腔变得模糊、消失，尤其是鞍上池及桥前池，双侧侧脑室变小或呈受压改变（图 6-26）。其后 CT 图像上，弥漫性脑水肿典型的脑内表现为大脑半球密度均匀减低，CT 值可低于 20 Hu，灰白质交界线模糊、消失，小脑密度与肿胀的大脑半球比较相对较高，称为白色小脑征。根据 CT 扫描的情况，临床上可将创伤性脑水肿分为 3 度：

（1）Ⅰ度：水肿范围不超过 2 cm；

（2）Ⅱ度：水肿不超过一侧大脑半球的 1/2；

（3）Ⅲ度：水肿范围超过一侧大脑半球的 1/2。

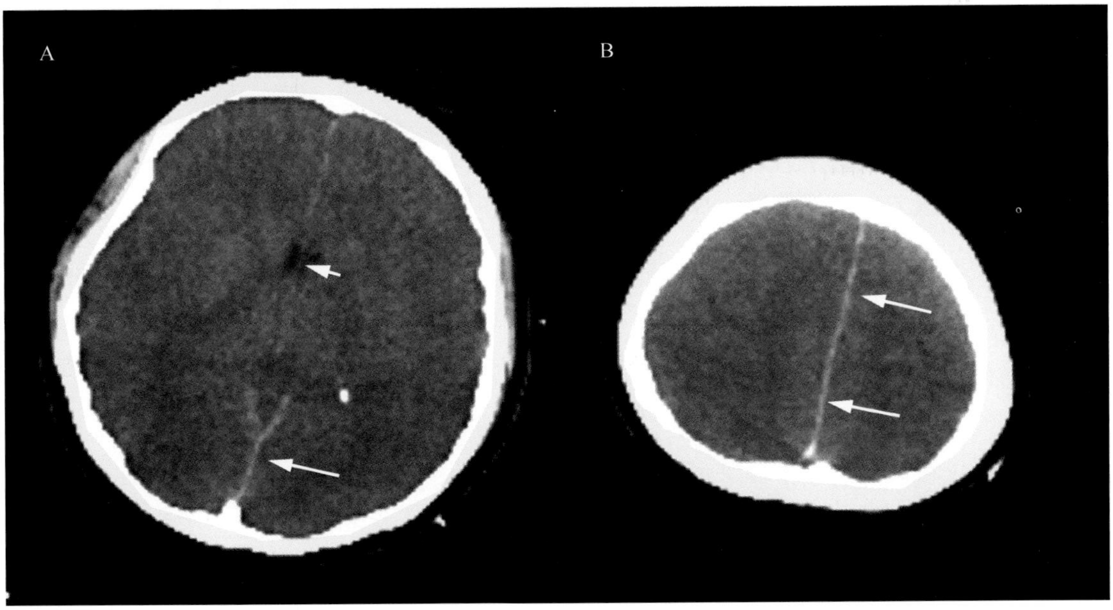

图 6-26　患者女，31 岁，车祸伤。CT 平扫示弥漫性脑水肿并脑室明显受压变窄（白色短箭头示），少量蛛网膜下腔出血（白色长箭头示）

2. MRI

在脑损伤的早期阶段，由于创伤性脑水肿使脑组织水含量和体积增加，MR 影像上表现为 T1 和 T2 弛豫时间延长，形成 T1WI 和 T2WI 上的低信号和高信号（长 T1、长 T2）改变。间质性脑水肿在 MRI 表现为脑室系统扩大，脑室周围白质呈现长 T1 长 T2 信号改变。在脑挫裂伤合并出血的患者中，由于病灶内出血与水肿区混杂，加上血红蛋白随时间演变，MRI 影像上的信号改变呈现多样性，同时可出现占位效应。

（四）治疗原则

创伤性脑水肿的治疗方法视脑损害程度而定，一般以使用高渗性脱水剂的非手术治疗为主，难以控制的脑水肿和颅高压可考虑手术处理。

第七节　创伤性脑缺血

创伤性脑缺血（traumatic cerebral ischemia）是创伤后脑继发性损害的重要病理生理基础，特别在重型颅脑损伤后，早期脑缺血的发生率高达 90%[27]。

（一）发病机制

创伤后脑缺血按照缺血范围一般分为全脑缺血和局部脑缺血，其损伤机制复杂，目前研究认为主要包括以下几个方面：①血管原发性机械损伤引发供血区域发生脑组织缺血；②创伤后出现弥漫性脑肿胀，颅内压升高，使得全脑灌注减低；③血肿类占位性病变造成局部脑组织缺血；④患者创伤后发生微血管病变；⑤不合理用药、手术等其他医源性因素造成缺血性脑损伤；⑥脑血管痉挛；⑦局部体循环改变和脑血流改变对颅脑创伤造成的影响。

（二）临床表现

创伤后脑缺血的临床表现缺乏特异性，并有一定的延后性。另外，造成脑缺血的原因多种多样，临床上应根据患者的具体症状和体征及辅助检查进行诊断。

（三）影像学检查及表现

1. CT 诊断

CT 平扫表现为符合某一血管分布区的边界不清的低密度区，基底节区梗死则表现为点、片状低密度区（图 6-27 和图 6-28）。硬脑膜静脉窦损伤后血栓形成者表现为静脉窦区不规则灶性出血的混合密度影。但 CT 平扫有时很难鉴别创伤性脑缺血和脑水肿，此时应联合应用 CTA 和 CTP，CTA 可直观显示有无血管闭塞，CTP 可直观显示 CT 平扫低密度脑区的 CBF 值是否下降，以此更能精准诊断创伤性脑缺血。

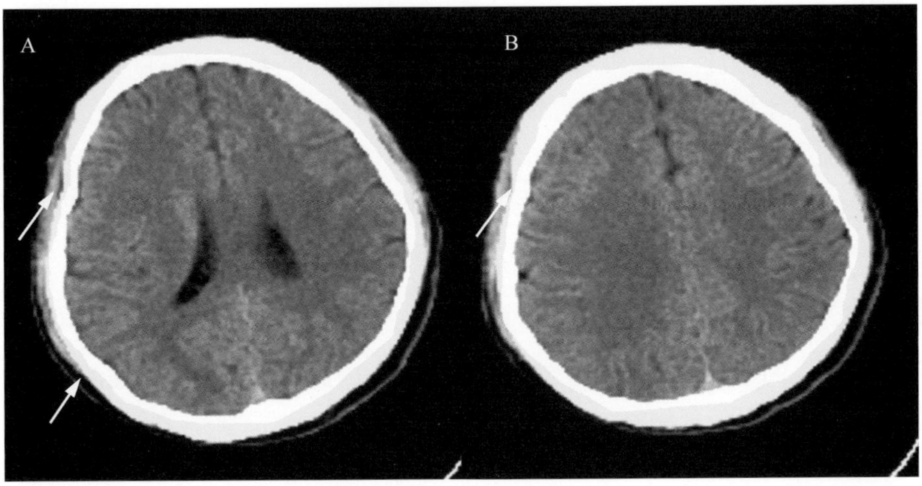

图 6-27　患者男，25 岁，车祸伤 2 天。CT 平扫示多发骨折（箭头示），脑实质无异常

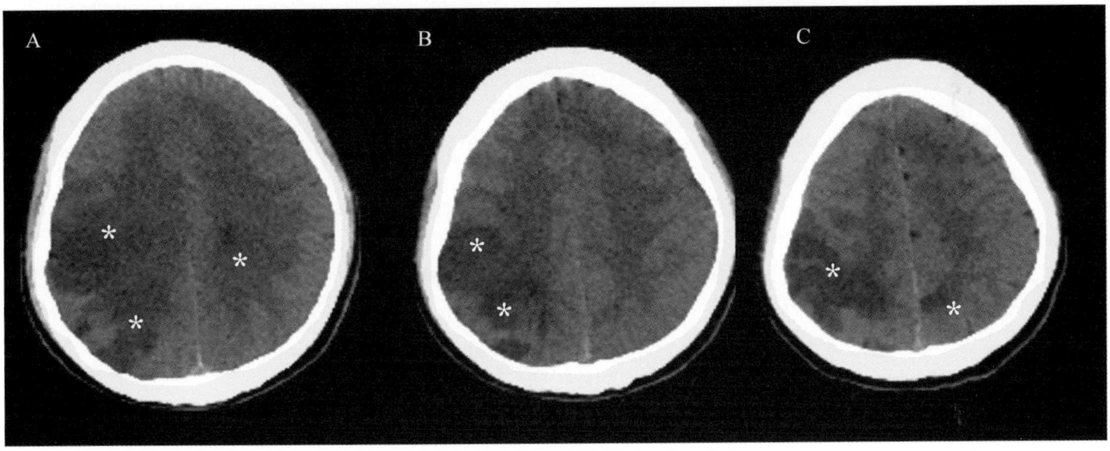

图 6-28　与图 6-27 为同一患者。4 天后 CT 复查示脑内多发低密度灶（星号示），提示继发性脑梗死合并局部脑水肿可能

2. MRI

外伤合并的脑梗死在 MRI 图像上与一般的梗死灶相仿，即符合某一血管分布区的边界不清的长 T1 长 T2 信号，DWI 呈高信号；同 CT 一样，单纯通过 MR 平扫有时候很难鉴别创伤性脑缺血和脑水肿，必要时应联合应用 MRA 和 PWI。硬脑膜静脉窦损伤后血栓形成者，MRI 图像上可表现为 T1WI 和 T2WI 均为高信号。

（四）鉴别诊断

高龄颅脑创伤患者出现创伤性脑缺血时，须与其他病因（以动脉粥样硬化性为主）所致脑梗死相鉴别。除病史和临床表现外，创伤性脑缺血出现迟发性神经功能缺失症状的时间较短，一般不超过 3 周，距颅脑创伤时间越长，则诊断其他病因性脑梗死的可能性越大。

创伤性脑缺血还需与脑挫裂伤后脑水肿进行鉴别。脑挫裂伤引起的脑水肿常表现为不符合血管分布的局限性或弥漫性低密度区，以伤后 12 ～ 24 h 最显著，可持续数周，占位效应明显，且水肿区内同时可见圆形、不规则形或多发散在的斑点状高密度出血灶；而创伤后脑缺血则多数于 24 h 内查不出密度变化，且缺血区的部位及范围与闭塞血管供血区一致，多呈底在外的三角形或扇形，边界不清，必要时通过 CTP/MRP 检查能更准确鉴别二者。

（五）治疗原则

创伤后脑缺血的早期治疗与患者预后关系密切，因此治疗原则着重强调尽早治疗，其具体治疗方法众多，以综合治疗为主。

参考文献

[1] Khairat A，Waseem M. Epidural Hematoma. In：StatPearls [Internet]. Treasure Island（FL）：StatPearls Publishing，2019. Available from：https：//www.ncbi.nlm.nih.gov /books/ NBK518982/#.

[2] Cheshire EC，Malcomson RDG，Sun P，et al. A systematic autopsy survey of human infant bridging veins. Int J Legal Med，2018，132（2）：449-461.

[3] Uno M，Toi H，Hirai S. Chronic subdural hematoma in elderly patients：is this disease benign ? Neurologia Medico-Chirurgica，2017，57（8）：402-409.

[4] 杨刚，廖勇仕. 慢性硬膜下血肿发病机制的研究进展. 中国微侵袭神经外科杂志，2013，18（10）：478-480.

[5] 李新才，孙兆良，姜秀峰. 慢性硬膜下血肿发病机制及临床治疗的研究进展. 中国微侵袭神经外科杂志，2017，22（6）：281-283.

[6] Cepeda S，Gomez PA，Castano-Leon AM，et al. Traumatic intracerebral hemorrhage：risk factors associated with progression. J Neurotrauma，2015，32（16）：1246-1253.

[7] 王学成. 外伤性迟发性脑内血肿的 CT 诊断价值. 中国 CT 和 MRI 杂志，2004，2：10-12.

[8] 张献辉，张建良. 颅内迟发血肿的 CT 诊断. 实用放射学杂志，1996，12：566-567.

[9] Zuccarello M，Fiore DL，Trincia G. Traumatic primary brainstem haemorrhage. A clinical and experimental study. Acta Neurochir（Wien），1983，67（1-2）：103-113.

[10] 柏树令. 系统解剖学. 5 版. 北京：人民卫生出版社，2004.

[11] Parizel PM，Makkat S，Jorens PG，et al. Brainstem hemorrhage in descending transtentorial herniation（Duret hemorrhage）. J Intensive Care Med，2002，28（1）：85-89.

[12] 滕灵方，王永青，金玲江，等. 急性外伤性脑干血肿的综合治疗. 全科医学临床与教育，2007，（03）：200-201.

[13] 费舟，冯华，江基尧，等. 中华战创伤学. 第 2 卷，颅脑战创伤. 郑州：郑州大学出版社，2016.

[14] Boto GR，Lobato RD，Rivas JJ，et al. Basal ganglia hematomas in severely head injured patients：clinicoradiological analysis of 37 cases. J Neurosurg，2001，94：224-232.

[15] 汪文国，李刚，程勇，等. 外伤性基底节区血肿 36 例诊治体会. 中国临床神经外科杂志，2011，16（12）：758-759.

[16] 程峰，张曙光，李晓良，等. 外伤性基底节区脑内血肿 45 例临床分析. 临床神经外科杂志，2014，（06）：466-468.

[17] Cordobes F，Fuente M，Lobato R，et al. Intraventricular hemorrhage in severe head injury. J Neurosurg，1983，58：217.

[18] 楚胜华，江普查，陈卫国. 外伤性脑室内出血的发生、治疗及预后分析. 中国临床神经外科杂志，2004，（02）：54-55.

[19] 周建宏，陆爻忠 . 196 例外伤性多发性颅内血肿的治疗和预后分析 . 中国急救复苏与灾害医学杂志，2007，2（4）：216-218.

[20] 楚燕飞，郑鲁，刘妍，等 . 双侧外伤性颅内血肿的手术治疗体会 . 中国临床神经外科杂志，2009，14（1）：52-53.

[21] 王忠诚 . 王忠诚神经外科学 . 武汉：湖北科学技术出版社，2005.

[22] 朱子煜 . 尼莫地平治疗创伤性蛛网膜下腔出血的临床分析 . 中国现代医生，2019，（27）：29-32.

[23] Cooper SW，Bethea KB，Skrobut TJ，et al. Management of traumatic subarachnoid hemorrhage by the trauma service：is repeat CT scanning and routine neurosurgical consultation necessary. Trauma Surg Acute Care Open，2019，4（1）：e000313.

[24] Tuang FY，Huallg AP，Tsai YH，et al. Treatment of patients with traumatic subdural effusion and concomitant hydrocephalus. J Neurosurg，2012，116（3）：558-565.

[25] 刘玉光，贾涛，刘猛等 . 外伤性硬膜下积液的分型与临床特点 . 中华外科杂志，2003，41（10）：763-765.

[26] Marmarous A. Pathophysiology of traumatic brain edema：current concepts. Acta Neurochir Supp，2003，86：7-10.

[27] 刘进亮，刘绍明 . 创伤后脑缺血治疗研究进展 . 中华神经外科疾病研究杂志 .2014，（03）：282-284.

第七章

颅脑战创伤并发症与后遗症

第一节　颅脑战创伤并发症

一、概述

创伤性脑损伤（traumatic brain injury，TBI）已成为现代战争的特征性损伤，是原发性急性损伤的结果，也包括低血压和缺氧引起的继发性损伤。据美国国防部报告，目前美国TBI病例约1350万余例，仅2000—2017年期间，发生TBI的军人数量约为37.5万名[1]。TBI引起的脑水肿损害了人体必需营养物质的输送，并改变了正常颅内压，所以大部分TBI患者虽然为轻度伤，但因发病隐匿、误诊或漏诊而导致神经、精神后遗症，也是造成肢体残疾的主要原因之一。

本章将TBI并发症分为脑脊液漏、创伤性颈动脉海绵窦瘘、创伤性颅内动脉瘤、创伤性癫痫、创伤后颅内外感染及创伤后低颅压综合征等。TBI后遗症包括脑创伤后综合征与迁延性昏迷。

二、脑脊液漏

脑脊液（cerebrospinal fluid leakage，CSF）经颅前窝底、颅中窝底或其他部位的先天性或创伤性骨质缺损、破裂处或变薄处流出称脑脊液漏，其中颅脑创伤是脑脊液漏的主要原因，约占80%[2]。创伤性脑脊液漏在颅脑损伤中发生率约为2.6%，大多数为颅底骨折所致的脑脊液鼻漏[3]。

（一）解剖基础及发病机制

颅底骨质与硬脑膜粘连紧密，而且颅底硬脑膜和蛛网膜之间有较多的纤维粘连，外伤致颅底骨折时常同时撕裂硬脑膜和蛛网膜，蛛网膜下腔开放，造成脑脊液从鼻、外耳道或其他开放性创口流出。脑脊液鼻漏多见于额骨、筛骨和蝶骨骨折（图7-1），脑脊液耳漏多见于颞骨骨折（图7-2）。

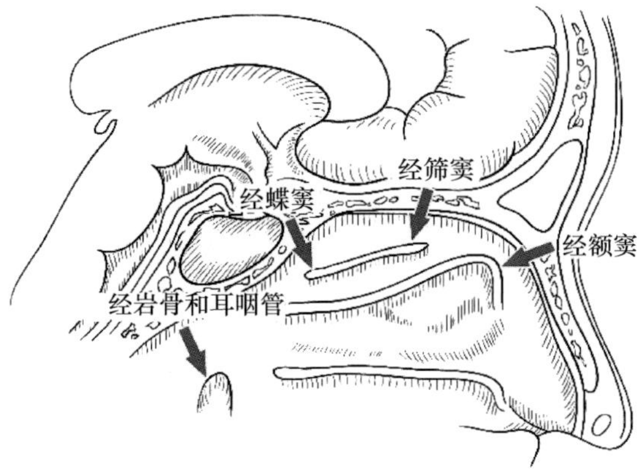

图 7-1　脑脊液鼻漏。外伤所致脑脊液鼻漏自前向后通常经过以下几个部位：额窦、筛窦、蝶窦，或经岩骨和耳咽管（箭头示）

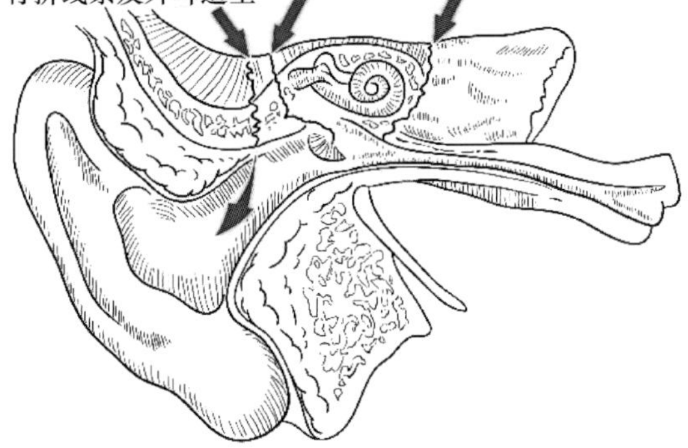

图 7-2　脑脊液耳漏。外伤所致脑脊液耳漏通常见于骨折线累及外耳道壁、中耳及耳咽管时（箭头示）

（二）临床表现

脑脊液漏主要表现为鼻孔、乳突气房或中耳腔持续或间歇性流出淡血性或清亮液体，干燥后不结痂，头位向患侧倾斜时加重。部分患者症状不明显，仅表现为头痛、头晕。

（三）影像学检查及表现

创伤性脑脊液漏进行影像学检查的目的主要是定位脑脊液漏缺损的部位，因为这直接关系到后期手术入路的选择和手术效果。

1. X 线平片

作用有限，仅在明显的颅底骨折伴大量颅内积气、积液时才能显示漏口。

2. 常规 CT 平扫

可直接显示骨缺损处，以此判断为漏口，但对细小漏口显示不佳。

3. CT 或 MR 脑池造影

该方法首先通过在椎管内注射造影剂，使造影剂充分进入 CSF 循环后再扫描，直接征象为颅内外沟通的线状高密度 / 信号影。但该方法对于＜ 2 mm 的漏口和间歇性、静止性等非活动性脑脊液漏的敏感性差，容易误诊。另外，该方法存在造影剂过敏风险。

4. 高分辨率 CT（HRCT）

该方法较常规 CT 扫描时间短、空间分辨率高，能直接显示骨缺损部位，但由于受伪影、出血等影响，该方法检出的骨缺损部位不全是漏口。

5. MR 水成像

该方法通过选择合适的成像参数突出脑脊液信号和降低其他组织信号，使得对比更强烈。其直接征象为沟通颅内外的线状高信号影。该方法无创、无需造影剂，且对漏口敏感，但其无法显示骨质结构情况。

目前临床建议联合应用 HRCT 和 MR 水成像，二者优势互补，能极大提高脑脊液漏口的定位。

（四）治疗方案

创伤性脑脊液漏的治疗包括保守治疗和手术治疗，但目前仍无规范治疗方法，治疗方式和时机的选择仍存在争议。有些学者认为创伤性脑脊液漏容易并发感染，提倡尽早手术，但由于大多数脑脊液漏经保守治疗后可自愈，部分学者提倡保守治疗 1 周后再决定是否手术。

三、创伤性颈动脉海绵窦瘘

颈动脉海绵窦瘘（carotid-cavernous fistula，CCF）是指颈动脉与海绵窦之间存在不正常通路，使颈内或颈外动脉血液流入海绵窦。按病因分为外伤性和自发性，前者多见于颅脑外伤，患者多就诊于神经外科，或以眼部症状就诊于眼科，但由于眼科医生对该病的警惕性不高，易忽视一些细微的体征，造成漏诊或误诊而延误治疗。

（一）解剖基础与发病机制

海绵窦是位于蝶鞍两侧两层硬脑膜之间的不规则腔隙，内有颈内动脉、多对脑神经及静脉。颈内动脉在进出海绵窦时均被硬脑膜固定，因此颅脑创伤后，创伤的剪切力容易撕裂这两个固定点间的颈内动脉，或颅骨骨折处直接刺破颈动脉，使颈动脉与海绵窦之间形成异常的动静脉沟通（图 7-3）。

（二）分型

流行病学研究中，Barrow 分类根据病因、血流速度和供给血管来源，将 CCF 细分为四种类型：A 型 CCF 是连接颈内动脉和海绵窦的直接高流量病变，通常由颈动脉壁的内皮撕裂引起；B 型、C 型和 D 型瘘管是低流量的间接病变，其解剖结构各不相同。其中，B 型病变的动脉供应来自颈内动脉海绵窦段的小分支，C 型来自颈外动脉硬脑膜分支，D 型来自颈外动脉和颈内动脉分支的组合。B、C、D 型 CCF 常被称为海绵窦硬脑膜瘘。创伤性损伤中，直接 CCF 发生在高达 4% 的颅底骨折患者中。与其他创伤性损伤一样，年轻男性是最常受影响的人群。

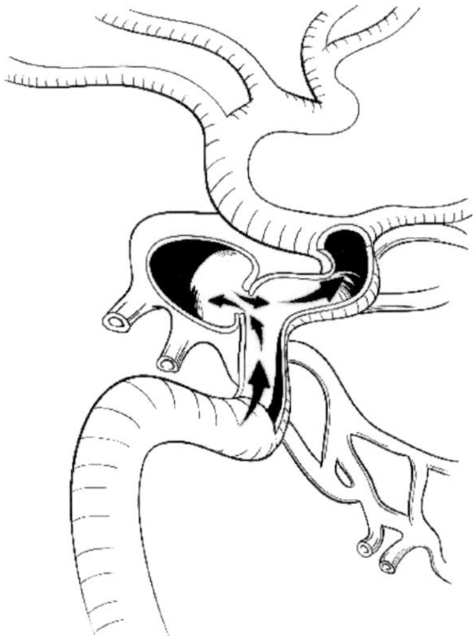

图 7-3　颈动脉海绵窦瘘示意图。颅脑外伤后，颅骨骨折处可刺破颈动脉或外伤时撕拉，使颈动脉与海绵窦内血液交通，产生颈动脉海绵窦瘘（箭头示）

（三）临床表现

高流量 CCF 的临床表现是由眼眶静脉的动脉化所致，病情突发，进展较快。常见症状和体征包括颅内血管杂音、视物模糊、头痛、复视、眼部和（或）眼眶疼痛、眼球突出和球结膜水肿。眼肌麻痹患者中，涉及第 6 对脑神经（展神经）者占 50% ～ 85%，涉及第 3 对脑神经（动眼神经）者占 67%，涉及第 4 对脑神经（滑车神经）者占 49%。面部感觉丧失也可能是由于脑神经受累所致。

低流量的海绵窦硬脑膜瘘或间接 CCF（Barrow B ～ D 型）最常见于 50 岁以上的女性，其暴发性表现比高流量 CCF 少，通常没有血管杂音，眼球突出不明显，第 5 和第 7 对脑神经受累也不常见于这些病变。

（四）影像学检查及表现

全脑数字减影血管造影（DSA）是诊断颈动脉海绵窦瘘的准确而可靠的方法，但因为是有创操作而非首选检查。常规头颅 CTA、MRA 能检出大部分颈动脉海绵窦瘘。

1. CT

CCF 的 CT 表现可能包括眼球突出、海绵窦和眼上静脉扩张、眼外肌增厚以及任何相关的颅骨骨折。

2. MRI

MRI 可显示眼球突出、海绵窦扩张和眼上静脉扩张，以及眼外肌增厚（图 7-4），同时 MRI 可显示异常海绵窦血液流空效应，是 CCF 特有的发现。MRI 对颅骨骨折的敏感性低于 CT。

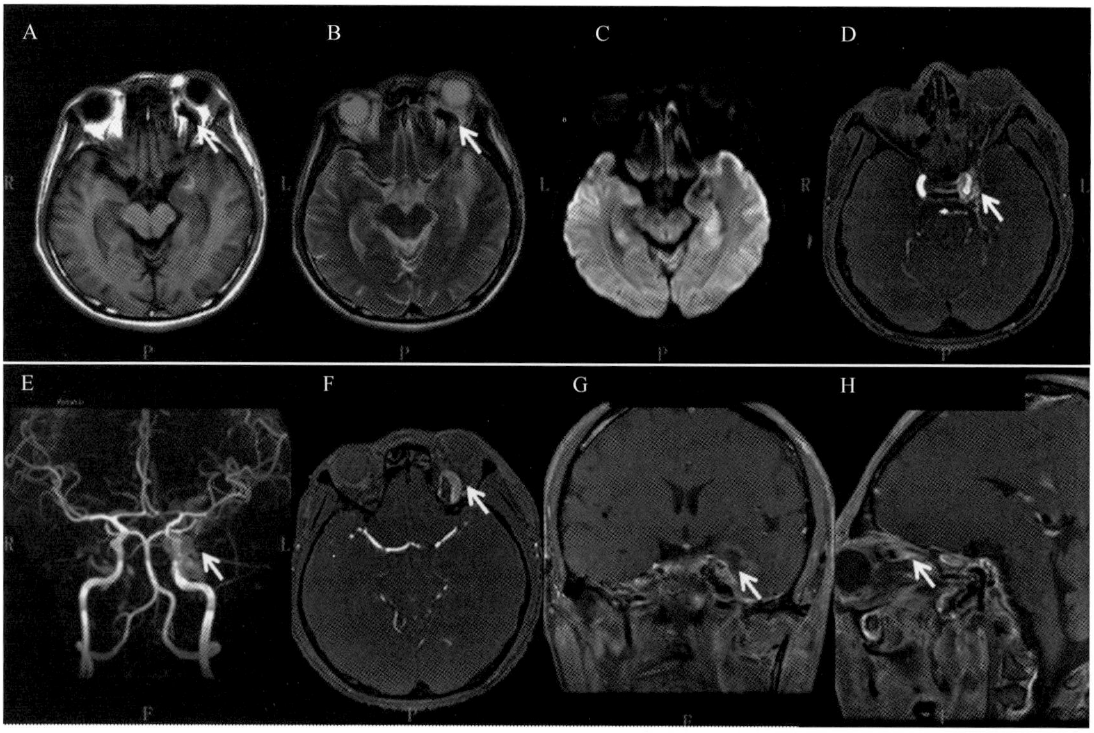

图 7-4 外伤后左侧颈动脉海绵窦瘘。轴位 T1WI（**A**）、T2WI（**B**）可见左侧眼球明显突出，邻近皮下软组织欠规整，左侧眼上静脉明显迂曲扩张，呈明显低信号（箭头示），眶内至左侧海绵窦区见较多扭曲流空血管影。左侧颞叶可见片状长 T1、长 T2 信号，部分呈稍短 T1 信号。DWI（**C**）可见部分混杂高 / 低信号，提示左侧颞叶脑挫伤。MRA 显示左侧颈内动脉海绵窦段变细，走行不规则，左侧海绵窦增宽、显影（**D** 和 **E**，箭头示），眼上静脉扩张迂曲（**F**，箭头示），左侧眼动脉显影可。增强扫描可见左侧海绵窦区强化较对侧明显（**G**），左侧眼上静脉管壁强化（**H**，箭头示）

（五）治疗方案及预后

由于直接高流量 CCF 不太可能自发关闭，且患者通常具有很明显的症状，并有进展的风险，大多数直接 CCF 应手术封闭[4]。

四、创伤性颅内动脉瘤

创伤性颅内动脉瘤（traumatic intracranial aneurysm，TIA）属于颅内动脉瘤的特殊类型，约占颅内动脉瘤发病率的 1%，但其死亡率却高达 50% 以上，且外伤早期容易被临床医师所忽略，是颅脑损伤患者延期死亡的重要原因之一。

（一）解剖基础

创伤性颅内动脉瘤常见于颈内动脉海绵窦段、床突旁段与大脑前动脉远端，而在囊性动脉瘤好发位置（颅内动脉分叉处）较少见（图 7-5）[5]。这一发病部位的特点可归结于创伤性颅内动脉瘤独特的发病机制。

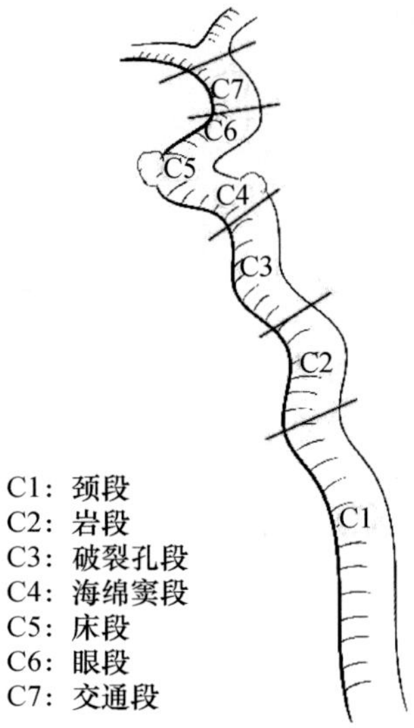

图 7-5　创伤性颅内动脉瘤示意图。创伤性颅内动脉瘤常见于颈内动脉海绵窦段、床突旁段与大脑前动脉远端

（二）致病因素及发病机制

创伤性颅骨损伤后的颅底骨折可损伤颅底动脉，引起颈内动脉海绵窦段、床突旁段动脉瘤，而局部暴力使血管与硬脑膜结构发生相对位移而产生碰撞也可引起颅内动脉远端的动脉瘤。

创伤性动脉瘤是一种罕见的病变，在大脑或颈部受伤后，会导致血管壁局部突出或膨胀。直接损伤血管可导致血管夹层或跨壁血管损伤，导致血管壁内血肿或形成假性动脉瘤。钝性或穿透性脑血管损伤越来越多地被发现可导致颅内和颅外动脉瘤的形成。外伤后形成的颅内动脉瘤在诊断和治疗上都是一个独特的挑战。创伤性假性动脉瘤通常与血管对颅底固定表面的钝性作用力或剪切力有关；或者，作为颅骨凸面的直接损伤。这些动脉瘤常伴有高速脑血管损伤。

（三）临床表现

创伤性颅内动脉瘤常伴有立即或迟发性颅内出血，在远端动脉瘤病例中可能是实质内出血。与颅底相关的动脉瘤可出现脑神经麻痹、鼻出血、蛛网膜下腔出血和肿块效应。如果不治疗，由于突然出血而导致的死亡率为 30% ～ 50%。颅外动脉瘤通常伴有栓塞性卒中、反复发作的头痛、短暂性脑缺血发作，随着其体积逐渐增大，也可能伴有颈部肿块。

（四）影像学检查及表现

创伤后动脉瘤通常表现为在常见部位，如颈内动脉海绵窦段、床突旁段与大脑前动脉远端的血管管腔局限性增宽，有时伴有迟发性颅内出血的相应影像学表现（图 7-6）。

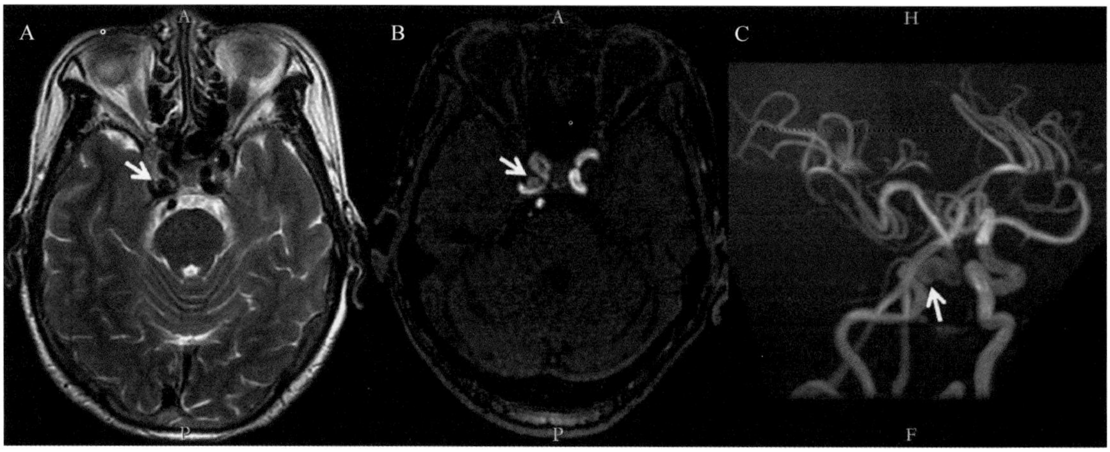

图 7-6 右侧颈内动脉海绵窦段动脉瘤。轴位 T2WI（**A**）可见右侧颈内动脉海绵窦段流空信号，呈前外侧囊状低信号（箭头示）。MRA 原始图像（**B**）及重建图像（**C**）可见相应区域管腔局限性增宽（箭头示），提示动脉瘤形成

（五）治疗方案

从开放手术到血管内闭塞载瘤动脉的各种治疗方式已被用于治疗创伤性颅内动脉瘤，但由于缺乏文献资料，尚不能确定适当的治疗方案。

五、创伤性癫痫

癫痫发作是创伤性脑损伤（TBI）的并发症。TBI 后早期和晚期出现的癫痫发作对预后和治疗具有不同的影响。早期癫痫发作被视为急性症状性事件且复发可能性低，而晚期癫痫发作代表癫痫长期反复发作的可能。

虽然所有癫痫病例中仅有 4% 归因于创伤，但在已知病因的病例中有 13% 为创伤后癫痫。TBI 也是 15 ～ 24 岁人群症状性癫痫最重要的病因。创伤后癫痫是 TBI 幸存者功能障碍的重要原因。

（一）致病因素及发病机制

目前多认为创伤性癫痫是在遗传因素的基础上，由脑外伤所诱发。一般认为在外伤后癫痫形成过程中，充当阈下刺激或导致细胞兴奋性阈值降低的因素包括外伤后细胞内外生化环境的改变、含铁血黄素在神经纤维网的沉积、脑外伤后遗留的瘢痕、兴奋性氨基酸水平的升高和轴突末梢的移位[6]。

目前创伤性癫痫可根据发病时间分为早期癫痫、延迟性癫痫和晚期癫痫。

（1）早期癫痫：发生于伤后 3 ～ 4 天内，多见于 5 岁以下，特别是 2 岁以下幼儿；多因脑挫裂伤、蛛网膜下腔出血、颅内血肿或急性脑水肿所引发，易出现癫痫持续状态。

（2）延迟性癫痫：发生于伤后数日至 3 个月内，多发生于穿通伤和凹陷性骨折患儿。

（3）晚期癫痫：发生于伤后 3 个月以上，多与颅脑损伤局部的脑膜–脑瘢痕形成、脑

室贯通畸形、脑萎缩、脑积水、颅内局部异物存留、晚发感染等有关。

（二）临床表现

大约 50% 的创伤后早期癫痫发作是在创伤后 24 h 内发生的，1/4 是在创伤后 1 h 内发生的。第 1 日内出现的大多数（72% ～ 84%）癫痫发作为全面强直-阵挛性癫痫发作。头部损伤后癫痫发作出现越晚，越可能为局灶性起源；第 1 日后出现的癫痫发作有 50% 以上为单纯部分性（纯运动性）发作或局灶性发作继发全面性发作，这种情况下罕见复杂部分性发作。

大约 10% 的急性头部损伤患者会出现癫痫持续状态。这在儿童中更常见，常伴有其他潜在并发症，如缺血或代谢失衡。

（三）诊断

（1）有明确的脑外伤史，特别是开放伤和火器伤。

（2）外伤前无癫痫史和癫痫家族史，无热性惊厥史。

（3）无引起癫痫的其他脑部疾病和全身性疾病，如脑肿瘤、中枢神经系统感染。

（4）有典型的癫痫发作表现。

（5）癫痫发作类型与脑外伤部位和 EEG 所见一致。

（6）颅骨 X 线平片可见凹陷性骨折、骨折碎片、金属异物。

（7）CT 和 MRI 示脑与硬膜粘连、脑萎缩、脑软化灶、脑穿通畸形等。

（8）脑电图（EEG）示典型棘波、棘慢波、阵发性慢波，儿童更多见的是尖波和尖慢波，但阳性率仅为 40%。

（四）影像学检查及表现

1. 常规影像学检查

头颅 X 线片意义不大。常规头颅 CT 在很大程度上已被 MRI 所替代。头颅 CT 所示的颅内血肿和硬膜外血肿伴颅内卫星灶与创伤后癫痫发作显著相关。

头颅 MRI 在诊断弥漫性轴索损伤、颞叶内侧和额叶下部挫伤方面较 CT 更为优越，典型影像学表现包括蛛网膜下腔和脑室系统的扩大、皮质萎缩、蛛网膜囊肿、颞前胶质病灶等。垂直于颞角轴位的放大薄层扫描常可明确与复杂部分性发作相关的颞叶中央硬化（图 7-7）。

2. 功能成像

（1）磁共振功能成像可见发作间期的局部低血流或低代谢状态。

（2）正电子发射计算机断层扫描（PET）显示发作间期癫痫灶代谢降低，其范围较预期的范围大。PET 对诊断颞叶癫痫的准确率高，但对那些难以定位并且手术效果较差的癫痫可靠性差。

（3）单光子发射计算机断层扫描（SPECT）发作间期扫描不如发作期精确，常需要医务人员在一天 24 h 内随时做好将放射性核素注入患者体内的准备。

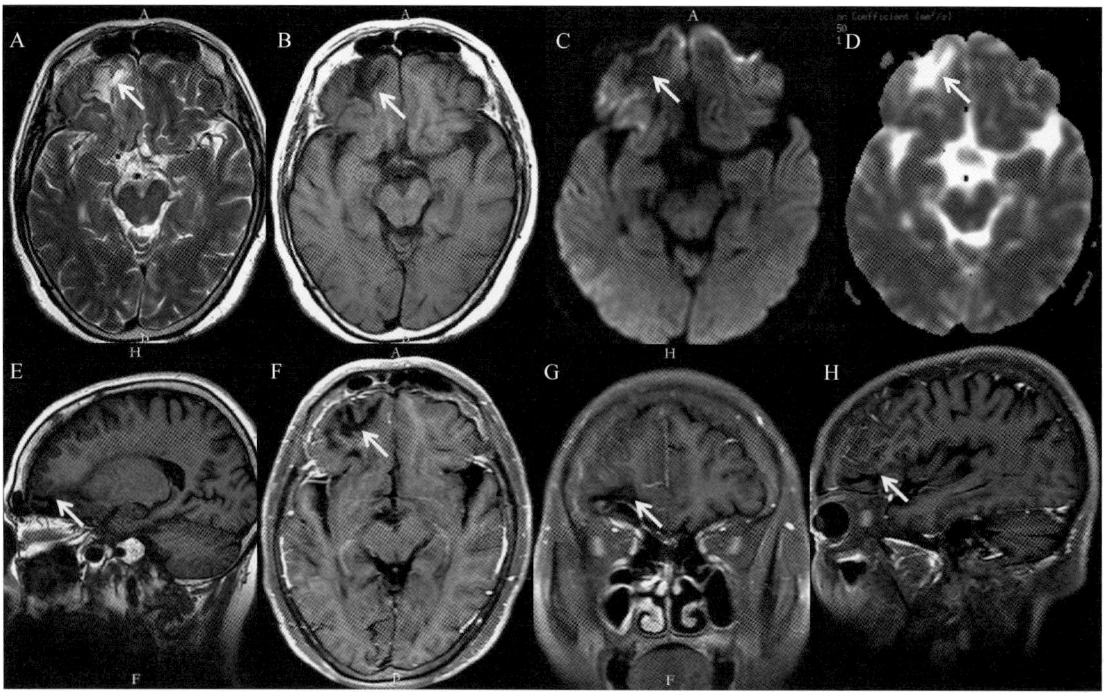

图 7-7 右侧额部外伤后 14 年，右额叶软化灶形成。轴位 T2WI（**A**）及 T1WI（**B**）显示右侧额叶近颅底处斑片状长 T2、长 T1 信号，提示局部软化灶形成。轴位 DWI（**C**）病变呈低信号，相应区域 ADC 图（**D**）未见明确扩散受限。矢状位 T1WI（**E**）病变呈低信号。增强扫描（**F** ～ **H**）病变区域未见强化

（五）治疗方案及预后

对早期癫痫发作尚无理想的抗癫痫药物。在实践中，通常使用苯妥英或磷苯妥英，因为其不会引起显著镇静，并且可静脉给予负荷剂量。治疗效果取决于损伤的严重程度。头部损伤后使用抗癫痫药物并不会降低晚期癫痫发作或创伤后癫痫发作的风险，对晚期癫痫发作者推荐长期抗癫痫药物治疗。

六、创伤后颅内外感染

（一）头皮感染

颅脑战创伤导致的头皮外伤，如擦伤和裂伤等，导致头皮抵御细菌侵入的能力降低，加上头发、头皮垢、异物等进入伤口，以及头皮损伤区域处理不当或延误，均可发生头皮感染（scalp infection），常发生于皮下结缔组织层。因此，颅脑战创伤患者首先应仔细检查头皮，并评估有无深部结构的损伤。有可见或可触及的颅骨缺损时，需行头部 CT 来确定有无颅内损伤或颅骨穿通伤。

需清除所有异物残片及渗出血液，以便进行影像学检查评估。应注意伤口的以下特征：①头皮外伤长度（以 cm 计）；②头皮外伤深度（是否深达表皮、真皮、皮下脂肪、肌肉或骨）；③头皮外伤形状（如直线、曲线、星形或角形）；④有无肉眼可见的污染或

异物；⑤头皮有无皮肤缺损。

临床发现（如碎玻璃所致撕裂伤、伤口碎片残留、有可见或可触及的骨缺损）提示有异物或骨损伤的患者，需要进行适合的影像学检查。

1. 病因及发病机制

头皮感染一般是由于葡萄球菌、链球菌及厌氧菌等侵入创伤后抵抗力较低的头皮皮下结缔组织层，造成头皮感染，继发造成头皮组织坏死、颅骨骨髓炎、脑膜炎、脑脓肿等并发症[7]。

2. 影像学表现

X线平片可识别大多数不透射线的异物（如玻璃、金属、石子等），而超声通常可定位许多可透射线的异物。

颅骨骨折及潜在的颅内伴发损伤最好通过头部非增强CT评估，可见颅骨板障坏死、溶解性改变，出现游离死骨；邻近脑组织可产生局部炎性水肿反应，严重时中线结构向对侧偏移。

头皮感染的MRI表现与其他部位感染类似，表现为损伤部位软组织弥漫性肿胀，呈不均匀长T1、长T2信号，伴有出血时信号更加混杂；如果头皮脓肿形成，则表现为特征性的脓肿中心DWI明显高信号及厚壁环形强化（图7-8）。

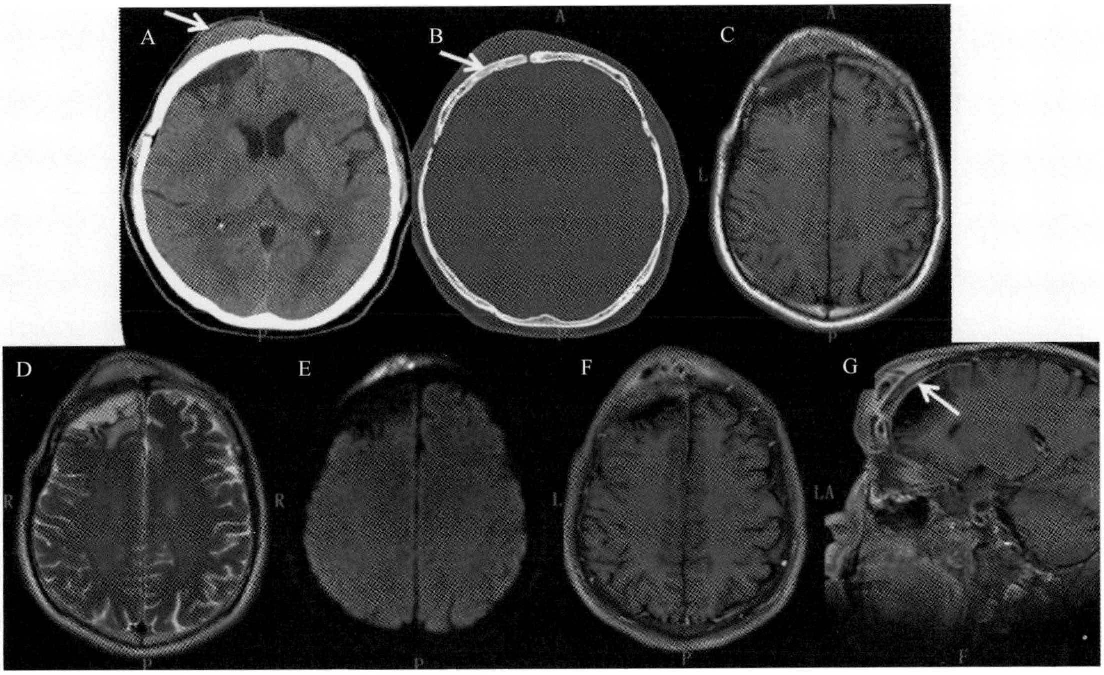

图7-8　头部手术后一年半。右额部疼痛1个月，局部自发破溃2次。CT平扫示头皮软组织病变呈不均匀稍高密度（**A**），骨窗可见额骨板障内密度不均匀增高，呈磨玻璃样改变（**B**）。MRI示右侧额部头皮软组织肿胀，局部呈不均匀稍长T1（**C**）、稍长T2（**D**）信号，DWI可见多发小片状高信号（**E**），增强扫描可见周边明显强化，DWI高信号区域未见强化（**F**），为典型脓肿MR表现。矢状位T1WI增强扫描（**G**）可见软组织病变明显不均匀强化，邻近颅骨内斑片状强化（箭头示），提示局部骨髓炎

（二）颅骨骨髓炎

颅脑战创伤导致的开放性骨折，由于处理不当引起化脓性炎症，称为颅骨骨髓炎（skull osteomyelitis），是颅骨因细菌感染而产生的一种化脓性炎症。

1. 病因及发病机制

多因颅骨开放性骨折，尤其是火器伤后，早期清创不及时或不彻底所致。也可见于头皮缺损后颅骨长期暴露而诱发感染，或头皮、骨膜下血肿并发感染后向深部扩散而致。感染经血液循环累及颅骨者少见，但多伴有明显的中枢神经系统中毒症状。

2. 临床表现

急性期受累头皮呈红、肿、热、痛，全身感染中毒症状明显。若治疗不当或延误，炎症未控制，感染向颅外蔓延可形成骨膜下脓肿，出现波动感，常伴有头颈部淋巴结肿大，脓肿破溃后有脓液外溢，伴有革兰氏阴性杆菌感染时，脓液有恶臭，窦口常可见到游离碎骨片；向颅内发展可导致硬膜外脓肿、感染性静脉窦栓塞、脑膜炎、脑脓肿等，患者头痛明显，严重者可出现昏迷、癫痫、失语、偏瘫等表现，继发颅内感染后会出现明显的脑膜刺激征。颅骨感染迁延未愈可转成慢性骨髓炎。慢性化脓性窦道形成者可有小块死骨排出。当脓肿形成并排脓不畅时，局部及全身症状加重，甚至导致中毒性败血症。

3. 影像学表现

（1）颅骨骨髓炎病变均为单发，X 线一般可见软组织肿胀，颅骨局部可见骨质密度减低区，边缘模糊。

（2）CT 扫描示颅骨不同程度溶骨性破坏，病变内可见多少不等的沙粒状高密度影；大部分病变边缘不规则，可见硬化边，未见明确骨膜反应。软组织肿块 CT 较 X 线显示明显，可见骨质破坏区周围软组织充血水肿；部分受试者可见软组织与脓肿间的环形低密度影。

（3）在磁共振 TlWI 上，病变呈低或中等信号；T2WI 上，病变呈高信号。病变内坏死组织呈更高信号，死骨里可见点状低信号。STIR 序列上病变显示清晰，呈高信号。增强扫描病变呈环形强化，坏死液化区不强化（图 7-8 F）。

颅骨骨髓炎影像上还需要与尤文肉瘤、骨结核、骨转移瘤相鉴别。尤文肉瘤表现为骨质呈渗透状破坏，边界模糊，骨膜反应为葱皮样或出现 Codman 三角，增强显示病变及软组织肿块明显强化。骨结核破坏区可见死骨及骨膜增生，极少有膨胀改变，全身有结核中毒症状。骨转移瘤多表现为多发溶骨性破坏，软组织肿块明显，少有骨膜反应[8]。

4. 治疗

（1）急性期可应用大剂量抗生素控制感染，并根据细菌培养和药敏试验结果调整用药。混有厌氧菌感染者加用甲硝唑。严重感染时，使用基本药物中两种以上抗生素联合使用，或使用抗菌谱广的药物，如头孢菌素类药物。已形成头皮下或骨膜下脓肿者，则应早期拆除伤口缝线或切开引流，去除伤口深处的残留异物，并将游离感染之碎骨片取出，彻底冲洗伤道。

（2）慢性迁延性脓肿和窦道应手术处理。彻底切除头皮窦道、脓肿，以及已感染的颅骨和硬脑膜外感染性肉芽组织，直到显露出正常组织为止。创面过大者，在严格控制感染的条件下，可考虑行植皮术。创口愈合 6 个月以上，方可行颅骨修补术。

（三）脑膜炎

创伤性脑膜炎为化脓性感染，是颅脑创伤后常见感染性并发症之一，多见于开放性颅脑损伤、火器伤及颅底骨折患者。

1. 病因及发病机制

创伤性脑膜炎发病机制包括直接感染和血行感染等，且以前者为主，其常与伤口处理过晚、清创不彻底有关。直接感染多表现为弥漫性感染；血行感染为其他部位细菌经血液循环播散至颅内，多表现为软脑膜、蛛网膜以及蛛网膜下腔的感染（图 7-9）[9]。致病菌常为葡萄球菌、链球菌等，也可见大肠埃希氏菌等革兰氏阴性杆菌。

2. 临床表现

急性细菌性脑膜炎的经典三联征包括发热、颈强直和精神状态改变，部分患者会出现菌血症及神经系统并发症，如癫痫发作、局灶性神经功能障碍（脑神经麻痹、轻偏瘫）、脑血管异常（血栓形成、血管炎）、感音神经性耳聋、智力障碍等[10]

3. 影像学表现

CT 显示脑膜炎价值有限。

MRI 因能较清晰显示脑膜炎，常作为首选检查方法。MRI 平扫可见局部脑膜增厚，脑沟模糊，FLAIR 序列脑沟池信号较正常升高。临床常根据 MRI 增强后脑膜异常强化方式分为三种模式，以此进行诊断与鉴别诊断：①软脑膜-蛛网膜下腔强化，表现为脑表面及脑沟内细线状或条带状强化；②硬脑膜-蛛网膜强化，表现为脑膜较厚的、连续的弧线

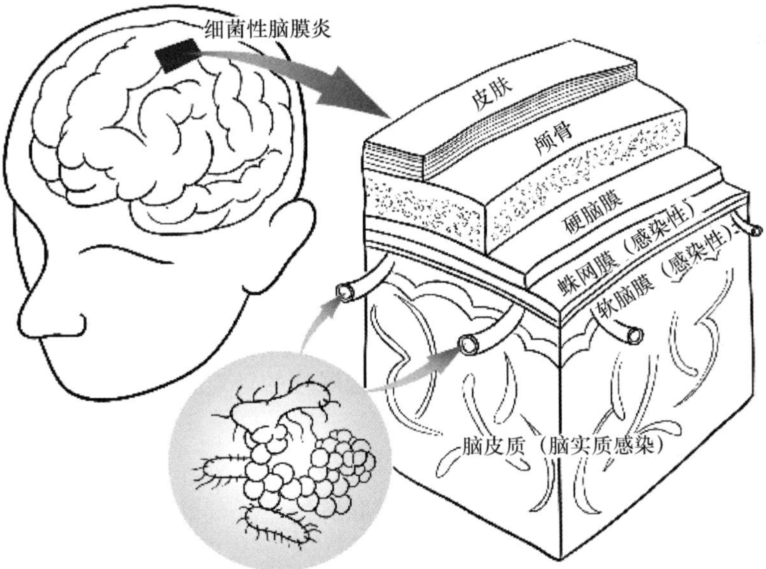

图 7-9　细菌性脑膜炎示意图。病原菌通过血液等途径，感染蛛网膜、软脑膜甚至邻近脑实质，产生化脓性炎症

状高信号影，未伸入脑沟内；③全脑膜强化。根据创伤性脑膜炎发病机制，直接感染常表现为全脑膜线状强化，血行感染常表现为软脑膜-蛛网膜下腔的线状强化。另外，值得注意的是，临床实践过程中的 MR 增强常在 T1 序列基础上进行，此序列有时未必能清晰显示软脑膜-蛛网膜下腔强化的全貌，近年来发展的增强 T2 FLAIR 序列已证实其在显示软脑膜、蛛网膜病变中具有更明显的优势[11]。

4. 治疗

首先需要彻底清创、换药，取出颅内异物，整复颅骨骨折。如系颅底骨折脑脊液漏所致，可于感染控制后 1 ～ 2 个月行脑脊液漏修补手术。同时应全身应用敏感抗生素，选用血-脑屏障透过率高的药物，足量、长程用药，必要时可联合用药；腰椎穿刺释放炎性脑脊液，鞘内注射抗生素。

另外，患者需要卧床休息，保持呼吸道通畅，吸痰、给氧、镇静、降温。加强营养支持，给予新鲜全血或血浆、白蛋白、球蛋白等。

（四）脑室炎

脑室炎（ventriculitis）又称脑室管膜炎，是发生在脑室系统及其周围的炎症。颅脑创伤后的脑室炎均属细菌性脑室炎，多见于脑室贯通伤，由外来细菌直接侵入脑室所致；以化脓性脑室炎为特征，较一般颅内感染病情凶险，死亡率高。脑室炎还可由脑内脓肿破入脑室或经血液循环所致，较为少见。

1. 病因及发病机制

颅脑创伤后细菌侵入脑室，引起以脑脊液化脓性改变为主要特征的脑室炎。另外，由于蛛网膜下腔出血、脑室出血以及其他原因需行脑室外引流术的患者，可因引流术引起脑室炎。致病菌多为葡萄球菌、革兰氏阴性杆菌、铜绿假单胞菌或厌氧菌。

2. 临床表现

轻度的脑室炎临床上可无特殊症状，早期常被忽略。严重的脑室炎起病急促，常有高热、谵妄、意识障碍及生命体征改变等症状，甚至引发脑疝。

3. 影像学检查及表现

脑室炎在 CT 或 MRI 可能表现为室管膜增厚和强化、广泛性或节段性脑室扩张，脑室内有积脓时，DWI 表现为明显高信号[12]（图 7-10）。

4. 治疗原则

治疗以抗感染为主，应尽早选用能透过血脑屏障的针对致病菌的强效抗生素。

（五）脑脓肿

脑脓肿是因化脓性细菌侵入脑实质内形成脓肿的一种局灶化脓性病变，它可作为多种感染、创伤或手术的并发症出现。

1. 病因及发病机制

多见于开放性颅脑损伤及火器性颅脑损伤。常见感染途径包括：①异物直接进入脑组

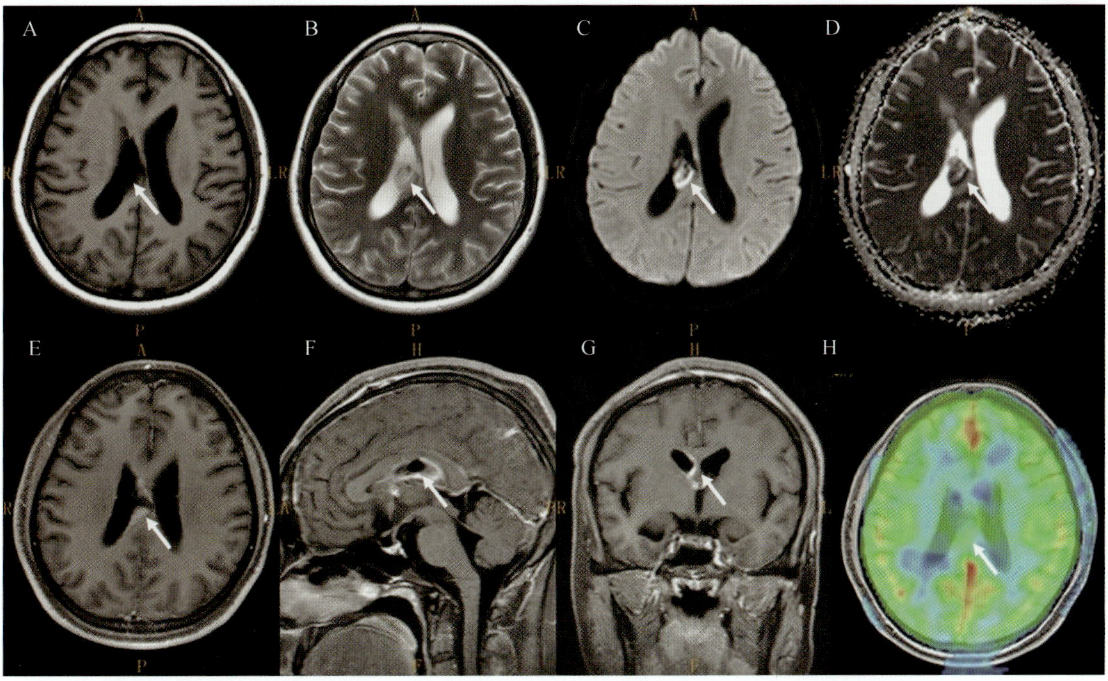

图 7-10　右侧侧脑室炎。颅脑 MR 平扫及增强扫描，右侧侧脑室内可见团片状长 T1 信号（**A**）、长 / 短 T2 信号（**B**），DWI 呈不均匀高信号（**C**），ADC 图可见边缘线条样低信号（**D**）。增强扫描（**E** ～ **G**）右侧侧脑室可见室管膜异常强化。ASL 灌注成像（**H**），病变区域未见明确异常灌注

织内；②颅腔与污染区（鼻窦、中耳腔）沟通；③脑膨出直接感染；④邻近感染病灶向颅内蔓延。最常见的致病菌为草绿色链球菌和金黄色葡萄球菌[13]。

2. 临床表现

脑脓肿的初始表现往往是非特异性的，从而导致诊断延迟，往往在症状发生后平均 8 日时做出诊断。其常见症状包括头痛、颈部僵硬、呕吐、局灶性神经功能缺损、癫痫发作等。

3. 影像学检查及表现

目前临床上根据脑脓肿的病理特点分为三期：Ⅰ期，脓肿脑炎期；Ⅱ期，脓肿化脓期；Ⅲ期，包膜形成期。不同分期的脑脓肿具有不同的影像学表现。

（1）脓肿脑炎期：CT 平扫为边界不清、形态不规则、密度不均匀的低密度区，增强后不强化或仅有斑点状强化。MRI 平扫 T1WI 表现为边界不清的低信号区，T2WI 表现为与周围水肿区融为一体的片状高信号区，增强后也表现为无强化或斑点状强化。

（2）脓肿化脓期：CT 平扫表现为不规则低密度区，密度不均匀，不见环状影，此期水肿最明显，可有占位效应。MRI 表现为不规则长 T1 长 T2 信号影。增强后 CT、MRI 均表现为不规则环形强化，环的内侧面不太明显[14]。

（3）包膜形成期：CT 平扫表现为环形高密度影，其中心为均匀低密度影。MRI 平扫脓肿液呈长 T1 长 T2 信号影，脓肿包膜 T1WI 表现为等或略高信号，T2WI 为等或低信号。此期增强后表现为完整、薄壁、厚度均一的环形强化（图 7-11）。另外，此期脓肿在 DWI 上具有特异性表现，即脓液于 DWI 呈明显高信号，而增强后未见强化，该特征在与其他

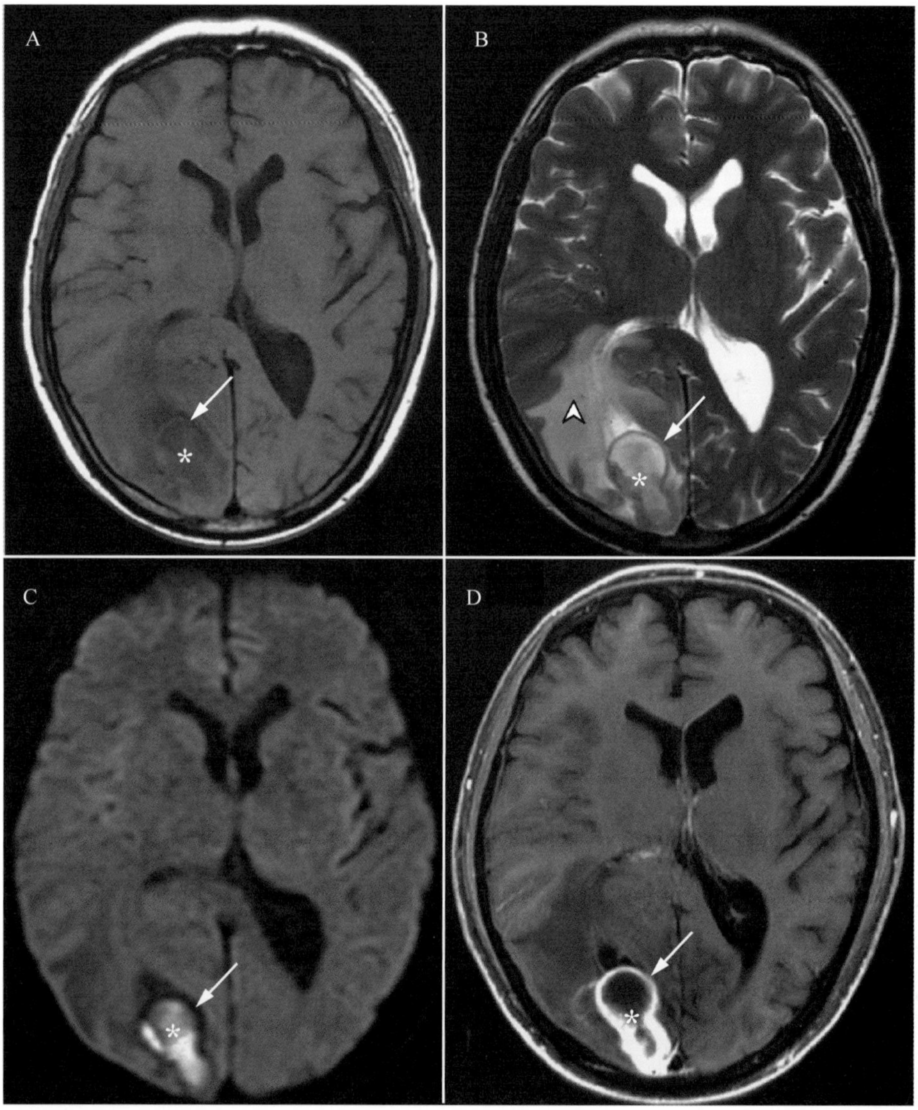

图 7-11 脑脓肿包膜形成期，T1WI（**A**）、T2WI（**B**）、DWI（**C**）和轴位增强（**D**）图像。脓液（星号示）呈长 T1 长 T2 改变，DWI 呈明显高信号，增强未见强化。包膜呈等 T1 短 T2 信号（白色箭头示），增强后明显均匀强化。病灶周围见片状水肿（“A”示）

脑内环形强化病变（如肿瘤）的鉴别诊断中具有重要价值[15]。

4. 治疗

脑脓肿急性期，需积极应用抗生素控制感染蔓延，水肿明显时辅以脱水治疗。年龄大且身体弱者，采用脓肿引流。

七、其他并发症

（一）创伤后低颅压综合征

低颅压综合征（intracranial hypotension syndrome，IHS）是指直接或间接原因引起脑

脊液分泌不足或丢失过多，患者侧卧位腰椎穿刺压力在 0.59 kPa（60 mmH_2O）以下，以体位性头痛为特征的临床综合征。

1. 病因

脑脊液分泌不足的原因包括：①脑挫裂伤、蛛网膜下腔出血引起脑血管痉挛或丘脑下部脑脊液分泌中枢功能紊乱；②腰椎穿刺反射性引起脑脊液分泌抑制；③创伤患者伴休克，有的经过禁食、脱水降颅压等治疗后发生水电解质紊乱、体液量摄入不足，使脑血流量不足，造成脉络丛分泌脑脊液的功能障碍。

脑脊液丢失过多的原因包括：各种颅底骨折、脑脊液漏，以及作为治疗手段经多次腰椎穿刺或腰大池置管引流导致脑脊液减少。

2. 临床表现及诊断

头痛、头晕、目眩、恶心、呕吐、脉搏细数、血压偏低、畏光、乏力、厌食、脱水、颈部僵硬等，这些症状大多与体位变化有明显关系，头高位时症状加重，平卧位时症状减轻。

创伤后低颅压综合征的诊断主要依靠临床特点和腰椎穿刺测压来确诊。临床上出现较重的头痛、头晕、乏力、厌食等症状，与脑损伤的程度不符，特别是具有明显的头高位症状加重、放低头位则症状减轻的特点时，要考虑低颅压可能，如果侧卧位腰椎穿刺测压低于 80 mmH_2O 即可诊断。若压力低于 40 mmH_2O 则属重度低颅压，常伴严重的水电解质紊乱。颅内低压的患者不宜行多次腰椎穿刺检查，以免加重脑脊液的流失，进一步加重低颅压[16]。

3. 影像学检查及表现

（1）CT：主要用于明确颅骨骨折情况。

（2）MRI：是目前公认的诊断低颅压综合征的首选检查方法。低颅压综合征在 MRI 上最早期的特征性改变是硬脑膜弥漫性增强，增强呈均匀性，而非结节性，可与脑膜炎、恶性肿瘤脑膜转移等导致的脑膜强化相鉴别。根据 Monro-Kellie 定律，颅腔内容量是一定的，脑脊液容量减少，必然会导致静脉扩张充血，而硬脑膜由于缺乏紧密连接，造成造影剂渗漏到血管外，因此头颅增强 MRI 表现为弥漫性硬脑膜强化（图 7-12）。

其他 MRI 表现还包括硬膜下积液、颅底下沉、垂体增大、脑静脉窦扩大（以横窦为主）。脑脊液（CSF）容量减少的同时，其对脑组织的浮力作用下降，脑组织尤其中线结构向下移位，称脑下垂（sagging brain）（图 7-12），表现为鞍上池和桥前池变窄、中脑向下移位、脑桥前后径增大，以及小脑扁桃体向下移位、脑室减小、硬膜下积液（积血）、垂体增大等（图 7-13）。颅脑下沉会造成跨越硬膜下间隙的皮质静脉、桥静脉被牵拉，此时即使是极微小的刺激也会使其破裂，从而并发硬膜下血肿；约 50% 的患者可出现硬膜下积液，是由淤血的硬膜静脉渗出形成的，属于颅内液体腔隙对 CSF 压力减低的一种代偿性反应[17]。

4. 治疗

（1）保守治疗：颅内低压的最保守处理是避免直立体位，严格卧床休息，并且可能需要加用镇痛药。然而，许多患者不能遵嘱严格卧床休息。旨在恢复脑脊液容量的策略包

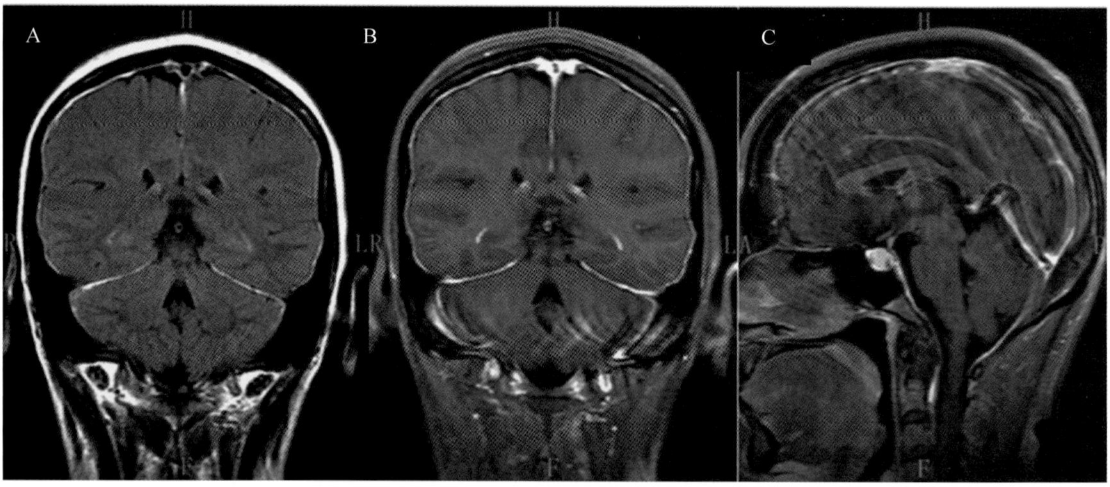

图 7-12 低颅压综合征。**A.** 冠状位 T2 FLAIR 可见幕上及幕下硬脑膜弥漫性增厚，呈稍高信号；**B.** 冠状位 T1WI 增强扫描可见脑膜弥漫性均匀强化，而非结节性；**C.** 矢状位 T1WI 增强扫描可见垂体饱满，高度约 10.5 mm

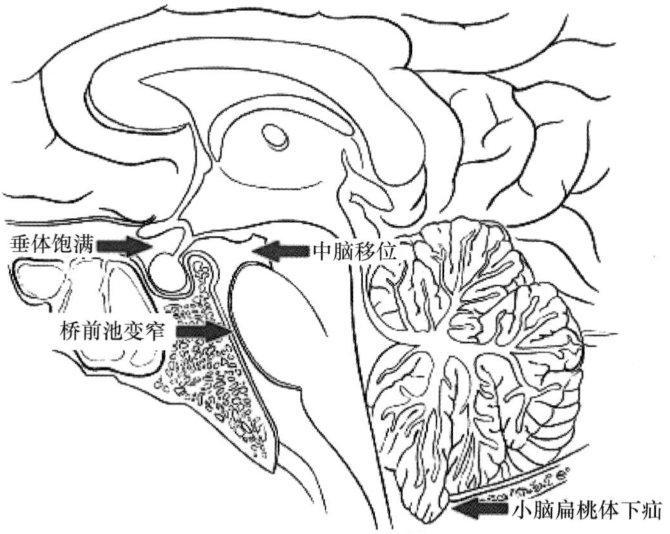

图 7-13 低颅压综合征示意图。低颅压时 CSF 容量减少，其对脑组织的浮力作用下降，脑组织尤其中线结构向下移位，称脑下垂，表现为垂体饱满、鞍上池和桥前池变窄、中脑向下移位，以及小脑扁桃体向下移位等（红箭头）

括口服或静脉补液、摄入大量口服咖啡因及摄入高盐。使用腹带是一种可能有帮助的附加措施。

（2）手术治疗：如果非手术治疗无效，需要行脑脊液漏外科修补术。手术方法包括使用缝线或金属夹结扎渗漏的脑膜憩室。硬脑膜撕裂和缺损可使用缝线修补或放置肌瓣、明胶海绵和（或）纤维蛋白胶修补。

（二）创伤后颅内积气

创伤后颅内积气（post-traumatic pneumocephalus）又称气颅，是指颅内各部位，包括帽状腱膜下有气体积聚，绝大多数是继发于颅底骨折累及鼻窦或乳突气房所致，故常合并脑脊液漏。

1. 病因及发病机制

颅脑外伤导致颅内积气的原因主要有：①上颅盖骨开放性骨折，外界空气经破损头皮、骨折及硬脑膜进入颅内；②颅底骨折伴有脑脊液漏时，因颅内压力降低，外界气体可在患者咳嗽、打喷嚏或用力屏气时因颅腔内外压力差被吸入颅内，称之为“倒瓶机制”；③含气的颅骨发生骨折，其内所含大量气体经骨折处进入颅内，并受热膨胀出现占位效应，压迫脑组织出现神经系统症状，称为张力性颅内积气（tension pneumocephalus）。进入颅内的气体可位于硬脑膜外、硬脑膜下、蛛网膜下腔、脑内或脑室内。

2. 临床表现

少量颅内积气一般不引起明显症状，可自行吸收。颅内积气过多或张力性颅内积气可引起颅内压增高，表现为头痛、恶心、呕吐，部分患者还有精神症状、脑神经损伤、脑脊液漏、外耳道流血、头部活动时有气过水声等表现。张力性颅内积气时，可出现颅内压增高症状，以及局灶性神经系统症状与体征，严重时可出现脑疝[18]。

3. 影像学表现

X 线平片与 CT 均可显示呈低密度的颅内积气，CT 值为－1000 Hu。少量气体多分散在额颞部蛛网膜下腔，大量积气常在额颞顶部，尤其是额部为著，严重时双额部大量积气，在 CT 扫描图像上恰似山嵴状而呈“富士山征”（图 7-14）。无论 X 线平片或头颅 CT 检查，只要显示有颅内积气，均提示有开放性颅脑损伤（图 7-15）。CT 对积气的部位、范围及损伤类型，可提供准确的影像学诊断依据，对临床判断病情严重程度、指导治疗和预后有重要价值（图 7-16）。

MRI 表现与 CT 类似，相应部位气体于所有序列上均呈现低信号，同时可显示较小的

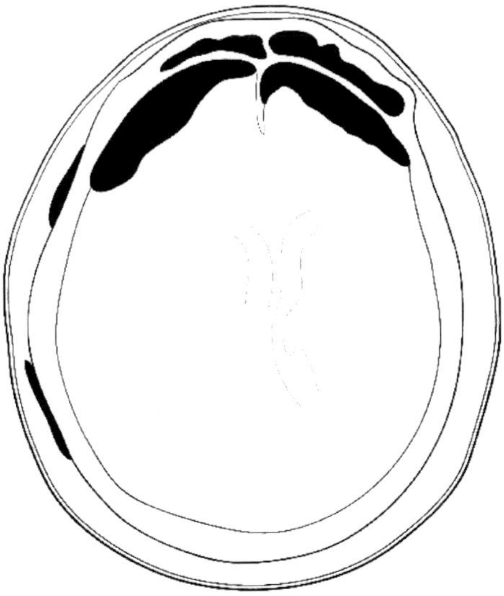

图 7-14 颅内积气示意图。大量积气常在额颞顶部，尤其以额部为著，严重时双额部大量积气，在 CT 扫描图像上恰似山嵴状而呈“富士山征”（图中黑色部分示气体）

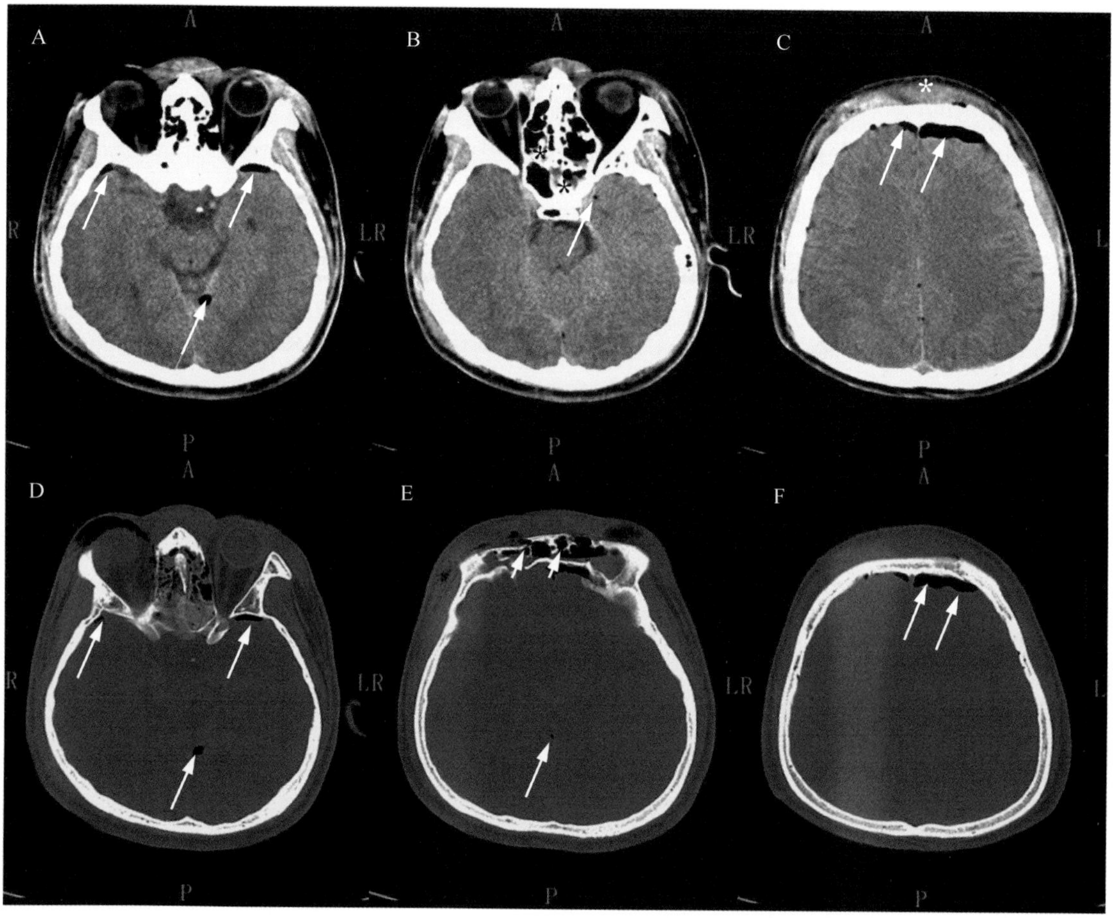

图 7-15 颅底骨折并颅内积气。**A** 至 **C.** CT 平扫软组织窗可见额部头皮肿胀，呈稍高密度，提示头皮血肿（白色星号示）。颅内可见多发气体影（白色箭头示），呈明显低密度，CT 值平均约为－998 Hu；双侧筛窦及蝶窦内可见高密度液体，提示副鼻窦内积血的可能（黑色星号示）。**D** 至 **F.** 同一患者相应层面骨窗，可见额骨多发粉碎性骨折（白色短箭头示），邻近头皮及颅内均可见极低密度气体影。颅内积气明显，位于双侧额部、小脑幕、大脑镰旁（白色长箭头示）

脑挫裂伤、弥漫性轴索损伤或少量蛛网膜下腔出血等伴随征象。

不同部位的颅内积气，常能提示颅骨骨折波及的范围及相邻脑组织可能受损的情况。环池及鞍上池处于颅内较低水平，颅底积气提示颅底骨折所波及的位置较低，脑干、脑神经或大的血管可能受损；或提示头颅受力较大，颅底骨折严重导致大量气体进入颅内，以致气体积于环池及鞍上池。

4. 治疗原则

颅脑损伤手术，特别是伴有颅内积气者，应排空积气，缝合硬脑膜。少量张力性散在颅内积气，无须特殊处理，气体常能自行吸收。伴有颅骨骨折者应行相应颅骨修复手术。

（三）创伤后脑脂肪栓塞

脑脂肪栓塞（cerebral fat embolism，CFE）是脂肪栓塞综合征（fat embolism syndrome，FES）的一种，是一种罕见疾病，几乎所有 FES 病例都是由长骨和骨盆骨折导致（骨髓的

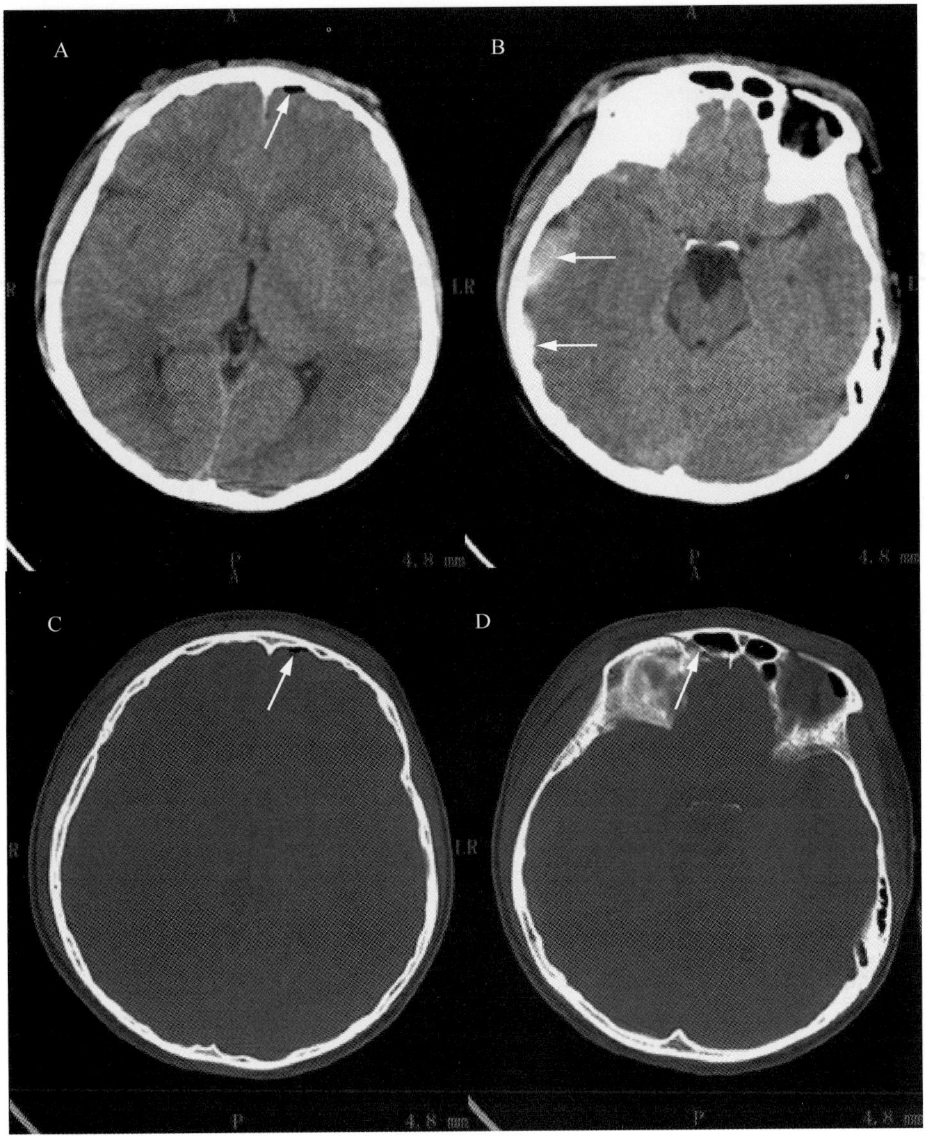

图 7-16　颅骨骨折伴颅内少量积气。**A.** 颅脑 CT 平扫，软组织窗可见左侧额部颅板下少量积气（箭头示），额部头皮密度不均匀；**B.** 右侧颞枕部颅板下可见多个"凸透镜"样高密度影，提示多发硬膜外血肿（箭头示）；**C** 和 **D.** 相应层面骨窗，左侧额部颅板下积气呈极低密度影（**C**，箭头示），另可见额骨右侧骨折（**D**，箭头示）

脂肪含量较高）[19]。

1. 病因及发病机制

颅脑损伤合并肢体长骨骨折，或有大面积挤压伤的肥胖伤员，脂肪滴进入破裂的静脉窦，并通过血液循环进入脑血流，形成脑脂肪栓塞（图 7-17）。但关于脂肪滴的形成机制目前还不完全明确。

2. 临床表现

脑脂肪栓塞临床出现症状的时间可自伤后数小时至 1 周左右，80% 的病例于伤后

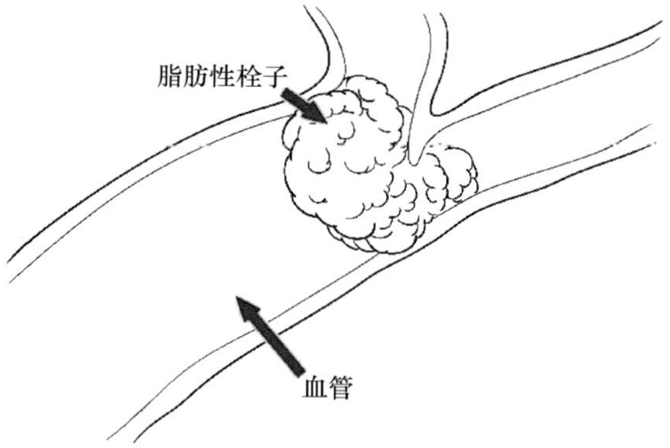

图 7-17 脂肪栓塞示意图。脂肪滴经破裂的静脉窦进入血液循环，继而堵塞脑血管形成脂肪栓塞

48 h 以内发病。具体表现为颅脑创伤合并长骨骨折的患者，在清醒或病情已好转后，再次出现头痛、头晕、偏瘫、高热，甚至烦躁不安，重者发展为嗜睡、谵妄，而后转入昏迷，部分患者伴有局限性或全身性抽搐。多数患者同时有肺栓塞症状，如心率快、血压下降、咳嗽、呼吸困难、发绀。

3. 影像学检查及表现

脑脂肪栓塞（CFE）是脂肪栓塞综合征（FES）中一个较少出现的特殊类型，由于其多以神经精神症状发病而肺部症状缺如或者轻微而延误诊治，但其本质仍然是脑梗死，因此头颅 MRI 理论上应该对该病的早期诊断具有独特的优势，其影像学表现与各种原因引起的脑梗死类似。

（1）CT：通常为阴性，或表现为基本对称分布的、边缘模糊的点片状低密度影。病灶易累及脑干、分水岭区脑白质、基底核区、胼胝体压部及小脑。

（2）MRI：病灶呈点片状等 / 稍长 T1、稍长 T2 信号，DWI 为点状高信号，呈“星域状”（starfield pattern），与神经系统的损伤程度相一致[20]。脑干病灶呈对称点阵状排列成“倒八字”。

4. 治疗原则

对于少量脂肪滴的脑脂肪栓塞患者，由于临床表现短暂且完全可逆，通常采用支持性措施处理，并等待患者自行恢复。对于大量脂肪滴栓塞的患者，目前无有效救治措施，激素冲击治疗可有一定疗效。

（四）创伤后颈内动脉闭塞

创伤后颈内动脉闭塞（internal carotid artery occlusion）也称为颈动脉闭合性损伤。创伤后颈内动脉闭塞是急性颅脑损伤的严重并发症，虽然其发生率仅占脑创伤的 0.05%，但可以导致急性脑缺血性损伤。临床发病凶险，致残率高，预后差。

1. 发病机制

本病的发病机制包括颈部或颈椎的直接或间接外伤导致颈内动脉或椎动脉内膜损伤，在此基础上发生炎症及渗血，进而局部形成血栓，并向远端蔓延，引起相应供血区的脑梗死（图 7-18）。创伤后颈内动脉闭塞可向上蔓延累及眼动脉、脉络膜前动脉，直至 Willis 环前部，甚至大脑前、中动脉。

2. 临床表现

主要取决于损伤血管的部位及血管蔓延的范围。血栓发展的速度、受损血管的大小及周围血管的代偿能力则关系到梗死病情的轻重缓急。临床症状可于外伤后立即出现或于伤后数天开始有表现。

3. 影像学检查及表现

（1）常规影像学检查

1）CT：在脑缺血早期（6 ～ 24 h）只有少数患者出现边界不清的稍低密度区，检出率低于 MRI，但 24 h 后大都可以看到边界清晰的低密度梗死灶，其形态和部位与闭塞的动脉分布相一致；2 ～ 15 天时，梗死区密度更低，边界更清晰，且有不同程度的脑水肿和占位效应；2 ～ 3 周时，侧支循环开始形成，毛细血管增多充血，故梗死区出现弧形或结节状等密度或稍高密度影，此时，病灶范围反而较模糊；4 ～ 5 周后，梗死区囊变，密度与脑脊液相似。

增强扫描有助于诊断脑梗死，动脉闭塞后第 1 周因局部缺血严重可无强化现象，7 ～ 10 天时因毛细血管增生，可见明显的线状、脑回状或环状强化，有重要诊断价值。

2）MRI：脑缺血后 1 h 即可检出，最初 9 h 内缺血区已出现脑水肿，T1WI 呈低信号，T2WI 呈高信号；约 12 h 之后缺血区组织发生坏死使 T1 弛豫时间延长，表现为长 T1、长 T2 信号；当缺血区软化、囊变时，其信号则与脑脊液相似。DWI 明显高信号是 MRI 诊断急性期及亚急性期脑梗死的重要成像序列。梗死晚期病变区域有时会出现少量出血性转化，表现为 T1WI 脑回样稍高信号。MR 灌注成像也有助于判断缺血半暗带的存在（图 7-19 和图 7-20）[21]。

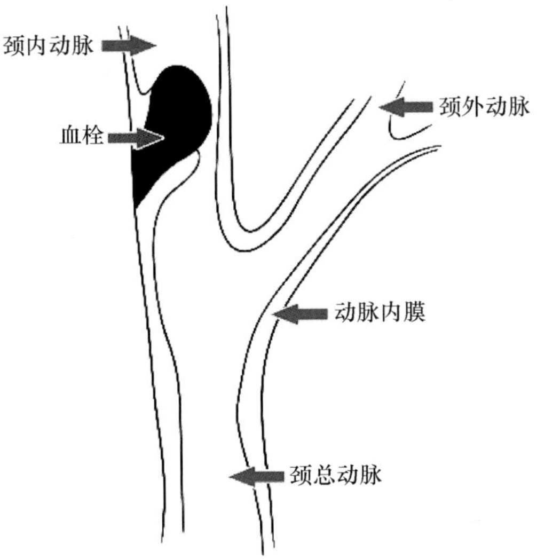

图 7-18　创伤后颈内动脉闭塞示意图。直接或间接外伤导致颈内动脉或椎动脉内膜损伤，局部形成血栓，并向远端蔓延，引起相应供血区的脑梗死

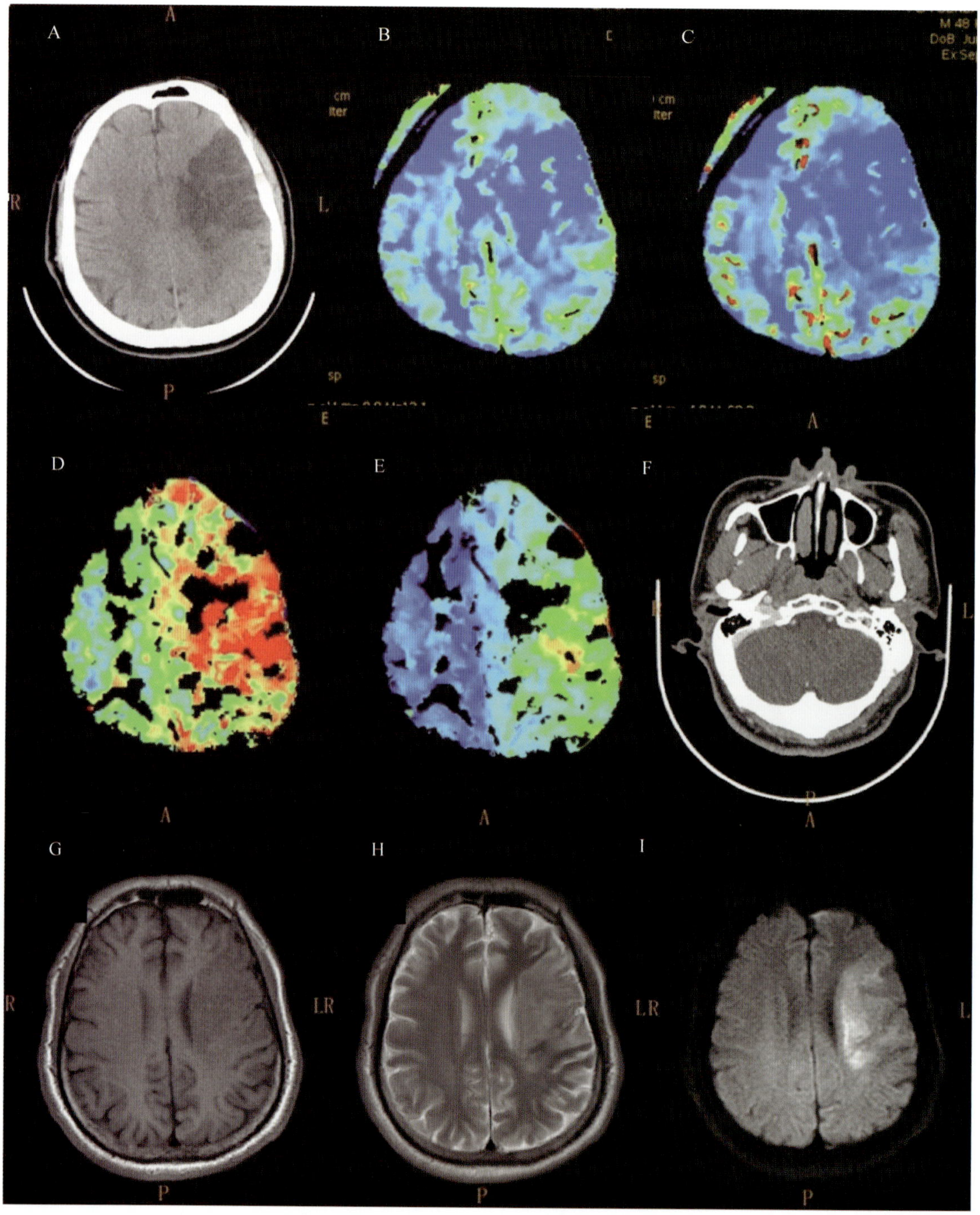

图 7-19 48 岁男性患者。CT 平扫显示左侧大脑半球大片状稍低密度影（**A**）。CT 灌注成像显示病变区 CBF（**B**）和 CBV（**C**）减低，TTP（**D**）和 MTT（**E**）明显延长。患者 CTA 检查左侧颈内动脉未见显影（**F**），提示颈内动脉闭塞。同一患者 MR 平扫显示，左侧大脑半球大片状稍长 T1（**G**）、稍长 T2（**H**）信号，边界模糊，局部脑实质轻度肿胀。病变区域 DWI 呈高信号（**I**）。CBF，脑血流量；CBV，脑血容量；TTP，达峰时间；MTT，平均通过时间

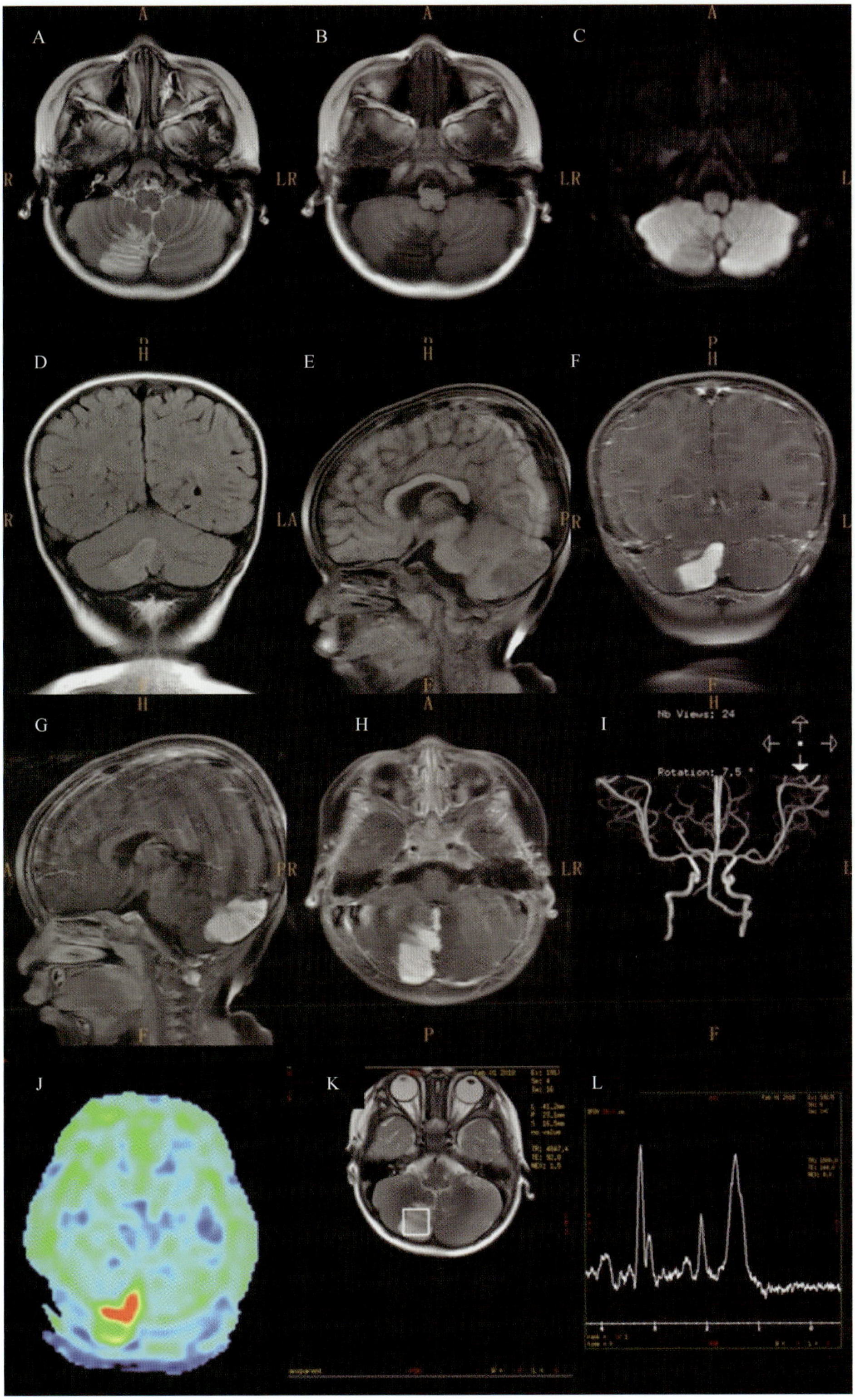

图 7-20　2 岁男孩，有外伤史。步态不稳，独坐、独站不稳 6 天。**A ～ E.** 头颅 MR 平扫显示右侧小脑半球斑片状稍长 T1、稍长 T2 信号，DWI 呈稍低信号（5 天前外院 MR 显示明显 DWI 高信号，相应区域 ADC 明显减低），病变边界清晰，考虑亚急性晚期脑梗死。**F ～ H.** 增强扫描病变明显强化，矢状位及横轴位可见病变脑回样强化特征。**I.** MRA 上右侧椎动脉于右侧小脑后下动脉水平以下未见显影。**J.** ASL 相应区域 CBF 明显增高，提示亚急性晚期脑梗死合并再灌注。**K** 和 **L.** MR 波谱成像，病变区域 Cho 峰升高，并可见宽大脂峰

3）数字减影血管造影（DSA）：是诊断颈内动脉闭塞的金标准，对判断闭塞血管长度、闭塞残端形态、远端反流情况、侧支循环代偿情况及血流速度等有明显优势，但其属于有创操作且花费高，临床应用有限。而CTA的准确度仅次于DSA，能够较清晰地获得闭塞血管长度及侧支代偿的情况，甚至对闭塞血管的走行判断优于DSA，临床应用广泛。

4）超声：作为颈动脉疾病的筛查工具，超声具有无创、经济、操作简便等优点，临床应用广泛，在判断管腔内容物的性质、管壁结构的完整性方面具有优势，但超声仅能探测到颈段近端血管，对远端及颅内情况无法辨别。

（2）脑组织灌注评估：目前常用于脑组织灌注评估的影像学手段为CT灌注成像（CTP）及MR灌注成像（PWI）。

CTP/PWI是目前应用较广泛的脑血流动力学评估技术。灌注成像主要采取造影剂团注、快速扫描技术，并观察其梗死区CBF图、CBV图、造影剂达峰时间（TTP）和平均通过时间（MTT）等参数，快速发现患者脑部异常灌注情况，从而便于医师准确及时地了解患者脑梗死区的血流灌注情况及组织血管化程度。CBV图、CBF图可明确区分患者脑部的缺血半暗带区域和梗死灶，如果患者脑部缺血症状加重，CBF和CBV可显著下降，这表示脑组织发生了可逆性的梗死；CBF下降，CBV无明显变化，则表示脑组织是缺血性半暗带。

4. 治疗

（1）保守治疗：颈内动脉闭塞不完全、侧支循环较好的轻症患者，可试行内科疗法，适量给予激素、血管扩张药如尼莫地平、低分子右旋糖酐加丹参溶液、含5%二氧化碳的氧吸入、脱水剂、高压氧等治疗，必要时可酌情采用抗凝疗法。此外，为减轻脑水肿，降低脑耗氧量，可给予降温及巴比妥类药物疗法，以保护脑组织。

（2）颅内外搭桥手术：对于存在严重血流动力学障碍的患者，颅内外搭桥手术可能改善脑组织血供，降低卒中复发率。

（3）血管内再通治疗：血管内再通治疗可能恢复脑组织血供，但再通治疗往往操作困难、再通率不理想，选择合适的病例才能使患者获益更大。

（五）创伤后脑积水

创伤后脑积水（post-traumatic hydrocephalus）是颅脑创伤后的严重并发症之一。创伤后脑积水多为正常压力脑积水（normal pressure hydrocephalus，NPH），即腰椎穿刺测得的脑脊液压力正常，但脑室呈病理性扩大。

1. 病因及发病机制

脑脊液吸收受损是大部分继发性NPH的疑似机制。创伤引起蛛网膜颗粒的炎症和随后的纤维化，进而损害脑脊液的吸收。脑脊液吸收下降导致脑室系统内的脑脊液逐渐蓄积。虽然腰椎穿刺不能检测出压力增高，但压力效应局部作用于脑室周围的白质束，可导致部分脑室周围白质组织的萎缩缺失。因此，颅脑创伤后病理检查或影像学发现的脑室扩大可能提示脑实质萎缩和脑积水两种完全不同又可能互相交织的病变类型。

2. 临床表现

典型症状包括步态失调、认知力下降和尿失禁的临床三联征，且临床检查脑脊液压力正常。其他特征包括协调性下降、手震颤、运动迟缓、肌强直等。病程晚期，可能出现无动性缄默和四肢轻瘫。

3. 影像学检查及表现

（1）脑室扩大：CT 或 MRI 的标志性发现是脑室扩大但不伴脑沟增宽，或脑室扩大与脑沟增宽不成比例。如果经校正的 Evans 比值大于 0.31，则认为存在脑室扩大。Evans 比值的计算方法为：测量侧脑室前角最大直径（在前角最大的层面进行测量）和颅腔最大宽度（在同一水平的颅骨内板处测量），前者除以后者所得值即为 Evans 比值（图 7-21）。

（2）脑白质病变：在 NPH 患者中，MRI 可显示特征性脑室周围白质异常长 T2 信号，代表脑脊液经室管膜渗出（图 7-22）。

（3）中脑导水管流空：NPH 患者中，MRI 常显示出中脑导水管信号缺失，被称为“中脑导水管流空”，代表中脑导水管内脑脊液流速高于正常范围（图 7-23）。

4. 治疗

颅脑创伤后脑积水的手术治疗主要是放置侧脑室-腹腔分流管。急性脑积水，如果脑脊液中细胞和蛋白质含量高，容易堵管，可暂行侧脑室外引流术，及时排出血性脑脊液，待细胞和蛋白质含量正常后改行侧脑室-腹腔分流术。慢性脑积水首选侧脑室-腹腔分流术，应首选右侧以尽可能避免伤到左侧的语言中枢，但如果临床情况特殊，也可以根据实际情况做出调整。

反复大量腰椎穿刺放液可作为手术治疗的替代方法，但目前其有效性尚不明确。

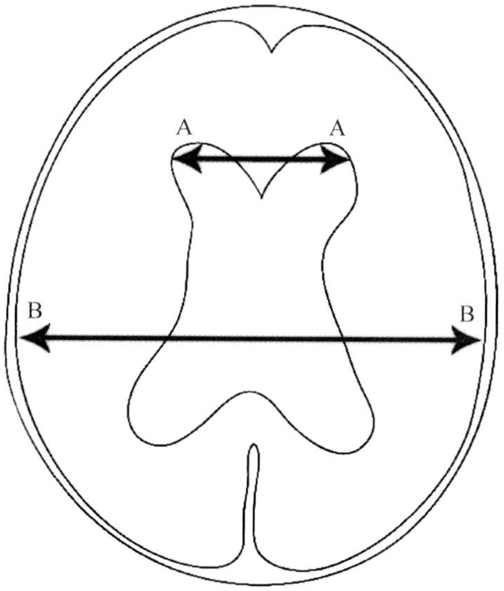

图 7-21　Evans 比值测量示意图。测量侧脑室前角最大直径（A-A）和颅腔最大宽度（B-B），前者除以后者所得即为 Evans 比值。如果经校正的 Evans 比值大于 0.31，则认为存在脑室扩大

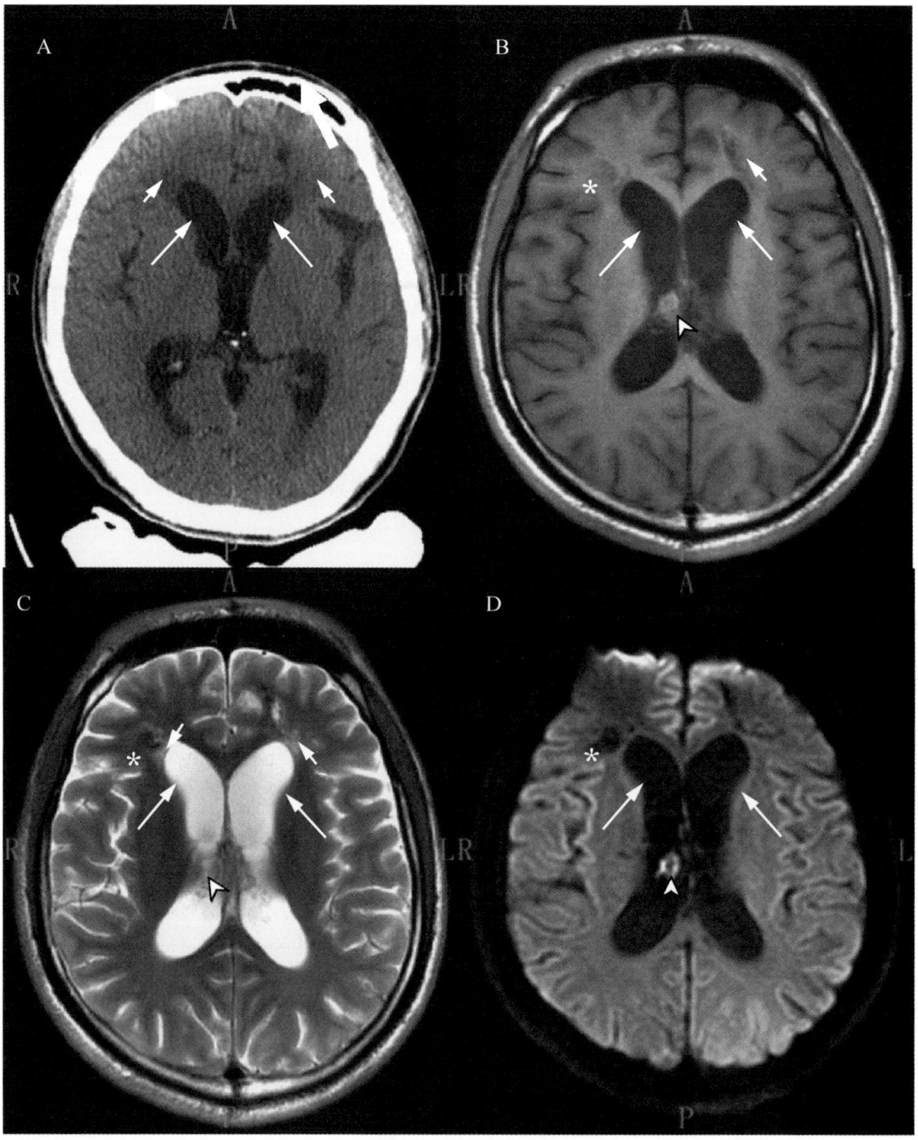

图 7-22 26 岁男性患者，外伤后 2 个月，肢体无力，大小便功能障碍。头颅 CT 平扫（**A**）示双侧侧脑室明显扩张（白色长箭头示），脑室周围斑片状较对称的稍低密度影（白色短箭头示）。2 周后复查头颅 MR 平扫显示双侧侧脑室仍见对称性增宽（白色长箭头示），右侧侧脑室内团片状稍短 T1（**B**）、短 T2（**C**）信号，DWI 呈稍高信号（**D**），提示外伤后右侧侧脑室内少量积血（"ᐱ" 示）。右侧侧脑室前角旁见片状长 T1 短 T2 信号，DWI 亦呈低信号，代表陈旧性出血（白色星号示）。另外，双侧侧脑室前角旁见片状长 T1 长 T2 信号，以 T2 为著（白色短箭头示），提示脑脊液渗出或病变趋于软化

（六）创伤后脑膨出

创伤后脑膨出（post-traumatic fungus of the brain）是指开放性颅脑损伤特别是穿透性火器伤之后，由于头皮、颅骨及硬脑膜均已开放，脑和（或）脑膜经过颅骨缺损（颅裂）向外膨出。

1. 病因及发病机制

开放性颅脑损伤后，患者因脑出血、脑水肿、脑肿胀引起颅内压增高，由此很容易造

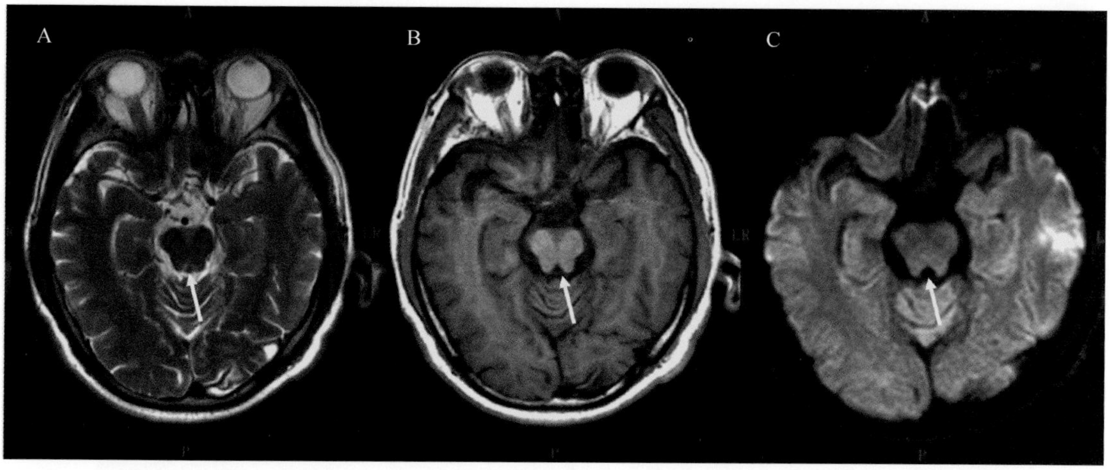

图 7-23　52 岁男性患者，外伤后记忆力进行性减退 2 年。头颅 MR 平扫显示中脑导水管信号消失，呈“中脑导水管流空”现象（箭头示）。**A**. T2WI；**B**. T1WI；**C**. DWI

成脑组织从颅骨缺损处膨出[22]。

2. 临床表现

颅盖部脑膨出多见，尤其是额顶部。若骨缺损小，膨出的脑组织多无搏动；因供血不足，局部很快发生水肿、坏死，终至感染。若骨缺损大，膨出的脑组织可有搏动，不易缺血、坏死。颅底骨缺损者，常合并脑干或丘脑严重损伤，伤员早期死亡率极高。膨出的脑组织并发感染时，可出现全身感染中毒症状。

可根据其临床表现分为以下两种类型：

（1）良性脑膨出：伤后 1 周内的早期脑膨出，无明显感染，经过适当的抗菌治疗和降低颅内压处理后，脑膨出部分常能缓解，自行退回颅腔，因此称为良性脑膨出。

（2）恶性脑膨出：伤后 1 周以上发生的脑膨出，由于早期清创不彻底或就医过晚，颅内含有大量糜烂的挫碎组织、血凝块、骨片、异物等易感染的物质，膨出的脑组织一旦发生感染，则颅内也常继发感染，如化脓性脑膜脑炎、脑脓肿、硬膜外或硬膜下积脓，甚至发生脑室炎或血栓性静脉窦炎。膨出的脑组织发生嵌顿、坏死、感染，继而造成颅内相连的脑组织淤血、水肿、坏死，颅内压进一步增高，脑膨出更加严重，如果没有进行及时有效的处理，将危及患者生命，因此称为恶性脑膨出。

3. 影像学检查及表现

膨出部分脑组织的密度及信号特点与正常脑实质一致，合并感染等继发性改变时则可表现为密度 / 信号的不均匀。MRI 可有效检测脑膨出的程度（图 7-24），对基底型脑膨出来说 MRI 尤其有用。CT 可有效检测颅骨缺损程度（图 7-25）。

4. 治疗

（1）对早期感染较轻、颅内无继发性病变者，首先清洁消毒周围头皮，再以生理盐水、双氧水及抗菌溶液清洗脑膨出的创面，然后用无菌油纱布覆盖保护，并根据感染的情况，定时更换敷料。同时全身给予大剂量抗生素，适当脱水，必要时应行腰椎穿刺引流脑

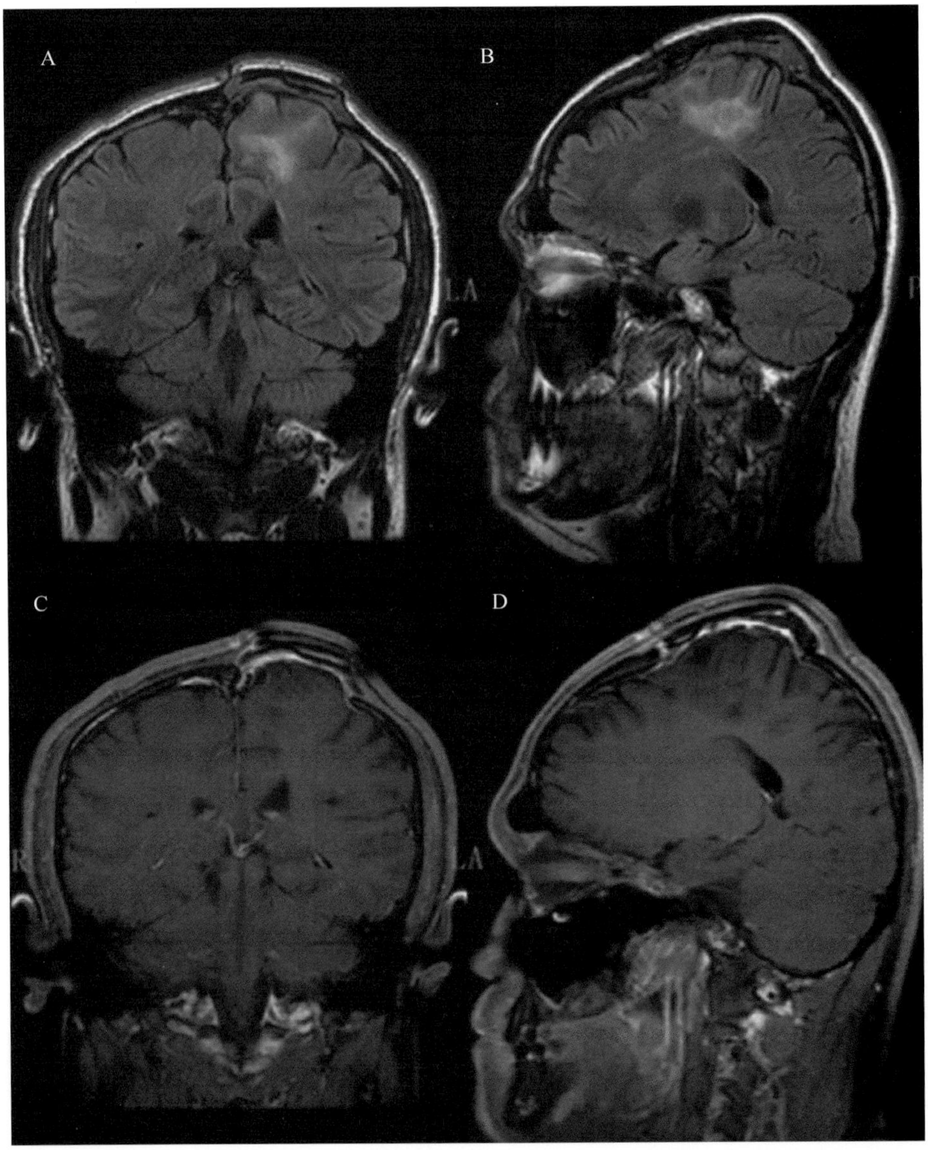

图 7-24 左侧额叶占位性病变术后脑膨出。颅脑 MR 平扫，可见左侧额部颅骨局限性缺损，脑实质及脑膜经骨质缺损区向外突出，冠状位（**A**）及矢状位（**B**）T2 FLAIR 可见相应区域脑实质呈等 / 稍高信号，提示病变局部轻度脑水肿，考虑与手术史相关。增强扫描可见脑膨出部分脑实质未见明确异常强化，其表面硬脑膜可见反应性增厚及强化（**C** 和 **D**）

脊液，使脑膨出得以回复。对表面干燥已有表皮样化的脑膨出，如果头皮与脑膨出相邻处，连续三次细菌培养阴性，应争取及早手术整复、修补硬脑膜及头皮缺损。

（2）对晚期已有明显感染的脑膨出，除给予抗感染、降颅压处理之外，应使用弱消毒剂清洗脑膨出，使感染创面脱腐，刺激肉芽组织生长，待新的肉芽组织层形成后，即可行种子状植皮以消灭感染创面，然后择期整复，修复硬脑膜和头皮缺损。

（3）对严重感染同时伴有颅内继发病灶的脑膨出，则应针对引起颅内压升高的病因加以处理，如穿刺引流脑脓肿、清除残留血肿、分流脑积水或清除异物等，只有在颅内高压得到缓解之后，才能平复脑膨出，使创面愈合。

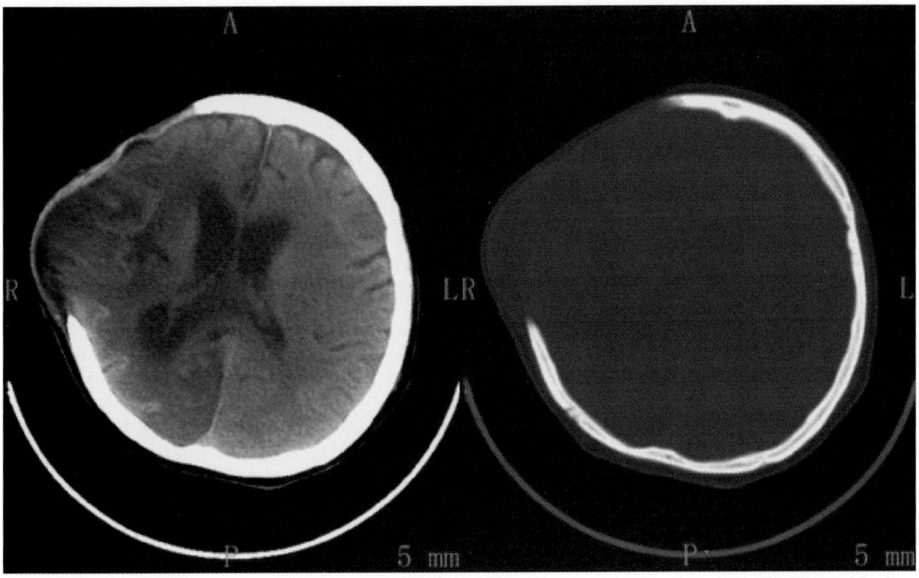

图 7-25　脑出血术后脑膨出。CT 平扫显示右侧额颞部颅骨局限性缺损，局部脑实质及脑膜向颅外突出，右侧侧脑室牵拉扩张，膨出部分脑实质密度较正常脑实质稍低，提示局部存在脑水肿。

第二节　颅脑战创伤后遗症

一、脑创伤后综合征

脑创伤后综合征（after traumatic brain injury syndrome）是指头部受伤 3 个月后，仍然存在或者出现的一系列神经精神症状。患者表现为头痛、头昏、疲乏、心慌、多汗、睡眠障碍、记忆力下降、精力不济及工作能力下降、性功能下降等，神经系统检查没有阳性体征[23-25]。

（一）发病机制

在暴力打击头部之后，无论轻重都将引起一系列不同程度的脑组织病理生理学改变。轻者仅有暂时的生物化学及脑血流灌注方面的变化，例如，脑创伤后颅内循环减缓可持续数月之久。重者不仅造成脑挫裂伤、颅内血肿、脑缺血、缺氧，也可引起蛛网膜下腔出血、轴突断裂及某些细微的损伤。

脑损伤及其所致的脑水肿、脑血管痉挛及微循环改变，可导致脑组织内点灶状出血；脑缺血、缺氧、轴突断裂、髓鞘崩解形成的软化灶及退行性病变，脑膜–脑粘连及瘢痕形成，颅内外小血管沟通等病理改变，可影响到皮质和皮质下自主神经中枢的功能；脑损伤时脑组织发生大块移动，由于剪应力作用，可造成间脑与脑干结构受损，使自主神经功能失调；蛛网膜下腔出血的患者，有蛛网膜粘连，刺激脑膜及神经根，出现相应的症状，另外蛛网膜下腔出血可引起蛛网膜绒毛封闭、脑脊液循环通路受阻，引起创伤性脑积水，有的患者尽管 CT 表现不明显，但由于其打破了脑脊液的吸收与分泌的平衡，从而引起相应的症状[26]。

（二）临床表现

1. 脑外伤失语

失语是指大脑皮质语言中枢受损，导致语言理解和表达能力丧失。语言障碍有多种表现形式：可以仅失去理解书面语言的功能（失读），或者可能无法回忆或说出某物体的名称（命名性失语）；命名性失语患者中有些是不记得物体正确的名称，有些是知道这个词却无法表达出来。构音障碍是指不能清晰和准确地发音。

2. 脑外伤失认

失认是一种少见的症状，能看见或感知某物体，但不能把它与该物体的作用和功能联系起来。失认患者不能辨认熟悉的面孔或一些普通的物体（如勺子或铅笔），尽管他能看见也能描述这些物体。

3. 脑外伤后癫痫

外伤后癫痫是指脑外伤以后发生的癫痫。癫痫发作是由于大脑神经元的异常放电引起，10% 的严重脑非贯通伤和 40% 脑贯通伤患者发生癫痫，可以在脑外伤后数年才出现。发作类型与异常放电起源的部位有关[27]。

（三）影像学检查及表现

1. X 线平片

X 线平片可以判断颅骨骨折、颅缝分离、颅内积气、颅内异物等。

2. CT

CT 可以显示血肿、挫伤、水肿的存在及范围，也可看到骨折、积气等，必要时可多次动态扫描，以追踪病情变化。但颅后窝部位常有伪影干扰，显像欠佳。

3. MRI

虽然在急性期极少使用 MRI，但如颅后窝病变在 CT 显示不佳时要考虑应用。MRI 对颅内软组织结构的显像优于 CT，可用于病情稳定后判断受伤范围和估计预后[28-29]。

（四）治疗原则

脑创伤后综合征主要表现为神经精神症状，因此治疗以心理疏导为主，医生或家属对患者应主动关心、耐心开导，使其正确认识疾病，解除其对颅脑创伤后遗症不能治愈的忧虑，树立战胜疾病的信息。同时，针对存在的主要症状应给予积极治疗，可对症下药，用一些镇痛、镇静、调节神经功能的药物，也可以进行中西医结合治疗。

二、迁延性昏迷

颅脑创伤后长期昏迷不醒，对外界失去反应，昏迷持续 3 个月以上者称为迁延性昏迷（persistent coma）[30-31]。

（一）病因及发病机制

这类患者均属严重的原发性或继发性脑干损伤或过久的脑缺血缺氧造成。由于脑干网状结构中维持觉醒状态的上行激动系统受到损害，使外界的兴奋不能顺利地传入并活化大脑皮质；或因皮质神经细胞发生广泛的不可逆的变性和坏死，以致丧失大脑皮质的功能。有人把这种情况又称为去皮质状态、无动性缄默、醒状昏迷或植物状态，这确实是一种很特殊的昏迷状态。有研究观察，严重脑外伤深昏迷的患者，如果眼球尚可游动，约有31%最终呈植物状态或死亡；若眼球活动减少，约64%呈植物状态或死亡；若眼球活动完全消失，则植物状态或死亡的可能性高达95%。研究还发现，这些患者如果对痛刺激只有回缩反应，约有63%呈植物状态或死亡；如果仅有伸直反应或四肢完全无肌力时，则高达83%的可能呈植物状态或死亡。为何将植物状态与死亡相提并论呢？因为成为植物状态的人，事实上都是从死亡边缘拯救回来的，也可以说是从脑死亡中死里逃生。不言而喻，随着对重型颅脑损伤的诊断、治疗、护理和监护水平的提高，死亡率会不断下降，但对中枢神经系统严重损害已达到相当范围和不可逆的程度时，作为植物状态生存下来的人却不会减少[32]。

（二）临床表现

这类患者表现为重型脑损伤后持续昏迷不醒。患者或因原发性脑干损伤过重；或有颅内出血，因脑疝造成继发性脑干损害；或属持续颅内高压引起严重脑缺血、缺氧；甚或发生呼吸、心搏骤停而行复苏。经大力抢救之后，虽然病情渐趋稳定、颅内压亦恢复正常，但意识却处于长期昏迷状态，至少持续3个月以上。临床所见多在伤后最初的1～2个月呈深昏迷，对强痛刺激仅有肢体伸直反应，其后1～2个月于痛刺激时，逐渐出现睁眼动作。继而可有本能的自发睁眼，或有漫无目的的眼球游动，但不能遵嘱活动，对语言毫无反应。与此同时，原有的去大脑强直随之消失，逐渐对痛刺激有缓慢的肢体回缩反应，且肌张力仍较强，并常有强握、吸吮、磨牙和咀嚼等动作出现。患者终日处于似睡非睡的状态，有明显的醒觉和睡眠节律，对外界环境漠不关心，似乎有陌生或不理解感，有时眼球可以追随人或物的移动，但缺乏有目的的动作，不能自动调整不适的卧姿，也不主动索食。检查时瞠目不语，四肢肌张力较高，双上肢多呈屈曲状态，紧抱在胸前，被动强伸时可有痛苦表情，偶尔呻吟，双下肢内旋、内收，置于伸直或屈位，双足跖屈。浅反射检查腹壁反射消失，但往往提睾反射尚存。角膜反射、瞳孔对光反射、吞咽及咳嗽反射均存在。

（三）影像学检查及表现

CT和MRI检查早期可见整个大脑半球、基底核区及小脑白质的广泛异常信号改变，深部白质较明显，并沿脑回的白质延伸。有时在中脑和脑桥内显示出血、软化灶，但延髓往往完好。最后随着脑萎缩的发展，脑沟和脑池加宽，脑室系统亦有所扩大[33-34]。

（四）鉴别诊断

创伤后脑积水：重型创伤后脑积水患者常有持续昏迷的表现，虽经治疗后伤情可稳定，但意识恢复不理想，甚至有加重的趋势，容易误诊为植物状态。然而，创伤后脑积水常伴有显著的颅内压增高，经脑室穿刺引流后，病情迅速好转；CT扫描可见脑室扩大，但脑沟及脑池不增宽，且脑室周围有间质性水肿带，可资区别。

（五）治疗原则

关于迁延性昏迷的患者，目前尚无治疗对策。催醒治疗和康复性训练或许有一定疗效。

参考文献

[1] Taylor CA，Bell JM，Breiding MJ，et al. Traumatic brain injury-related emergency department visits, hospitalizations，and deaths-United States，2007 and 2013. MMWR Surveill Summ，2017，66(9)：1-16.

[2] Yilmazlar S，Arslan E，Kocaeli H，et al. Cerebrospinal fluid leakage complicating skull base fractures：analysis of 81 cases. Neurosurg Rev，2006，29(1)：64-71.

[3] Bernal-Sprekelsen M，Bleda-Vázquez C，Carrau RL. Ascending meningitis secondary to traumatic cerebrospinal fluid leaks. Am J Rhinol，2000，14(4)：257-259.

[4] Wang YL，Ma J，Ding PX，et al. Treatment of post-traumatic carotid-cavernous fistulas with the Willis covered stent：a preliminary prospective study. Interv Neuroradiol，2012，18(2)：172-177.

[5] Chen Z，Zhang J，Miao H，et al. Delayed rupture of iatrogenic cerebral pseudoaneurysms after neurosurgical procedures：report of two cases. Clin Neurol Neurosurg，2013，115(8)：1552-1554.

[6] Temkin NR. Risk factors for posttraumatic seizures in adults. Epilepsia，2003，44(s10)：18-20.

[7] Lee RH，Gamble WB，Robertson B，et al. The MCFONTZL classification system for soft-tissue injuries to the face. Plast Reconstr Surg，1999，103(4)：1150-1157.

[8] 缪斯 . 颅骨化脓性骨髓炎影像学诊断与鉴别诊断 . 亚太传统医药，2012，8(5)：80-81.

[9] Scheld WM，Koedel U，Nathan B，et al. Pathophysiology of bacterial meningitis：mechanism(s) of neuronal injury. J Infect Dis，2002，186 Suppl 2：S225-233.

[10] de Gans J，van de Beek D，European Dexamethasone in Adulthood Bacterial Meningitis Study Investigators. Dexamethasone in adults with bacterial meningitis. N Engl J Med，2002，347(20)：1549-1556.

[11] Shi-man WU，Zhen-wei Y. Perspective application of contrast-enhanced FLAIR on central nervous system. Chinese Computed Medical Imaging，2018，(6)：553-556.

[12] Hughes DC，Raghavan A，Mordekar SR，et al. Role of imaging in the diagnosis of acute bacterial meningitis and its complications. Postgrad Med J，2010，86(1018)：478-485.

[13] Badger JL，Stins MF，Kim KS. Citrobacter freundii invades and replicates in human brain microvascular endothelial cells. Infect Immun，1999，67(8)：4208-4215.

[14] Britt RH，Enzmann DR. Clinical stages of human brain abscesses on serial CT scans after contrast infusion. Computerized tomographic，neuropathological，and clinical correlations. J Neurosurg，1983，59(6)：972-989.

[15] Leuthardt EC，Wippold FJ 2nd，Oswood MC，et al. Diffusion-weighted MR imaging in the preoperative assessment of brain abscesses. Surg Neurol，2002，58(6)：395-402.

[16] Dillon WP. Challenges in the diagnosis and treatment of spontaneous intracranial hypotension. Radiology，2018，289(3)：773-774.

[17] 徐泽红，孙林林 . 自发性低颅压临床表现及磁共振特点的动态观察 . 中国实用神经疾病杂志，2018，21(23)：2579-2583.

[18] 巩泽远 . 创伤性气颅 30 例临床分析 . 中国实用神经疾病杂志，2011，14(8)：70-71.

[19] Stein PD，Yaekoub AY，Matta F，et al. Fat embolism syndrome. Am J Med Sci，2008，336(6)：472-

477.
[20] Sato HK，Kowacs PA，Dalmau J，et al. Fat embolism showing restriction on diffusion sequence in brain magnetic resonance imaging. Arq Neuropsiquiatr，2016，20，74(7)：597-598.
[21] Pollock JM，Tan H，Kraft RA，et al. Arterial spin-labeled MR perfusion imaging：clinical applications. Magn Reson Imaging Clin N Am，2009，17(2)：315-338.
[22] Antonelli V，Cremonini AM，Campobassi A，et al. Traumatic encephalocele related to orbital roof fractures：report of six cases and literature review. Surg Neurol，2002，57(2)：117-125.
[23] Bazarian JJ，Wong T，Harris M，et al. Epidemiology and predictors of post-concussive syndrome after minor head injury in an emergency population. Brain Inj，1999，13(3)：173-189.
[24] Haas DC. Chronic post-traumatic headaches classified and compared with natural headaches. Cephalalgia，1996，16(7)：486-493.
[25] Evans RW. Persistent post-traumatic headache，postconcussion syndrome，and whiplash injuries：the evidence for a non-traumatic basis with an historical review. Headache，2010，50(4)：716-724.
[26] Iverson GL，McCracken LM. Postconcussive symptoms in persons with chronic pain. Brain Inj，1997，11(11)：783-790.
[27] Borg J，Holm L，Cassidy JD，et al. Diagnostic procedures in mild traumatic brain injury：results of the WHO Collaborating Centre Task Force on Mild Traumatic Brain Injury. J Rehabil Med，2004，(43 Suppl)：61-75.
[28] Hesselink JR，Dowd CF，Healy ME，et al. MR imaging of brain contusions：a comparative study with CT. AJR Am J Roentgenol，1988，150(5)：1133-1142.
[29] Mittl RL，Grossman RI，Hiehle JF，et al. Prevalence of MR evidence of diffuse axonal injury in patients with mild head injury and normal head CT findings. Am J Neuroradiol，1994，15(8)：1583-1589.
[30] Heindl UT，Caub MC. Outcome of persistent vegetative state following hypoxic or traumatic brain injury in children and adolescents. Neuropediatrics，1996，27(2)：94-100.
[31] 卢佩霞 . 脑外伤后迁延性昏迷的临床观察 . 青海医药杂志，2004，34(6)：4-5.
[32] Plum F，Posner JB.The diagnosis of stupor and coma. Brain Nerve，2015，67(3)：344-345.
[33] Ropper AH. A preliminary MRI study of the geometry of brain displacement and level of consciousness with acute intracranial masses. Neurology，1989，39(5)：622-627.
[34] Reich JB，Sierra J，Camp W，et al. Magnetic resonance imaging measurements and clinical changes accompanying transtentorial and foramen magnum brain herniation. Ann Neurol，1993，33(2)：159-170.

索 引

W

X

Y

Z